MÉMOIRES PRATIQUES

DE

MÉDECINE, DE CHIRURGIE

ET

D'ACCOUCHEMENTS,

AVEC PLANCHES ;

PAR

Le Docteur A. BOURDEL,

PROFESSEUR-AGRÉGÉ DE LA FACULTÉ DE MÉDECINE
DE MONTPELLIER ;

Médecin Inspecteur des Bains de La Malou-le-Haut ;
Membre de l'Académie des sciences et lettres de Montpellier ;
Lauréat et Membre correspondant de la Société médico-chirurgicale
de Bruges (Belgique); Membre correspondant de la Société
d'hydrologie de Paris, de la Société impériale
de médecine, de chirurgie et pharmacie
de Toulouse, de la Société
de médecine du Gard;
ancien Chef-Interne
des Hôpitaux
de Montpellier et d'Avignon, etc.

Deuxième Édition.

MONTPELLIER,
IMPRIMERIE DE RICARD FRÈRES, PLAN D'ENCIVADE, 3.

1859.

MÉMOIRES PRATIQUES

DE

MÉDECINE, DE CHIRURGIE

ET

D'ACCOUCHEMENTS.

MÉMOIRES PRATIQUES

DE MÉDECINE, DE CHIRURGIE

ET

D'ACCOUCHEMENTS,

AVEC PLANCHES ;

PAR

Le Docteur A. BOURDEL,

**PROFESSEUR-AGRÉGÉ DE LA FACULTÉ DE MÉDECINE
DE MONTPELLIER ;**

*Médecin Inspecteur des Bains de La Malou-le-Haut ;
Membre de l'Académie des sciences et lettres de Montpellier ;
Lauréat et Membre correspondant de la Société médico-chirurgicale
de Bruges (Belgique); Membre correspondant de la Société
d'hydrologie de Paris, de la Société impériale
de médecine, de chirurgie et pharmacie
de Toulouse, de la Société
de médecine du Gard;
ancien Chef-Interne
des Hôpitaux
de Montpellier et d'Avignon, etc.*

———

Deuxième Édition.

MONTPELLIER,

IMPRIMERIE DE RICARD FRÈRES, PLAN D'ENCIVADE, 3.

1859.

AVANT-PROPOS.

———

Par dix huit ans de pratique, de relations suivies avec de plus anciens que moi dans l'art de guérir, et de rapports fréquents que l'enseignement, non discontinué pendant cette période, m'a ménagés avec de nombreux étudiants en médecine ou de jeunes médecins, j'ai pu me convaincre que le besoin impérieux et constant de tout praticien était surtout de connaître la manière de faire de chacun de ses confrères, les moyens curateurs administrés par lui contre chaque individualité morbide, le mode d'administration, les séries d'indications opératoires qui le déterminent, le choix de la méthode, et, dans les deux ordres de faits, les résultats obtenus ; enfin tout ce qui constitue les ressources thérapeutiques et ce qu'on est convenu d'appeler *la pratique* d'un homme. N'est-ce pas ce besoin qui nous fait courir aux visites des plus modestes médecins d'hôpital de petite ville aussi bien qu'aux brillantes cliniques des Facultés ? N'est-ce pas lui qui fait lire avec avidité le plus mince mémoire qui vient de ces hommes dont la réputation est basée sur de longs et fréquents rapports avec les malades, tandis qu'on laisse s'empiler sur un rayon de bibliothèque les beaux volumes de ceux qui, exclusivement livrés à la théorie, nous donnent des conceptions plus élevées et plus grandes, nous ouvrent même quelquefois des régions inconnues, mais ne nous fournissent pas le moindre enseignement de détail utile au malade qui nous sollicite? Oui, sans doute. Et c'est ce qui doit faire vivement regretter que les praticiens écrivent si peu. Ils le sentent eux-mêmes, ce regret est fondé; et souvent ils voudraient éloigner ce reproche qu'ils entendent aussi bien de la part de leur conscience que de celle de jeunes confrères qui réclament les enseignements de leur expérience. Mais qui osera les blamer? Qui ignore leurs tracas incessants, leurs fatigues de tous les jours, leurs préoccupations de tous les instants? Après tout cela, quels moments prendront-ils pour écrire? Lorsqu'on sait le recueillement exigé par le travail du cabinet, et combien peu il avance lorsqu'il est souvent interrompu, on doit des remercîments et des louanges aux praticiens qui savent se soustraire à tous ces dérangements pour nous faire profiter de leurs méditations. Ceux qui connaissent les labeurs de la profession n'ignorent pas que l'écrit du praticien est le fruit de ses veilles et du sacrifice des moments de repos nécessaires à sa santé. Mais s'il n'est pas donné à ces pionniers de l'art de mener toujours à bout des travaux de longue haleine, ils peuvent plus facilement consigner dans les recueils périodiques, ou dans de minces brochures, ces détails si utiles à leurs futurs successeurs, si profitables à l'humanité, qu'une longue expérience leur a fait apprécier. C'est souvent le désir de beaucoup faire et de trop bien faire qui les rend stériles. La science leur serait reconnaissante du peu qu'ils feraient; et ce peu, grandi par le nombre, accumulé dans les temps, fonderait un monument immense. N'est-ce pas ainsi qu'ont été développées ces magnifiques collections qui étonnent l'entendement humain aussi bien en médecine que dans toutes les sciences !

Aussi les praticiens doivent-ils considérer comme une obligation, comme un devoir de transmettre leurs idées, de les laisser après eux, d'écrire enfin. C'est cette pensée qui m'a porté à rassembler en un volume des mémoires qui n'ont entre eux d'autre lien que celui qui peut résulter d'un même point de départ, l'observation clinique, d'un même but, le désir de concourir, par quelques atomes de matériaux, à l'édification du monument de la médecine pratique. Que si on trouve que mon concours est bien minime, on veuille bien se rappeler la veuve de l'Évangile. Comme elle, j'ai mis mon obole dans le trésor de la science ; puissent ceux qui la cultivent m'en tenir compte aussi, eu égard à ma pauvreté.

Des divers mémoires qui composent ce recueil, quelques-uns ont été bien accueillis de la part des confrères qui exercent l'art de guérir, ou de ceux qui sont à la tête des feuilles périodiques, ou qui ont écrit des traités spéciaux sur la matière. Ainsi, la connaissance du bandage de Scott et ses applications ont été vulgarisées dans le Midi par ma petite publication sur ce sujet. J'ai vu avec plaisir que mon mémoire sur l'*Incision de la vulve* a fait revenir sur la pratique proposée par M. Carpentier (1). Celui

---

(1) Voir l'*Union Médicale*, tom. IX, p. 349, et plusieurs autres feuilles de la même époque.

sur le *Traitement des gerçures du sein pendant l'allaitement*, imprimé dans la *Gazette Médicale de Toulouse* (1), fut reproduit par bon nombre de journaux de l'époque. Plus tard, remanié et étendu, il a été publié dans les *Annales Cliniques de Montpellier;* et M. le Professeur Bouchardat en a fait un long extrait pour son *Manuel de matière médicale* (2). J'ai reçu des félicitations sur l'emploi que l'on a fait de ma mixture, soit dans la département de la Haute-Garonne, où M. le docteur Giscaro m'assure qu'elle est habituellement employée avec succès, soit à Montpellier et dans le département de l'Hérault où on s'en sert journellement.

Le petit travail sur les *Tubercules dans les vésicules séminales* et celui sur les *Vices de conformation du vagin* ont été reproduits par la plupart des journaux de Paris.

Je livre ce volume à l'appréciation de ceux qui me feront l'honneur de le lire. Je n'ai pas la prétention d'attribuer aux fragments qui le composent plus de mérite qu'ils n'en ont. Inspirés par l'observation des malades, soit dans les importants hôpitaux auxquels j'ai été attaché pendant huit années consécutives, soit dans dix ans d'exercice de l'art de guérir, ils pourront peut-être présenter un cachet pratique. C'est la seule ambition de l'Auteur, qui se trouvera bien récompensé s'il peut en quelque chose aider au perfectionnement de la médecine pratique.

----

(1) Tom. IV, pag. 129; 1854.
(2) 3me Édition, tom. I, pag. 401.

DES

EFFETS DE LA DOUCHE

SUR LES ALIÉNÉS.

EFFETS DE LA DOUCHE

SUR LES ALIÉNÉS.

On appelle *douche* une colonne d'eau lancée avec force
et pendant un temps plus ou moins long sur une partie
du corps quelconque. La colonne d'eau peut varier par
le diamètre et la forme de l'extrémité du tuyau qui la
laisse écouler. C'est ainsi qu'à la maison royale des aliénés
d'Avignon, le tuyau, qui n'est placé qu'à 25 centimètres
au-dessus de la tête du malade, est terminé en bec de
flûte; à Bordeaux, il était terminé en pomme d'arrosoir
à l'époque où Pinel écrivait son traité de la folie; à Montpellier, il est ordinairement cylindrique ; cependant on
a des ajutages qui s'adaptent à l'extrémité du tube et
qui ont différentes formes et divers diamètres. D'ailleurs,
l'eau peut tomber par son propre poids, ou être lancée
par une machine appropriée. Dans ces deux cas, elle

peut avoir une force d'impulsion variable ; force d'impulsion qui peut être graduée, si l'on se sert d'une pompe,
qui, dans le cas où l'eau tombe d'elle-même, sera d'autant plus considérable que le réservoir sera plus élevé et
contiendra une plus grande masse d'eau.

Nous avons dit que la douche pouvait être dirigée sur
toutes les parties du corps ; mais nous ne traiterons ici
que de celle dirigée sur le sommet de la tête, qui est
celle dont on se sert le plus souvent chez les aliénés.

Deux appareils à douches existent dans l'asile de Montpellier : l'un dans le quartier des hommes, l'autre dans le
quartier des femmes. Celui des hommes se compose d'un
réservoir en pierre élevé de deux mètres au-dessus de la tête
de l'individu soumis à la douche. A la partie inférieure de
ce bassin, qui a 1 mètre et 5 centimètres de longueur, 70
centimètres de largeur et 50 centimètres de profondeur,
est adapté un tuyau horizontal de 16 centimètres de circonférence, qui porte l'eau du bassin dans la salle des
bains. D'espace en espace et au-dessus des baignoires
se trouvent des tubes en cuir de 12 centimètres de circonférence, allant graduellement se terminer à un robinet
dont le goulot a 14 millimètres de diamètre. Ce tuyau,
flexible, est verticalement dirigé et permet de porter la
colonne d'eau dans tous les sens. Il a une hauteur de
60 centimètres, et se termine à 1 mètre au-dessus de la
personne assise dans la baignoire.

L'appareil des femmes est construit sur le même principe ; mais l'eau vient d'une hauteur plus considérable.
A la base du bassin se trouve un tuyau vertical en cuir
de 4 mètres 25 centimètres de longueur, dont la circonférence est de 17 centimètres, terminé par un robinet en
cuivre dont l'ouverture a 15 millimètres de diamètre.

Dans sa plus grande force, l'eau va à 4 mètres 50 centimètres du tuyau, tandis que, chez les hommes, elle va seulement à 1 mètre 25 centimètres. On maintient le malade dans la baignoire au moyen d'un couvercle en bois qui s'y fixe, et qui présente une échancrure assez large pour laisser passer le cou, et trop étroite pour que la tête puisse s'enfoncer.

Ces appareils sont décrits d'une manière un peu longue peut-être ; mais comme nos observations ont été faites dans l'asile de Montpellier, cette description ne nous paraît pas hors de propos. Il est en outre important d'ajouter que l'eau employée pour la douche est à la température atmosphérique, à moins d'indication particulière.

Dans ce mémoire, nous nous occuperons d'abord des effets *immédiats* de la douche ; et puis, nous verrons comment ces effets immédiats peuvent en produire d'autres que nous appelons *éloignés*, et qui se rapportent au traitement de la folie.

EFFETS IMMÉDIATS DE LA DOUCHE.

On peut les rapporter à trois chefs principaux.

Le premier est une sensation de froid qui doit déterminer le spasme.

Le second est la gêne de la respiration produite par l'eau qui, passant devant les narines et la bouche, empêche l'introduction de l'air qui ne pourrait pénétrer qu'en se mêlant à elle.

Le troisième, enfin, est la percussion produite sur le crâne par le choc du liquide.

Ainsi, *spasme*, *asphyxie*, *percussion*, voilà les trois

effets immédiats de la douche qui sont plus ou moins sentis chacun par des individus différents, et qui, du reste, varient tous d'après les dispositions éloignées et prochaines de celui qui y est soumis, d'après le volume de la colonne du liquide et sa hauteur, d'après la longueur du temps qu'elle est dirigée sur le sujet.

1° *Spasme.* — Qui ne l'a ressenti dans le passage brusque d'une température plus élevée à une qui l'est moins ? Une circonstance dans laquelle on le remarque parfaitement, et qui se rapproche de celle-ci, c'est lorsqu'on prend un bain dans une rivière. Que ressent-on alors si l'on se met à l'eau lentement et peu à peu ? Quoiqu'on ne plonge qu'une partie de la surface du corps ; on sent comme un frisson général qui le parcourt, puis une sensation de constriction à l'épigastre ; on dirait que la chaleur se réfugie là comme dans son centre ; et, remarquez-le, cette sensation va en augmentant d'intensité au fur et à mesure que l'eau gagne le tronc, et jusqu'à ce qu'elle ait dépassé la région épigastrique ; après quoi, elle va en diminuant. Dans ce cas, on se trouve à faire de larges inspirations saccadées, rapides. Ce spasme cesse bientôt parce qu'il se fait une réaction consécutive, et que la température du corps se met en rapport avec celle du milieu dans lequel il se trouve. Cela doit se passer ainsi, mais à un degré plus marqué, je crois, chez les individus soumis à la douche. En effet, ils se trouvent dans un bain qui d'ordinaire est au moins tiède. Cette chaleur qui les environne met la peau dans un état de relâchement duquel on se trouve bien. Qui n'a remarqué cette sensation agréable que l'on ressent dans un bain dont la température est modérée, et qui se rapproche parfaitement de cet état de demi-veille du sens du tact, si l'on peut parler ainsi, qui peut être jusqu'à un certain point comparé à ce que les italiens ont appelé du nom de *dolce far niente* ? Eh bien ! c'est dans cet état que se trouve le sujet au moment où une colonne d'eau froide vient frapper sa tête, se diviser, se répandre sur son corps et se mêler à l'eau tiède du bain. On conçoit alors comment à cette expansion qui se faisait vers la périphérie doit succéder un mouvement rapide de concentration. Comment se fait-elle sentir plus particulièrement à l'estomac ; nous ne tâcherons pas de l'expliquer, et nous nous bornerons à dire, avec Esquirol, que c'est à cause des sympathies nombreuses de cet organe. Cette concentration est la même, mais peut-être moins forte, lorsque la douche est administrée à une personne nue et non placée dans un bain. Du reste, ce sentiment de froid déterminé par l'eau dans laquelle on se plonge doit être augmenté par la douche, parce que l'eau paraît d'autant plus froide qu'elle se met plus brusquement en rapport avec le corps. Ce spasme est encore annoncé par l'état du pouls qui est toujours petit, concentré et fréquent chez les douchés. Nous l'avons fait pressentir, ce spasme se manifeste principalement à la région épigastrique ; Esquirol dit que la douche exerce une action sympathique sur cette région, et détermine des cardialgies. Le même auteur prétend que les malades sont pâles et quelquefois jaunes après son action. Cette observation ne peut être juste que pendant que dure le spasme ou quelque temps après la douche. Nous avons remarqué que, pendant que le sujet y est soumis, il présente, au contraire, une coloration rouge foncée de la face, qui tient évidemment au second effet de la douche, l'asphyxie, et dont Esquirol n'a pas tenu compte. Transcrivons ici les sensations produites par la douche sur deux-étudiants en

médecine (1) qui s'y sont soumis à différentes reprises.
Le premier est M. Galtier ; voici ce qu'il dit : « A la première douche, constriction très-douloureuse dans le thorax , causée par l'asphyxie et aussi, je crois, par la sur-
prise due à une sensation aussi nouvelle ; car la seconde
fois cette douleur disparut, quoique la difficulté de respirer fût la même. Quand il me fut permis de me garantir
la figure avec les mains, je ne sentis plus que la chute de
la colonne d'eau sur la tête, sensation assez agréable. A
la sortie du bain , j'éprouvai un prurit assez fort dans
tout le cuir chevelu ; cela ne se renouvela pas le lendemain. Quelques heures après , ma tête était lourde et
fatiguée.

» Le lendemain, à la douche des femmes, je respirais avec
moins de gêne que la veille , parce qu'au lieu de faire
une forte inspiration et de retarder ensuite l'expiration le
plus possible (ce qui fatigue et rend très-difficile une
seconde inspiration) , j'inspirais et expirais fréquemment.
On peut d'ailleurs éviter entièrement la suffocation, la
plus grande sinon la seule douleur de la douche , en dé-
tournant brusquement la tête. Le mouvement brise la
nappe d'eau qui coule sur la figure ; si l'on saisit ce moment, on peut respirer avant qu'elle ne soit reformée.
Cela est facile , surtout lorsqu'on reçoit l'eau obliquement. La colonne d'eau me paraissait plus lourde que la
veille : mais, du reste, rien de souffrant ; seulement l'eau,

_____

(1) Ce mémoire fut lu , tel que nous le donnons aujourd'hui,
le 30 Juin 1844 , à la Société de *médecine et de chirurgie pratiques*
de Montpellier. Depuis lors, ces deux Messieurs, devenus docteurs,
exercent la médecine avec succès, l'un à la Redorte (Aude),
l'autre dans la Martinique.

en coulant sur les épaules, produisait un froid désagréable. Ma tête fut lourde encore toute la journée, mais guère plus que la veille. En passant ma main sur le front, je sentais ma peau meurtrie ; je n'éprouvais pas cette sensation sur les autres parties de la tête, quoique frappées par la colonne d'eau aussi long-temps que la première. »

Voici la relation de M. de Luppé.

« A la première douche, j'ai d'abord éprouvé une sensation agréable de froid à la tête ; puis, quand le besoin de renouveler l'air de mes poumons s'est fait sentir, ne pouvant respirer, j'ai éprouvé un sentiment d'angoisse horrible, qui est à peu près le même que celui qu'on éprouve quand on va se noyer, et qu'on n'a pu, en se débattant, revenir sur l'eau respirer un peu pour s'enfoncer de nouveau...... Quand il m'a été permis de mettre la main devant la figure de manière à pouvoir détourner la masse d'eau, j'ai ressenti l'impression agréable de froid dont j'ai déjà parlé ; mais en continuant à recevoir la douche, j'ai senti de la chaleur à l'endroit où frappe l'eau.

» A la douche des femmes, j'ai éprouvé les mêmes sensations, mais de plus un sentiment de pesanteur, parce que l'eau tombe de plus loin, et la chaleur dont j'ai parlé se développe plus vite.

» Dans la journée, je n'ai rien éprouvé ; je n'ai pas eu mal de tête ; je dois même dire, en faveur de la douche, que la première fois j'avais une céphalalgie frontale si forte, que je pouvais à peine ouvrir les yeux. Sitôt la douche prise, mon mal de tête avait disparu. »

Les symptômes sympathiques du côté de l'estomac sont à peine énoncés dans ces deux relations ; nous croyons que MM. Galtier et de Luppé les ont confondus avec les sensations procurées par l'asphyxie. La douleur épigas-

trique avait déjà été mentionnée par Pinel et Esquirol,
et dernièrement M. Blanche a beaucoup insisté sur elle.
Tous les médecins qui ont conseillé la douche ont recommandé de la donner à des heures éloignées des repas,
afin que la digestion n'en fût pas troublée. N'est-ce pas
dire que la douche agit sympathiquement et d'une manière énergique sur l'organe dans lequel cette fonction
s'opère ? Nous pourrions citer l'observation d'une malade
qui, ces jours derniers (1), a eu un embarras gastrique à la
suite de l'administration d'une douche. Chez elle, la digestion n'était pas terminée, quoique, au dire des in-
firmières, elle n'eût pas mangé depuis cinq heures. Du
reste, la constriction de l'épigastre est la souffrance dont
les douchés parlent le plus souvent, au moins lorsqu'ils
ont pris plusieurs douches ; car, au début, ils regardent
la gêne de la respiration comme plus pénible. Quant aux
troubles occasionnés dans le foie par les effets sympathiques de la douche, nous croyons qu'il ne suffit pas de
les énoncer, et qu'il faudrait dire quels ils sont et dans
quelles conditions on les a observés. Nous nous réservons
de les avoir vus nous-même ou de les trouver décrits en
détail pour y croire.

2° *Asphyxie* (2). — L'asphyxie, résultat de l'occlusion
par l'eau des ouvertures par lesquelles l'air s'introduit
ordinairement, ou mieux de l'instinct de conservation du
malade qui, avalant, dans l'inspiration, l'eau et l'air en
même temps, retarde ce mouvement autant que possible,

(1) Juin 1844. Elle est sortie guérie de l'asile.
(2) Nous nous servons de ce mot faute de mieux. Nous savons,
en effet, que l'état du douché ne peut être comparé à celui de l'as-
phyxié, et qu'il s'en distingue surtout par la durée et la continuité.

ou ne s'y livre que d'une manière incomplète, est la plus
grande des souffrances causées par la douche. Aussi ceux
qui l'emploient ne la prolongent-ils pas long-temps dans
le plus grand nombre des cas. Cette asphyxie est indiquée par une constriction énergique du thorax , par un
besoin vivement senti et impossible à décrire de dilatation
pour les poumons, par un afflux considérable de sang
vers les extrémités supérieures ; aussi voyons-nous que
ceux qui, d'après Esquirol , ont dit que les douchés étaient
pâles , n'ont pas distingué ceux qui respiraient sous la
douche, et chez lesquels l'effet de spasme ou de concentration était seul produit ; de ceux qui ressentaient ce
second effet de gêne dans les fonctions du poumon , et
partant dans la circulation. Ceci nous paraît expliquer
encore la pesanteur de tête ressentie par Esquirol et M.
Galtier , et qui serait le résultat de la congestion sanguine
vers le cerveau. M. de Luppé ne l'a nullement éprouvée ;
c'est que , comme nous l'avons dit , il faut établir une
grande différence entre certains individus dans la manière de ressentir les effets physiques de la douche. En
effet , chez les uns, les accidents spasmodiques se manifestent seuls, et ce sont ordinairement ceux qui y sont
habitués ; chez ceux qui y sont soumis pour la première
fois, c'est l'asphyxie qui est le plus redoutée. Mais bientôt
ils parviennent à l'éviter. M. Galtier nous a déjà dit que ,
par des mouvements brusques, il pouvait rompre le courant de la nappe d'eau, et laisser dès lors le nez et la
bouche libres. Ce n'est pas le seul moyen que les douchés
emploient pour parvenir au même but. Voici ceux que
j'ai pu remarquer : ceux qui ont les narines larges , les
ailes du nez déjetées en dehors, sont favorisés par cette
disposition qui fait que l'eau s'écoule sur les côtés de la

joue, surtout si le sillon naso-labial est très-prononcé, et
laisse passer l'air par les ouvertures naturelles. D'autres,
en tirant fortement la face dans l'échancrure de la planche
qui les assujettit, appliquent fortement la lèvre supérieure contre cette planche, et garantissent ainsi la bouche
qui laisse passer l'air (1) ; d'autres, enfin, tiennent la bouche
très-ouverte, la langue très-tirée en arrière ; de là il
résulte, en avant, une cavité dans laquelle l'eau s'écou-
lant de la lèvre supérieure s'accumule, et, pendant le
temps que se fait cette accumulation, l'air peut passer
seul dans l'arrière-bouche. Dans ce cas, le douché a grand
soin de chasser, par l'expiration, l'eau accumulée en
même temps que l'air du poumon, afin de pouvoir re-
commencer la même manière de faire pendant l'inspiration
suivante.

Ces manières de conserver l'exercice des fonctions pulmonaires, dont nous pouvons garantir l'observation sur
plusieurs individus de la maison des aliénés, nous expliquent pourquoi certaines personnes peuvent supporter
la douche pendant long-temps sans se plaindre, et sans
qu'à la suite il y ait afflux trop considérable de sang vers
la tête et asphyxie grave.

3° *Percussion.* — Elle a été comparée par tous les auteurs à l'impulsion violente d'une colonne de glace qui
se brise sur la tête. Cette impulsion est-elle bien douloureuse ? Non. D'un autre côté, le froid n'en augmente
pas la douleur ; car les douchés disent que la première

---

(1) Il est rare que les malades puissent employer ce moyen à
l'Hôpital-Général, où on a le soin de mettre un linge autour du
cou, afin d'éviter qu'ils se blessent contre le couvercle de la baignoire dans les mouvements brusques qu'ils peuvent faire.

sensation que l'eau détermine sur la tête est une sensation agréable ; ce n'est qu'en descendant aux épaules et
au haut du thorax qu'elle devient désagréable. Si on prolonge la douche ; il survient, au contraire, une chaleur
qui, dans tous les cas, est très-facile à supporter. La
percussion est-elle violente ? Non, certes. Lés auteurs,
en général, ne la regardent pas comme telle ; et les questions que nous avons faites aux malades nous ont prouvé
qu'elle n'était presque pas sentie sur les autres régions
du crâne ; cependant elle détermine une certaine sensation sur la suture fronto-pariétale. Ne croyez pas cependant qu'elle soit très-forte ; une malade qui, dans une
séance, avait été soumise à la douche pendant sept minutes en trois fois, disait dernièrement, à M. le professeur Rech, que, pendant la douche même, *les os semblaient
se ramollir*, mais que, la colonne d'eau détournée, elle
ne sentait plus rien.

Tel est le tableau succinct des effets physiques de la
douche : il nous reste maintenant à la considérer comme
agent thérapeutique ; mais auparavant il nous paraît convenable de la disculper d'une accusation grave et que nous
ne croyons pas fondée. La douche est-elle un moyen barbare et dangereux, comme on l'a dit, et comme nous
l'avons entendu nous-même d'un inspecteur général des
maisons d'aliénés ? Nous avons décrit ses effets en les
analysant un à un ; nous n'en avons point trouvé qui mé-
ritât ce titre. Quant à l'asphyxie, qui ne peut être dangereuse lorsqu'on donne des douches de peu de durée,
et qui est évitée par ceux qui, habitués à ce moyen, y
sont soumis plus long-temps, on ne peut la considérer
comme une douleur barbare.

Sur quoi se fonde M. Blanche pour pouvoir appeler

la douche une *torture cruelle*, et la proscrire du traitement
de la folie (1) ?

Voici, après toutes ses recherches, tout ce qu'il a pu
trouver de dangereux dans ce moyen thérapeutique : la
douche produit, *dans certains cas*, un engourdissement
qui dure *quelquefois* plus d'une heure, dit-il, d'après
Esquirol, cité par Pinel (2). Mais, comme on le voit,
ce n'est que dans certains cas, et encore ne dure-t-il
que peu de temps : le nombre de fois doit être très-res-
treint; car je l'ai souvent demandé aux douchés, qui m'ont
dit ne rien ressentir une fois sortis du bain; et nous
voyons que M. de Luppé, après sa première douche, fut
délivré de cette pesanteur de tête qu'il ressentait en s'y
soumettant. La pneumonie survenue dans un établissement de Paris, chez une personne imprudemment soumise à la douche, doit-elle faire exclure ce moyen ? M.
Blanche, en le disant, est de trop bonne foi pour avoir
pesé ses paroles. La pneumonie, dit-il, fut *déterminée
par la douche imprudemment administrée*. Mais ne vous en
prenez donc pas au moyen; blâmez l'imprudence de celui
qui l'emploie. Autant vaudrait proscrire la saignée dans
l'apoplexie, parce que le barbier qui l'aurait faite ne saurait pas arrêter le sang, et laisserait mourir le malade
d'hémorrhagie.

Nous avons décrit les effets physiques de la douche
d'après les sensations de ceux qui y ont été soumis, et
nous n'avons rien trouvé qui pût baser l'arrêt de pros-

---

(1) Du danger des rigueurs corporelles dans le traitement de la
folie, 1839, et de l'état actuel du traitement de la folie en France ;
1840, *passim*.

(2) Traité médico-philosophique sur l'aliénation mentale ; 2me
édition, pag. 331.

cription lancé contre elle par M. Blanche. Nous ne voyons
pas mieux sur quoi se fondent Georget (1) qui la regarde
comme occasionnant « des souffrances si grandes, qu'elle
doit finir par désorganiser le cerveau et déterminer l'in-
curabilité de la folie dans bien des cas; » ainsi que Guis-
lain (2) qui l'a toujours trouvée « plus propre à augmenter
l'exaltation intellectuelle qu'à la calmer. » D'un autre côté,
nous ne saurions proclamer l'innocuité parfaite de la douche
et en faire un moyen à tout usage. Nous croyons, pour
cela, qu'on ne peut mieux faire qu'en suivant les sages
conseils de Pinel, qui dit (3) : « Jamais la douche n'est administrée qu'avec intelligence et avec tous les ménage-
ments que commandent les circonstances........; jamais
elle n'est confiée aux filles de service qui pourraient en
faire un jeu cruel ou un moyen de vengeance. » Ce qui
se faisait à la Salpêtrière, du temps de Pinel, nous pouvons dire qu'on l'exécute soigneusement dans l'asile de
Montpellier; et nous pouvons ajouter, d'après l'expérience, que, tant qu'on suivra les sages conseils de Pinel,
la douche ne sera pas un moyen barbare et qu'on pourra
cependant jouir de ses heureux effets.

EFFETS ÉLOIGNÉS ET THÉRAPEUTIQUES DE LA DOUCHE.

La douche agit de deux manières dans le traitement
de la folie : 1° comme remède; 2° comme moyen de
répression.

1° *Comme remède.* — Le refroidissement de la tête, dé-

(1) De la folie, etc.; par Georget, cité par M. Blanche.
(2) Traité des phrénopathies, *id.*
(3) *Oper. cit.* pag. 204 et suiv.

terminé par l'action de l'eau, doit être un moyen de ré-
vulsion. Cette action est surtout marquée si on laisse
tomber un filet d'eau très-mince, et si le malade sait
éviter l'asphyxie. Dans ce cas, elle porte plus particulièrement le nom d'affusion, surtout si on fait tomber l'eau
sur une large éponge recouvrant la tête du malade et la
disséminant sur une large surface. Mais la douche n'agit-
elle pas dans un sens tout opposé si la colonne d'eau est
forte et lancée avec vigueur, et surtout si la respiration
du malade en souffre? N'y a-t-il pas, dans ce cas, un
afflux de sang vers la tête, déterminé par l'impulsion du
liquide, la réaction qui doit suivre la sensation de froid
et qui est marquée par une vive chaleur et l'asphyxie ?
Telle est notre opinion ; et voici, dès lors, dans quel cas
nous concevrions ses heureux effets. Est-ce une conjecture
sans fondement que celle qui porte à considérer l'aliénation mentale comme tenant *quelquefois* à un défaut de
vitalité du cerveau, défaut de vitalité qui peut être la
suite de la petite quantité de sang qu'il reçoit dans ce
cas? De quel avantage dès lors ne sera pas l'afflux de
sang déterminé par la douche pour produire une modification heureuse dans la circulation de cet organe? Il nous
semble que la compression de l'aorte, dans certaines
syncopes produites par des hémorrhagies abondantes,
n'agit pas autrement. Du reste, nous présentons cette
idée comme une question à traiter dans l'explication de
la folie. Peut-être trouvera-t-on que celle-ci est trop matérielle. Cependant nous croyons que, chez un malade de
notre connaissance, atteint de démence, on est forcé
d'attribuer la maladie à une cause pareille, et qu'il est
impossible de se méprendre sur l'action de cette dernière.

2° *Comme moyen de répression.* — Qu'on empêche un

médecin d'aliénés de se servir de la douche, disait un jour M. Rech, et je le vois dans l'impossibilité de gouverner ses malades. Il est certain que, de toutes les punitions qu'on pourrait infliger aux aliénés, la douche est la moins dangereuse, celle qui blesse le moins l'amour-propre du malade, et en même temps la plus redoutée ; et que M. Blanche, dans un transport de philanthropie bien louable, sans doute, mais que nous croyons exagéré, ne s'écrie pas : « Mais avez-vous donc bien prononcé le mot *châtiment*, à propos d'un malade qui a perdu l'idée du juste et de l'injuste, du bon ou du mauvais, plus innocent mille fois qu'un enfant? » Évidemment cette phrase porte le cachet de l'exagération, et toute personne qui a vécu avec les aliénés sait bien qu'ils sont susceptibles de plus de jugement que ne leur en accorde ici M. Blanche. Nous ne voulons pas cependant, à l'exemple de M. Leuret (1), faire de l'intimidation par la douche une méthode générale de traitement; mais M. Blanche a certainement tort lorsqu'il dit qu'elle ne fait que rendre les malades hypocrites en les habituant à cacher leurs idées fausses par crainte, et non à les laisser de côté.

Le malade, en effet, se contente seulement peut-être, dans les premiers temps, de ne pas manifester le désordre de son intelligence; il se surveille par la crainte de la douche ; mais en ne communiquant pas ses idées extravagantes, il perd peu à peu l'habitude de s'y laisser entraîner, et finit par s'en débarrasser complètement. Et, dans ces cas, qui ne sont pas très-rares, c'est bien la crainte de la

---

(1) Bulletin de l'Académie royale de médecine, discussion sur les effets de la douche, année 1841.

douche qui a mis sur la voie de la guérison. L'expérience de M. le professeur Rech, dont on ne récusera pas la compétence dans cette matière, nous fournirait un grand nombre de cas dans lesquels la guérison n'est pas due à une autre cause. Mais les résultats ne sont pas toujours aussi heureux. En effet, plusieurs ne craignent pas la douche ou tiennent tant à leurs idées, qu'ils les conservent malgré sa menace. On conçoit que, chez ceux-là, la douche est un moyen dont on ne peut rien attendre et qui n'est alors que nuisible. Heureusement ceux-là sont en bien petit nombre.

Il s'en trouve, et cette catégorie est plus nombreuse, qui craignent assez la douche pour ne pas manifester leur folie, et, dans ce cas, elle produit encore des effets avantageux. Choisissons une observation parmi cent autres : Dellemand (Louis), d'une haute taille, d'un tempérament nerveux, est retenu dans l'hospice depuis quelques années. Cet homme a des hallucinations de l'ouïe ; il croit entendre continuellement derrière lui des voix qui lui crient des injures. Dans les premiers temps de sa séquestration, il se tournait brusquement, et s'il voyait quelqu'un derrière lui, il le frappait rudement, croyant que les injures qu'il entendait partaient de la personne qui le suivait. Puni quelquefois par la douche de ses emportements, il ne s'y livre plus et est excellent travailleur. Interrogez-le, il vous dira toujours entendre des personnes qui l'insultent. Eh bien ! débarrassez cet homme de l'influence de la douche, et il sera très-dangereux ; tandis que, sous cette influence, il est excellent travailleur, comme je le disais, et va dans toute la maison sans qu'on n'ait rien à craindre de lui.

La douche est-elle donc si dangereuse qu'on ne puisse

l'employer pour obtenir de si grands avantages? Non,
certainement. D'un autre côté, les obtiendra-t-on toujours?
Nous l'avons dit, il est des malades sur lesquels la douche
n'a aucune influence. Que conclure de là? Qu'ici comme
partout, la vérité se trouve loin des extrêmes, et que
l'opinion de M. Blanche est exagérée comme celle de M.
Leuret qu'il réfute.

Résumons-nous en disant :

Que la douche détermine des symptômes spasmodiques
qui portent principalement sur l'estomac; quelquefois de
la gêne dans la respiration;

Une percussion légère sur la tête, percussion qui, quoi
qu'en dise M. Blanche, ne peut agir en mal sur le cerveau;

Que ces trois effets ne sont jamais assez dangereux, lorsque la douche est administrée avec intelligence, pour faire
d'elle un moyen digne d'être négligé, et de priver de
ses avantages comme moyen de maintenir l'ordre dans
les asiles d'aliénés.

Enfin, que son action thérapeutique s'adresse quelquefois directement au cerveau, et, en second lieu, à l'intelligence des malades.

DE

QUELQUES EFFETS DU BANDAGE DE SCOTT.

QUELQUES EFFETS DU BANDAGE DE SCOTT.

Parmi les agents thérapeutiques , les uns sont indiqués par le raisonnement ; on a calculé d'avance leur effet ; on a précisé logiquement la manière la plus convenable de les employer. D'autres , au contraire , ne sont suggérés que par le hasard , et leur application est soumise à des lois bizarres qui ne puisent leur valeur que dans l'expérience et souvent dans l'habitude qu'on a prise de ne pas s'en écarter , habitude que nul ne veut enfreindre le premier. Ajoutons que ces lois bizarres viennent ordinairement de celui qui, le premier, a fait connaître le moyen thérapeutique , et que lui-même n'a été guidé que par son ignorance des règles ordinaires , s'il est étranger à l'art, ou par une originalité particulière , s'il appartient à la profession médicale. La première de ces sources est la plus fréquente , et nous trouverions bon nombre de remèdes qui n'en ont pas d'autre. Il est même vrai de dire qu'aujourd'hui on néglige généralement trop les moyens, quelquefois très-simples et souvent très-efficaces, dont des gens du monde , ou même des paysans font un emploi journalier. Il y aurait peut-être du mérite , et nous sommes persuadé qu'il en résulterait un grand avantage pour la thérapeutique ; il y aurait du mérite, disons-nous, à rechercher avec soin les remèdes populaires, et à faire connaître aux gens de l'art ceux d'entre eux qu'une longue expérience ferait valoir comme utiles. Nous ne voulons certes pas nous porter garant de toutes les pratiques ridicules que la propagation des lumières', dans la classe pauvre, n'a pas encore pu soustraire à la superstition, et nous nous garderions bien de proposer, avec Van-Helmont, du *sang de bouquetin et le priape d'un taureau* contre la pneumonie (1) ; ou, avec Averrhoès, de suspendre une émeraude sur le ventre pour guérir la dysenterie. Mais qu'y a-t-il qui choque la raison ou qui soit contre les règles de l'art dans l'habitude d'employer, contre certaines ophthalmies, le lait exprimé du sein d'une femme ou les lèchements d'un jeune chien, comme le fait souvent le paysan ? Quel émollient vaudrait ces deux remèdes de bonne femme (2) ? Il faut se rappeler l'origine de la médecine, et se mettre aux lieu et place du premier qui exerça cet art. On comprendra alors ces paroles de Zimmermann, dans son *Traité de l'expérience* (3) : « Quoique les empiriques, même les plus méprisables, aient toujours été en grand nombre chez toutes les nations, on ne peut cependant disconvenir que, depuis les premiers âges de la médecine, jusqu'au temps où l'on a réuni la philosophie à la médecine, le médecin, même le plus sensé et le plus intègre, n'ait été un empirique fort médiocre. »

Ces réflexions, peut-être un peu longuement exprimées, nous ont été suggérées par le mode d'application du ban-

---

(1) Munaret, méd. des vil. et de la camp., p. 189.
(2) Munaret, pag. 246.
(3) Tom. I, pag. 47.

dage dont nous nous proposons d'indiquer quelques effets. On ne conçoit pas pourquoi son inventeur a superposé plusieurs tissus dont les intermédiaires doivent singulièrement diminuer l'action du médicament appliqué sur le dernier, si toutefois ils ne la neutralisent pas complètement. Cependant, disons-le avant d'aller plus loin, l'origine de ce bandage remonte, autant que nous pouvons le croire, à un homme de l'art. C'est le docteur anglais Scott qui l'a fait connaître le premier, et qui lui a donné son nom. On nous a même dit que ce bandage avait été le sujet d'un livre publié, en Angleterre, par le même auteur. Il nous a été impossible de nous le procurer. Ce bandage a été importé à Montpellier, et peut-être en France, par M. Broussonnet fils, qui l'a appliqué maintes fois en ville et à l'Hôpital-Général, où il est médecin en chef, et l'a fait connaître à plusieurs praticiens de Montpellier et des environs, entre autres à M. de Castelnau, de Nimes, qui dernièrement a publié, dans le *Journal de la Société de médecine pratique de Montpellier*, une note sur les bons effets qu'il en a retirés.

Cette circonstance m'a fait hésiter d'abord à publier mon petit travail, rédigé depuis long-temps et lu à la *Société de médecine et de chirurgie pratiques*, dans la séance du 5 Juillet dernier ; mais comme M. de Castelnau ne considère les effets du bandage de Scott que dans le traitement des tumeurs blanches, j'ai pensé que ma note pourrait offrir quelque intérêt, puisque je signale l'action du bandage dans des cas tout différents. D'ailleurs, comme certains lecteurs de la *Gazette Médicale* peuvent ne pas être abonnés au journal de la Société, ils ne seront pas fâchés peut-être de trouver ici la composition du bandage et la manière de l'appliquer. Ceux-là même qui auraient lu l'article de M. de Castelnau, qui a fait subir quelques modifications à l'appareil, seront bien aises de le voir décrit tel que M. Broussonnet fils l'a importé à Montpellier, et tel qu'il l'applique.

M. Broussonnet a appris la composition de ce bandage de M. Mathew, chirurgien distingué de Lausanne, par qui il en a vu faire l'application, et qui lui a dit le tenir de Scott lui-même.

Il se compose de cérat de savon appliqué sur de la peau, de ce même cérat mélangé avec de l'onguent mercuriel étendu sur de la flanelle, de bandelettes de sparadrap, et d'une bande de flanelle.

Voici la formule du cérat de savon.

Prenez : Savon........ 10 onces (300 gram.)
Cire.......... 1 once 1/2 (45 gram.)
Litharge...... 15 onces (450 gram.)
Huile d'olives.. 1 pinte (500 gram.)
Vinaigre...... 1/2 pinte (250 gram.)

Faites cuire le vinaigre avec la litharge sur un feu doux, en remuant toujours jusqu'à ce qu'ils fassent corps ensemble ; ajoutez ensuite le savon, et faites cuire de même jusqu'à consomption de toute humidité ; ajoutez alors la cire fondue dans l'huile, et remuez ou mêlez.

Nous devons ajouter, pour celui qui préparerait ce cérat, que de prime-abord, dans sa manipulation, on croit avoir fait erreur. En effet, la litharge, la cire et le savon font une poudre qui semble ne devoir jamais avoir la consistance d'un cérat ; mais à mesure que le mélange se refroidit, la fusion se fait, et on est tout étonné de voir cette poudre, si sèche d'abord, prendre la consistance d'un onguent ordinaire.

Nous devons dire aussi que M. Broussonnet a vu, deux

fois en ville, l'application de ce bandage ne pouvoir être supportée, et produire une vésication étendue. Était-ce une prédisposition du malade, une sophistication ou une erreur du pharmacien? C'est ce qu'il n'a pu déterminer.

Voici la manière d'appliquer le bandage. Il faut dire qu'ordinairement il est posé sur les articulations.

Après avoir lavé la partie avec de l'eau de savon, on frictionne doucement le pourtour de l'articulation malade avec de l'eau-de-vie camphrée que l'on prend dans la main. Cette opération dure jusqu'à ce qu'on ait déterminé une légère rougeur à la peau.

On étend sur les bandes de flanelle larges de quatre travers de doigt environ, et assez longues pour dépasser un peu l'articulation au-dessus et en dessous, un onguent fait avec :

Cérat de savon dont nous avons donné la formule............ 1 once (30 gram.)
Onguent mercuriel... 1 once (30 gram.)
Camphre............ 1 gros (4 gram.)

On prépare ainsi un assez grand nombre de bandes pour pouvoir entourer complètement l'articulation en les disposant suivant la direction de l'axe du membre.

Cette application faite, on taille dans une pièce de sparadrap des bandelettes dont la largeur variera suivant le volume de l'articulation malade ; et dont la longueur devra permettre d'en faire deux fois le tour.

On les applique en posant d'abord le milieu de leur longueur, et leur faisant ensuite faire le tour du membre, pour que les chefs reviennent au point d'où l'on est parti. On en met assez pour recouvrir, dans toute leur étendue, les compresses de flanelle. Elles doivent être assez serrées, mais ne pas empêcher la circulation veineuse. Au-dessus des bandelettes, on met autant de lanières de peau de la même longueur et de la même largeur que celles de flanelle, sur lesquelles on a étendu une couche assez épaisse de cérat de savon. Enfin, on maintient le tout par une bande de flanelle convenablement appliquée.

Ce bandage doit rester en place environ quinze jours, et on ne doit y toucher que pour relâcher la bande, si la circulation est gênée les premiers jours, et la réappliquer si elle se relâche avec le temps.

Il forme autour de l'articulation une cuirasse épaisse, résistante, qui la maintient dans l'immobilité, et lui donne assez de force pour que le malade qui, auparavant était obligé de garder le lit, à cause de la douleur que les mouvements amenaient dans l'articulation, puisse se lever et marcher avec des béquilles. C'est au moins ce que nous avons observé chez un des malades dont nous dirons l'histoire tout à l'heure.

Si nous analysons son application, nous verrons que l'onguent résolutif seul est en rapport avec la peau, que le cérat de savon est assez éloigné de celle-ci, et s'en trouve séparé par les bandelettes de diachylon, dont nous n'avons pu comprendre l'utilité. Mais on a toujours suivi, dans l'application de ce bandage, la marche indiquée; de telle sorte qu'on ne peut savoir si, l'une de ses parties supprimée, les effets ne seraient pas les mêmes. Nous devons dire cependant que lorsque nous l'avons enlevé, nous avons observé plusieurs fois la diminution d'épaisseur et la siccité de la couche d'onguent étendue sur la peau de mouton, ce qui nous porterait à croire que, malgré les bandelettes et la flanelle, ce dernier aurait été en partie absorbé, l'onguent ne pouvant traverser la peau de mouton pour venir à sa surface extérieure, où, du reste, rien ne l'attire.

Le bandage décrit, passons à ses effets :

Jusqu'à ces derniers temps, M. Broussonnet ne l'avait employé que dans le cas de maladies des articulations. Il ne s'était pas, du reste, borné à telle ou telle, et en avait retiré des effets merveilleux, soit qu'il eût à combattre l'arthrite simple chronique, l'hydropisie peu considérable de la synoviale, et même la tuméfaction modérée des extrémités osseuses faisant partie de l'articulation. Il en a recueilli bon nombre d'observations, et, parmi elles, je citerai la suivante, que j'ai été à même de suivre :

OBSERVATION I. — Le nommé M....., roulier de profession, âgé d'une quarantaine d'années, né au Caylar, d'un tempérament bilieux lymphatique, d'une constitution robuste, mais détériorée, était au Dépôt de police depuis quatre mois et deux jours, lorsque j'en fus nommé interne, le 15 Janvier 1845. Il avait alors une blennorrhée avec écoulement peu abondant, et sans douleur aucune, et une arthrite chronique du genou dont l'apparition était antérieure à son entrée à l'hôpital. Il y avait de la douleur et de la difficulté dans les mouvements ; la rotule, quoique mobile, était projetée en avant, et les condyles du fémur et du tibia étaient sensiblement tuméfiés. Cependant le genou avait conservé sa forme normale. L'apparition de cette maladie avait coïncidé avec une suppression brusque de l'écoulement urétral, et, plusieurs fois, nous avons pu observer, dans la suite, de l'amélioration dans les symptômes de la maladie du genou, lorsque l'écoulement urétral augmentait. Il était inscrit sur les cahiers comme ayant une *gonorrhée* et une *arthrite blennorrhagique*. Cet homme avait eu d'autres maladies syphilitiques mal traitées.

Il fut soumis long-temps à un traitement par la liqueur de Van-Swieten, dont il prit 74 cuillerées, et les bains de sublimé ; il en prit 22 avec 12 grammes chacun. Plus tard, on lui fit prendre l'iodure de potassium en commençant par 1 gramme, et augmentant tous les trois jours de 25 centigrammes. Il était administré dans trois verres de tisane de saponaire ; et lorsqu'il eut atteint la dose de 3 grammes, elle fut diminuée tous les trois jours, jusqu'à ce qu'elle fût réduite à 25 centigrammes. En tout, il prit 131 grammes d'iodure de potassium.

Sous l'influence de ce remède, la blennorrhagie avait cessé, et on avait cru remarquer de l'amélioration du côté du genou, mais elle ne fut sensible que lorsque, vers la fin du traitement, on posa pour la première fois le bandage de Scott. A la première levée, on put se convaincre que la circonférence du genou malade avait diminué de 2 lignes. Du reste, pendant tout le temps qu'il le garda, M...... put aisément se remuer dans le lit, et n'éprouva pas de douleur dans le genou. L'appareil fut réappliqué une seconde et une troisième fois, le 27 Janvier et le 14 Février ; et, chaque fois, on observa une diminution sensible dans le volume et une amélioration marquée dans les symptômes.

Dès la seconde application du bandage, le malade put marcher dans la salle avec des béquilles, et, à la troisième, il descendait dans la cour et remontait l'escalier avec une seule béquille.

Enfin, on posa une quatrième fois le bandage, et, à sa levée, on fit marcher le malade d'abord avec précaution et avec des béquilles, puis sans ce secours. Nous devons ajouter qu'afin de rendre les mouvements plus faciles, il fit quelques frictions avec de la pommade mercurielle, et puis avec de l'huile de jusquiame. Enfin, il sortit guéri le 21 Mai 1845.

Quelques réflexions sur ce fait : je suppose d'abord qu'on

ne me contestera pas la nature vénérienne de l'arthrite ;
la coïncidence de son apparition avec la suppression d'une
blennorrhagie ancienne, sa marche lente, mais consécutive,
l'établissent assez. Du reste, l'opinion du chirurgien et
du médecin en chef du Dépôt, qui l'ont vu tous deux,
ne pouvait être basée que sur des données positives. Mais
que nous importe qu'elle soit vénérienne, scrofuleuse
ou simplement rhumatismale? Il n'en est pas moins vrai
qu'elle avait résisté à un traitement antisyphilitique,
à l'application long-temps prolongée des émollients,
etc., et qu'elle a cédé à l'application du bandage de
Scott. Or, on comprendra facilement l'utilité de ce
dernier moyen dans les maladies articulaires, si on se
rappelle la gravité ordinaire de l'arthrite, même simple ;
si on a présent à la mémoire qu'il est excessivement fréquent de voir l'arthrite la plus simple être suivie d'hy-
dartrhose, dégénérer en tumeur blanche, etc. Car, les
surfaces articulaires, long-temps tourmentées par l'inflammation, perdent de leur vitalité, et sont bientôt le
siége de lésions organiques graves, dont le résultat est la
perte du membre, au pis aller, et l'ankylose, lorsque les
chances tournent en faveur du malade.

Mais le bandage de Scott n'agirait-il pas comme résolutif,
serait-il purement contentif, que cette seule propriété
devrait le recommander. Combien de malades, pour lesquels le plus léger mouvement dans le lit, alors même
qu'ils entourent de toute sorte de précautions le membre
affecté ; combien de ces malades, dis-je, trouveraient un
allégement à leurs souffrances, au moins jusqu'au moment
où ils se décident à faire le sacrifice d'une partie d'eux-
mêmes ?

Je crois donc pouvoir avancer que le bandage de Scott

convient, comme moyen résolutif, dans toutes les maladies
articulaires sans inflammation aiguë et sans lésion organique, et que, dans ce cas, il favorisera singulièrement
l'action du traitement général dirigé contre la nature
de la maladie.

Je crois, en outre, qu'il convient dans toutes les maladies articulaires, dans lesquelles les pansements sont
inutiles (1), en ce qu'il agit comme moyen contentif, empêche l'articulation de se livrer à des mouvements qui,
outre qu'ils sont douloureux, ne peuvent que nuire.

Mais cet appareil ne convient pas seulement dans les
maladies articulaires, et je le regarde généralement comme
un puissant résolutif.

Obs. II. — Marguerite, fille naturelle de l'Hôpital-Général, âgée de 20 ans, d'un tempérament sanguin, d'une
constitution très-robuste, portait depuis un an environ,
sur la face antérieure de la rotule gauche, un hygroma
que nous ne pouvons mieux comparer, quant à la forme
et au volume, qu'à une seconde rotule qui aurait été super-
posée à la naturelle. La tumeur était dure, rénitente, sans
douleur, et avait augmenté graduellement. Elle ne pouvait
être attribuée à d'autre cause qu'à la compression long-
temps prolongée de la partie, par Marguerite, dans les
fonctions qu'elle remplissait à la cuisine, ou par la position
à genoux, que les prières de l'hôpital l'obligeaient à

---

(1) M. Castelnau s'en est servi même dans les cas où des pansements répétés étaient nécessaires, en laissant des ouvertures qui
facilitaient l'écoulement du pus, les soins de propreté et le pansement. Ce chirurgien a fait au bandage de Scott l'application des
modifications qu'on a fait subir aux appareils inamovibles pour le
traitement des fractures compliquées.

garder. On sait que l'hygroma s'observe souvent chez les moines et surtout chez les fakirs de l'Inde, qui passent leur vie dans cette posture.

M. Broussonnet appliqua sur cette tumeur le bandage de Scott, et Marguerite ne fut nullement entravée dans ses occupations. Le lendemain, je fus seulement obligé de relâcher un peu la bande, la jambe et le pied étant tuméfiés et douloureux par la gêne de la circulation. Il resta en place pendant le temps ordinaire, c'est-à-dire trois semaines, après lesquelles la tumeur avait diminué de la moitié, et était devenue molle, fluctuante, je dirai presque flétrie. Le lendemain, M. Broussonnet réapplique le bandage, et, à sa levée, la tumeur n'avait pas plus de volume qu'une petite amande. Enfin, une troisième application en débarrassa complètement la malade, qui n'a pas été plus gênée que si elle n'avait pas fait de traitement. Il y a un an environ depuis lors, et Marguerite n'a plus rien vu au genou. Elle a pu entrer en condition, et se trouve aujourd'hui à Lunel.

Si j'ouvre un traité quelconque de pathologie externe, j'y trouve que l'hydropisie des bourses séreuses, et surtout de celle de la rotule, est très-difficile à résoudre : Boyer seul cite deux ou trois cas dans lesquels il a obtenu la résolution par l'hydrochlorate d'ammoniaque; et, comme tous les autres, il propose, pour la guérir, de donner issue au liquide et d'injecter une liqueur irritante, de passer un séton, de faire une incision simple ou mieux une incision cruciale. Nous avons vu, en 1840, M. Lallemand employer ce dernier procédé, et le malade mourut à la suite de l'inflammation qui gagna l'articulation du genou.

En supposant que le liniment ammoniacal ou l'hydrochlorate d'ammoniaque ne réussissent pas à résoudre la tumeur, comme tous les praticiens l'ont souvent observé, et comme Boyer le dit lui-même, quelle différence entre les moyens proposés et notre bandage ! Séjour au lit, entravé dans ses occupations, souffrance, chances de reproduction, à moins qu'on n'emploie l'incision cruciale, et, dans ce dernier cas, danger et mort, tels sont les inconvénients des traitements ordinaires : guérison sans le moindre danger, sans la moindre gêne, tels sont les avantages du bandage de Scott.

Je voudrais, sans contredit, pouvoir présenter un plus grand nombre de faits relatifs à cette dernière application du bandage dont je me proposais de faire connaître quelques effets ; mais, si je ne m'abuse, celui que j'ai rapporté est concluant et démontre la puissance résolutive du bandage. Aussi ai-je pensé que l'on devrait étendre son usage, non-seulement au traitement de toutes les hydropisies de bourses séreuses, articulaires ou autres, mais même à toutes les maladies dans lesquelles on se propose d'obtenir une résolution plus ou moins facile.

J'ajouterai, en terminant, que ce bandage, employé par Scott, MM. Mathew, Broussonnet et autres, spécialement contre les tumeurs blanches, donne, dit-on, des résultats merveilleux. Je ne puis les constater, n'ayant vu d'autre fait de ce genre que celui d'une jeune fille de l'Hôpital-Général, qui a une tumeur blanche de l'articulation du coude-pied, et chez laquelle la maladie n'a pas été guérie par le moyen dont je viens de parler. Cependant il l'a enrayée et semble l'avoir empêchée de s'aggraver, comme toutes ces maladies ne manquent pas de le faire d'habitude.

Quoi qu'il en soit, c'est avec une ferme conviction dans

l'efficacité du bandage de Scott que nous avons tâché de le faire connaître aux médecins, qui, nous l'espérons, en apprécieront la valeur en publiant les résultats avantageux ou défavorables de leurs essais, et sauront gré à M. Broussonnet de l'avoir importé en France, et d'en avoir étendu l'application.

FIN.

RÉFLEXIONS

SUR

UN FAIT DE TÉRATOLOGIE.

RÉFLEXIONS

SUR

UN FAIT DE TÉRATOLOGIE.

L'observation qu'on va lire a été recueillie à Turin et publiée dans le IVme fascicule de *Raccolta di osservazioni clinico-patologiche dei Dottori Giambattista Borelli e Giovanni Garelli*. Je vais la traduire aussi exactement que possible. J'y ajouterai ensuite quelques observations complémentaires qui pourront aider à l'interpréter dans tous ses détails, et à en faire ressortir l'intérêt. Elle est intitulée :

*Description de deux filles jumelles réunies entre elles
par la région épigastrique, et qui vivaient encore au
55ᵐᵉ jour; avec des réflexions par le docteur du Collége
(1) J.-B. Borelli.*

Le 16 Octobre 1853, vers les 4 heures de l'après-dîner,
à Balanger, petit village à 12 milles de distance de Turin,
naquirent d'un même accouchement deux filles qui présentent une de ces anomalies ou aberrations de l'organisation, qui, quoiqu'elles aient leurs pareilles dans la
science, sont cependant assez rares et assez intéressantes
au point de vue tératologique pour mériter d'être enre-
gistrées.

---

(1) On appelle *Docteurs du Collége* (*Dottori Collegiati*) des médecins
chargés de remplacer les Professeurs dans l'enseignement, en suivant
le cadre qui est tracé par le titulaire. « Ce degré inférieur de la
hiérarchie professorale n'est pas constitué seulement dans le but de
pourvoir à la continuité des travaux. On le trouve quelquefois,
comme en *Piémont* et en Toscane, chargé des examens. C'est là, en
effet, l'attribution essentielle de ce qu'on appelle *le Collége des
Docteurs* ou *les Docteurs du Collége.*

Ceux-ci ressemblent, sous quelques rapports, aux Agrégés de nos
Facultés; mais leurs droits sont plus limités, parce qu'on n'exige
pas d'eux les mêmes garanties.

Les Docteurs du Collége, lorsque l'institution est complète, sont
au nombre de 18 : 12 docteurs en médecine, 6 docteurs en chirurgie.
On n'y est admis que muni du diplôme de docteur, et, en outre,
d'un certificat de deux ans de pratique particulière.

Ces conditions remplies, on tient compte des titres antérieurs, des
ouvrages publiés, des services rendus. »

(M. Combes, *de la Médecine en France et en Italie*, p. 86.)

(Note du traducteur.)

La description que j'en donne est tout-à-fait incomplète en ce qu'elle se borne à la configuration extérieure. Cependant, comme il pourrait arriver qu'à la mort presque inévitable et prochaine des deux filles, on pût décrire les parties internes, et particulièrement les viscères qui correspondent aux régions qui sont réunies, l'histoire anatomo-physiologique de cette *double monstruosité*, comme on l'appelle, aurait ainsi son complément.

Voici, en attendant, les antécédents et les faits qui se rapportent à la naissance des deux filles réunies et jusqu'à ce moment vivantes et bien portantes, dont j'entreprends de donner la description.

La nommée Marie Degiorgis, femme de Jean Cappuccio, native de Lanzo, paysanne âgée de 26 ans, d'un tempérament sanguin et d'une forte constitution, n'étant sujette à aucune maladie habituelle, mit au monde, au mois de Novembre 1851, un fils qui est encore aujourd'hui sain et robuste.

Ayant conçu une seconde fois, elle parcourut les diverses périodes de la grossesse de la manière la plus heureuse, comme la première fois, et n'eut à souffrir aucun inconvénient digne d'être remarqué, quoique son ventre eût un volume plus considérable que d'ordinaire, ce qui lui avait fait prédire, par les commères de l'endroit, qu'elle ferait deux enfants.

Au terme voulu eut lieu un accouchement tellement naturel et simple, qu'à midi la femme Degiorgis était encore à ses affaires, et qu'à 4 heures de l'après-dîner elle était déjà délivrée. Elle ne fut assistée que par les commères du voisinage. Les deux filles se présentèrent par les pieds qui étaient tellement bien réunis et entrelacés, qu'après avoir franchi l'orifice utérin et parcouru le canal du vagin, ils vinrent se montrer en même temps à la vulve. Là, tirés par la sage-femme qui se borna à introduire les doigts entre eux et les parois du vagin, ils furent suivis des deux corps accolés ensemble, qui vinrent parallèlement et comme s'il n'y en avait eu qu'un.

L'accouchement fut très-facile, se fit en une minute et d'un seul effort; il ne fut pas plus douloureux que le premier, et les deux petites filles se trouvaient si bien appliquées l'une contre l'autre, qu'au dire des commères elles ressemblaient aux feuilles d'un livre fermé qu'elles auraient ouvert au beau milieu, en séparant les deux corps à peine nés.

Le cordon ombilical était unique et fortement enroulé autour du cou d'une des deux petites filles; il ne parut pas qu'il fût plus volumineux que d'habitude, et fut lié comme de coutume. Il n'y avait aussi qu'un seul placenta, d'un volume ordinaire, qui fut expulsé quelques minutes après.

Les deux enfants étaient en tout saines et bien conformées. A l'exception de leur union, elles ne présentaient rien de particulier; leur développement était de bien peu au-dessous de celui d'un enfant qui vient seul et de celui qu'avait eu la mère dans son premier accouchement. Le corps de l'une d'elles est à peine un peu moins volumineux que celui de l'autre. Il ne survint rien à la suite qui ne fût conforme aux cas ordinaires, tant en ce qui concerne les couches que pour la croissance successive des deux enfants.

Comme cela résulte de l'examen de la figure ci-jointe, l'adhérence porte exactement sur la région épigastrique qu'elle embrasse en entier, et s'étend, en outre, un peu sur les régions sternale et ombilicale. Les extrémités

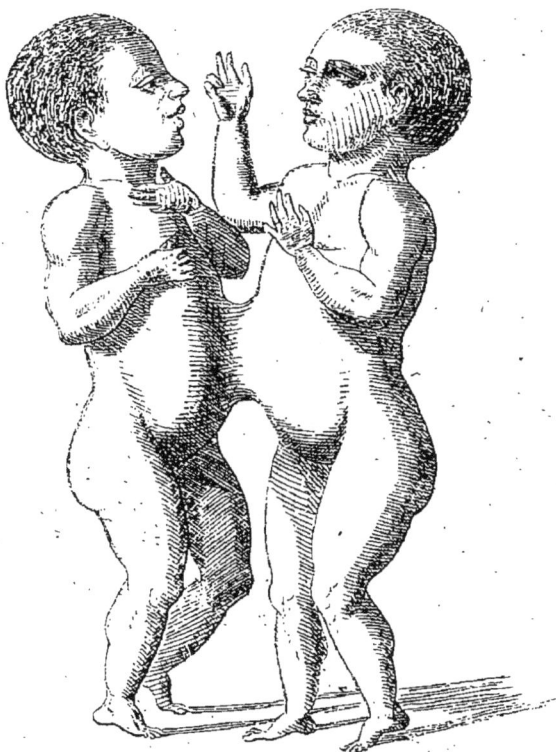

inférieures de chaque sternum avec leur appendice xyphoïde sont un peu renversées en dehors, et viennent s'unir entre elles par un prolongement résistant et probablement de nature cartilagineuse ; de telle sorte que la partie supérieure de l'adhérence est comme couverte par un pont dur qui a la concavité tournée en haut et la convexité en bas. La partie inférieure offre à son centre une cicatrice (l'ombilic) sous laquelle on sent une ouverture quadrilatère, de la largeur d'un centimètre environ (anneau ombilical), qui communique avec la cavité abdominale au point de l'adhérence que nous venons de mentionner. On n'observe aucune saillie anormale de viscère (hernie ombilicale).

La communication qui réunit les deux troncs est rénitente et se laisse facilement déprimer dans tout son pourtour, excepté à la partie supérieure où elle a plus de résistance à cause du prolongement cartilagineux en forme de languette. Lorsqu'on la comprime avec les doigts de haut en bas, on ne perçoit aucune pulsation, et on reconnaît seulement qu'elle est traversée par divers tissus mous qui, lorsqu'ils sont froissés trop long-temps, déterminent des plaintes chez les deux filles en même temps. Pendant les efforts du gémissement, on peut observer une espèce de mouvement ondulatoire qui va d'un tronc à l'autre au travers de l'adhérence.

Celle-ci présente dans son centre un raphé circulaire peu prononcé.

Dimensions des deux enfants.

La figure que nous donnons représente les proportions au cinquième de la nature qui a les dimensions suivantes :

Hauteur du sommet de la tête à la plante des
pieds, suivant le milieu du corps pour l'une.. 0,44 c
—————————————————————— pour l'autre. 0,43
Circonférence de la tête pour la plus grande. 0,33
————————————————— pour l'autre....... 0,32 1/2
Circonférence totale des deux corps au point
correspondant à leur union................. 0,49
Circonférence de chacun d'eux jusqu'au centre
de la communication 0,26
Circonférence de la communication dans le
sens vertical 0,17
Hauteur de la communication prise de face. 0,05

Elles se portent parfaitement bien, surtout depuis
qu'elles sont allaitées par une seule nourrice. En effet,
pendant le premier mois, quoiqu'elles fussent nourries
par leur mère, elles pleuraient souvent, semblaient avoir
des coliques, et avaient de fréquentes évacuations liquides. Dans ce moment-ci, au contraire, les selles sont
moulées, et le développement du corps est reconnaissable
à vue d'œil de jour en jour. Il semble qu'il n'existe
entre les deux enfants aucune relation dans les fonctions
organiques ou sensitives. En effet, tandis qu'une pleure,
l'autre dort quelquefois ; si l'une tète, l'autre s'impatiente
de ne pas recevoir d'aliment, et ne paraît pas le moins
du monde contente d'être simple spectatrice : preuve
presque certaine que les premières voies digestives ne
communiquent pas entre elles.

Comme elles peuvent éloigner assez leur tête pour
s'attaquer en même temps aux deux seins d'une seule
nourrice, ces deux filles tètent ensemble avec plaisir.

Les deux corps étant réunis à une si petite distance

et face à face, il arrive que les mains de l'une se portent
facilement sur la figure de l'autre, s'introduisent dans
la bouche, dans les yeux ; et il est arrivé qu'elles se
sont fait mal en s'égratignant réciproquement. En effet,
il y a quelques jours, l'une avait quelques gouttes de
sang aux gencives, et l'un des yeux de l'autre est encore un peu rouge. De même il arrive quelquefois,
lorsque leurs figures sont trop rapprochées, que l'une
prend le bout du nez de l'autre pour le mamelon, et se
met à le sucer.

Le pouls, examiné au bras des deux enfants, est bien
développé, et cependant il n'est pas isochrone : preuve
à peu près certaine que chacune d'elles a un centre cir-
culatoire propre et indépendant.

Les lecteurs me permettront de joindre ici, en me
guidant sur ce qu'a écrit à ce sujet M. Cruveilhier,
quelques réflexions relatives à ce genre de lésion congénitale qui me fourniront l'occasion de donner encore
des éclaircissements sur le cas que j'ai décrit jusqu'à
présent.

Les unions congénitales peuvent être de deux sortes :
les unes ont lieu entre deux parties contiguës d'un seul
et même fœtus, les autres entre deux fœtus. Ces dernières
constituent les monstres doubles dont l'étude a occupé,
dans ces derniers temps, les médecins et les naturalistes.

Les monstres doubles se divisent en deux grandes
classes : 1° quelquefois deux monstres bien distincts,
égaux ou inégaux en développement, sont unis dans une
plus ou moins grande étendue et d'une manière plus ou
moins intime : ce sont les monstres doubles *par adhésion*
ou *coalition* ; 2° tantôt un des individus plus ou moins

informe est contenu en totalité ou en partie dans un autre individu ordinairement complet : ce sont les monstres doubles par *inclusion*, par *intussusception*, nommés par Mayer monstres par *implantation*, parce que le parasite est implanté sur le fœtus porteur, comme l'enfant à la mère, ou comme la plante au sol, dont ils tirent tous deux leur nourriture.

Sans rappeler les divisions et les nomenclatures scientifiques que les modernes, tels que Geoffroy-St-Hilaire, Gurlt, Barkow et Serres ont proposées et tenté d'introduire dans la science, à l'occasion des monstres doubles, ou des *duplicités monstrueuses* (Serres), je me bornerai à rapporter celles qui, au dire de M. Cruveilhier, ont déjà acquis droit de domicile dans la science.

Les monstres doubles peuvent être divisés en trois grandes classes, selon la région par laquelle ils adhèrent entre eux, savoir : les monstres par *adhésion dorsale*, par *adhésion antérieure* et par *adhésion latérale*. Les monstres par *adhésion dorsale* comprennent les adhésions de la région sacrée et du sommet de la tête. (Je ne saurais dire si c'est par omission que M. Cruveilhier ne parle pas des régions lombaire, dorsale et cervicale.) Ceux par *adhésion antérieure* comprennent les adhésions par le front, celles par les régions sus et sous-ombicales, les thoraco-abdominales, les céphalo-thoraciques, les céphalo-thoraco-abdominales. Les *adhésions latérales* enfin comprennent : 1º l'adhésion pelvienne qui est toujours en même temps sous-ombilicale ; 2º l'adhésion par le bassin et la moitié sous-ombilicale de l'abdomen ; 3º l'adhésion par le bassin et la cavité thoraco-abdominale. Quant aux membres, ils suivent en général le sort de la partie à laquelle ils correspondent : ainsi les membres inférieurs se soudent ou se confondent en même temps que le bassin; les membres supérieurs se soudent ou se confondent avec le thorax. Cela suffira pour ce qui a trait aux adhésions des monstruosités doubles.

Les naturalistes ont observé et consigné, dans les annales de la science, des cas pareils ou analogues à celui dont j'ai essayé de donner l'histoire.

Dans son bel ouvrage d'anatomie pathologique, M. Cruveilhier en rapporte quelques exemples empruntés à des auteurs divers. Parmi ces faits, il en est un qui, soit par la configuration extérieure des monstres, soit par celle de leurs parties profondes, ressemble entièrement à celui que j'ai observé. Je vais en donner les détails les plus essentiels, afin qu'ils servent à établir les différences et les analogies les plus intimes de celui-là avec celui que j'ai décrit. En même temps ils pourront éclairer les anomalies internes de celui-ci.

Le fœtus double, décrit par M. Cruveilhier, lui fut envoyé par M. Jolly, médecin à Château-Thierry, qui, appelé à donner ses soins à une dame qui depuis huit heures était en travail d'une troisième couche, reconnut que la tête de l'enfant était déjà sortie, tandis que le tronc était retenu par une résistance insurmontable. La face était tournée en avant, et le cordon, qui faisait plusieurs circonvolutions autour du cou de l'enfant, était flasque et ne donnait aucun battement : évidemment le fœtus était mort. M. Jolly reconnut non sans difficulté qu'il s'agissait de deux fœtus intimement unis. Dès lors il commença à amener à l'extérieur les deux bras du premier, et, portant ensuite le tronc en haut et en avant, il tira successivement le dos, les fesses et les pieds. Alors, prenant les fesses du second fœtus, il en fit l'extraction en moins d'une minute. Ils étaient morts tous deux. Cependant il paraît que le premier était en vie au moment de la sortie de la tête. Il n'y avait qu'un seul placenta. Les deux cordons, séparés dans toute leur étendue, se réunissaient sur l'arrière-faix lui-même. Les deux enfants appartenaient au sexe féminin, comme dans mon observation. De même l'adhérence portait sur la même région, et se terminait, comme dans ce cas-ci, à l'ombilic ; mais elle remontait plus haut et occupait plus de la moitié de la région sternale. L'anneau ombilical était situé au centre de la partie inférieure de l'adhérence, et présentait ce qu'on pourrait appeler un exomphale, ou mieux une procidence d'une portion d'intestin. La membrane demi-transparente qui d'ordinaire enveloppe le viscère hernié était déchirée.

Voici les principales anomalies des viscères que je vais décrire en peu de mots, renvoyant le lecteur à l'original, s'il désire avoir des détails plus minutieux sur l'anatomie de ces parties.

Les viscères qui ont le plus souffert de cette réunion monstrueuse des deux fœtus sont : le cœur, le diaphragme, l'intestin jéjunum et le foie. Tous les autres ne présentaient rien de remarquable.

Cœur. — Les deux cœurs sont réunis en un seul organe situé horizontalement, imparfaitement symétrique, dont la moitié droite est contenue dans la cavité thoracique du fœtus qui est de ce côté, et la moitié gauche dans la cavité thoracique du fœtus qui est à gauche. Le bord supérieur, concave, correspond à la base du thorax, au niveau des appendices xyphoïdes ; le bord inférieur convexe repose sur le diaphragme. Quant à la disposition des diverses cavités et à leurs rapports entre elles et avec les grands vaisseaux, j'en passe la description sous silence, soit afin d'être plus court, soit parce qu'elles n'ont aucune relation avec le fait actuel.

Diaphragme. — Il n'y avait qu'un seul diaphragme qui résultait de la réunion des deux et était traversé par les deux veines caves inférieures; il y avait deux centres aponévrotiques, séparés l'un de l'autre par des fibres charnues : cet organe, du reste, n'avait pas sa voussure ordinaire, à cause de la position toute particulière du foie.

Intestin jéjunum. — Les deux duodénum, séparés dans toute leur étendue, se dirigeaient l'un vers l'autre en droite ligne, et, en se réunissant, constituaient un canal transversal d'où descendait verticalement un seul intestin jéjunum, lequel, tout près de l'origine de l'intestin iléum, se jetait de nouveau verticalement dans un autre intestin transversal qui constituait les deux intestins iléum destinés à chacun des deux fœtus.

Foie. — Il y avait deux foies, quoique leur position ne fût pas normale. En effet, au lieu de se trouver dans l'hypocondre droit de chacun des fœtus, ils étaient, au contraire, dans les régions épigastriques réunies, placés l'un derrière l'autre, de telle sorte que l'un était antérieur et l'autre postérieur. On pourra voir, dans l'ouvrage de M. Cruveilhier, la cause de leur position et les rapports des deux foies entre eux avec la veine ombilicale, avec les organes abdominaux, etc., etc. Je les passe sous silence pour être plus bref, et faute de figures qui les démontrent et en rendent la description plus facile.

Voici les dimensions du monstre double décrit par M. Cruveilhier, qui l'a représenté dans ses planches avec les proportions indiquées. Je mettrai en regard, comme terme de comparaison, les dimensions de celui que j'ai décrit.

Longueur totale des deux corps....... 0,42ᶜ 0,44ᶜ
La tête vue de face.................. 0,10
Circonférence approximative de la tête. 0,30 0,33
Les deux troncs de face.............. 0,20
Circonférence approximative des deux
troncs............................. 0,45 0,49
Adhérence de face................... 0,10 0,05
Circonférence approximative de l'adhé-
rence.............................. 0,30 0,17

De l'examen comparatif des dimensions des deux monstres en question, il résulte que le développement de celui que j'ai décrit était plus considérable; ce que l'on peut attribuer à ce que les deux fœtus ont vécu un certain nombre de jours après leur naissance, et qu'au contraire le développement de l'adhérence était plus que du double dans le monstre décrit par M. Cruveilhier.

Il se présente une question de la plus haute importance au point de vue de la science et de l'humanité, question qui intéresse particulièrement l'existence de ces deux filles encore vivantes.

Il est évident que la vie de ces deux malheureuses créatures ne pourrait se prolonger long-temps. Si l'on prend en considération tous les détails d'une existence qui doit être entretenue en commun par deux êtres aussi voisins, aussi intimement unis et comme appareillés, on comprendra sans peine qu'il doit se présenter à tout moment des circonstances qui viendront porter atteinte à leur vie, quoique d'une manière lente. Or, sera-t-il possible de les séparer, quelles sont les chances probables de succès que l'on peut avoir en tentant cette séparation par une opération quelconque?

Cette question se rattache intimement à la disposition des viscères des deux enfants, et on ne peut la résoudre qu'en connaissant les tissus qui traversent leur adhérence commune.

L'observation rapportée par M. Cruveilhier s'oppose sans contredit à toute tentative dans le but de séparer les deux corps, puisque l'adhérence ne contenait dans son intérieur rien moins que le cœur commun aux deux fœtus; le foie double avec ses dépendances et le diaphragme. En effet, cet auteur distingué dit explicitement qu'on ne saurait assez blâmer l'idée d'opérer, avec un instrument tranchant ou par la ligature, une séparation dont les suites auraient été probablement la mort des deux jumelles.

Il y a cependant, dans les annales de la science tératologique, un cas dans lequel l'art put parvenir à séparer heureusement deux enfants réunis par la région ombilicale. Ce fait, à peine mentionné et presque mis en doute par M. Cruveilhier, se trouve décrit dans les *Éphémérides des curieux de la nature* (11 Décembre 1689, 8me année). Il a été rapporté par Konig sous le titre de *Gemelli sibi invicem adnati, feliciter separati*. Voici ce qu'il y a de plus remarquable dans cette observation.

Clémence Meyerin mit au monde, dans le village de Hutingue, près de Bâle, deux filles réunies ensemble. L'accouchement fut très-douloureux à cause de la position d'un des fœtus dont la tête et les pieds étaient renversés en arrière. Cependant les deux nouveaux-nés vécurent. Leur adhérence se trouvait entre les appendices ensiformes et les ombilics, lesquels étaient *contournés en un cordon très-gros*. L'adhérence avait un pouce de largeur, six doigts de hauteur et cinq d'épaisseur. Le cordon ombilical partait d'une manière perpendiculaire de la partie médiale et inférieure de l'adhérence ; il était volumineux, et les vaisseaux qui le forment ordinairement étaient doubles ; c'est-à-dire qu'il y avait quatre artères et deux veines que l'on pouvait facilement distinguer et qui furent séparées par le scalpel.

Comme par la compression de l'adhérence qui était cartilagineuse, on ne déterminait aucune douleur, on put la diviser au moyen d'une ligature serrée progressivement, et ensuite en l'incisant avec un bistouri. *Separatio tenellorum horum infantum etiam sine convulsionibus supervenientibus tantò faciliùs et tutiùs institui potuit, ligaturâ scilicet prægressâ in dies strictiori, dein cultelli scissurâ.* Le dessin qui accompagne cette observation démontre évidemment que l'adhérence était formée simplement par les tissus extérieurs, et que les vaisseaux ombilicaux marchaient d'une manière isolée, à travers ces parties, vers la cavité abdominale de chacune des deux petites filles.

En remontant encore plus haut dans l'histoire de la tératologie, on rencontre dans les mêmes *Éphémérides* (11 Décembre 1684, 3me année) une autre observation qui peut servir à éclairer le cas dont je m'occupe. On peut le résumer dans les circonstances suivantes, qui nous intéressent plus particulièrement.

Le 2 Février, il naquit à Marbourg un monstre double dont l'adhérence occupait presque tout le ventre, du sternum à l'hypogastre.

Ces fœtus n'étant pas nés vivants, on put se convaincre, à l'autopsie, qu'ils présentaient les anomalies suivantes dans les viscères : il n'y avait qu'un seul foie qui était très-gros et avait deux vésicules biliaires et deux veines ombilicales ; les deux duodénum, très-courts, se réunissaient bientôt à angle droit pour ne former qu'un seul intestin qui, vers la fin de l'iléum, se terminait en un large sac membraneux plein d'une humeur ver- dâtre, d'où partaient deux gros intestins, un pour chaque fœtus. Le cordon ombilical unique partait de la partie moyenne et inférieure de l'adhérence.

Si nous arrivons à notre époque, nous trouvons encore deux autres cas que je rapporterai brièvement, afin d'en venir à la solution de la question que je me suis posée plus haut.

En 1804, naquirent dans l'Inde deux filles que l'on montrait encore vivantes en 1807, et qui présentaient une adhérence entre le sternum et l'ombilic, comme dans le cas que je rapporte. Cependant, grâce au tiraillement continu des deux enfants, l'adhérence s'était tellement allongée qu'elles pouvaient marcher ensemble quoique côte à côte. Leurs deux sternums semblaient réunis, mais la dureté que l'on sent en touchant cet os n'allait pas de l'un à l'autre, et l'extrémité inférieure de l'un paraissait articulée avec celle de l'autre. Il y avait même des mouvements dans leur articulation.

Les viscères offraient des anomalies essentielles et étaient en communication, de telle sorte qu'on observa qu'un purgatif administré à l'une opérait en même temps sur l'autre. Je n'ai pu trouver rien autre sur la vie et la mort des deux Indiennes. Il nous reste à parler du cas célèbre des deux Chinois que toutes les

2

principales villes d'Europe ont pu voir, et dont tous les journaux scientifiques et politiques se sont occupés.

Nés à Siam, ville de la Chine, en 1811, ils étaient encore à Paris en 1835, sous le nom de Chang-Eng ou de *Frères Siamois*.

MM. E. et I. Geoffroy-St-Hilaire, dans leur *Histoire générale et particulière des anomalies de l'organisation chez l'homme et les animaux*, donnèrent une description très-minutieuse du physique et du moral de ce double monstre vivant. Je me bornerai à rapporter les détails suivants, renvoyant le lecteur désireux d'avoir de plus amples détails, à l'ouvrage des savants français.

Comme dans les autres faits, leur réunion se faisait entre l'appendice xiphoïde et l'ombilic. Dans les premiers temps, l'adhérence était si courte dans son diamètre transverse, que les deux enfants étaient assez près l'un de l'autre pour se toucher par tout le plan antérieur du corps. Peu à peu, à la suite de tiraillements continus, les deux enfants s'éloignèrent, l'adhérence s'allongea et se rétrécit, les deux extrémités des sternums se séparèrent et se portèrent sur les côtés, l'une à droite et l'autre à gauche, de telle sorte que, lorsque ces enfants étaient à Paris, elles n'étaient plus réunies que par une bande charnue transversale flexible, de 5 pouces de longueur sur 3 de largeur. Les appendices xiphoïdes étaient placés dans cette bande tout près l'un de l'autre, comme les os d'une articulation très-mobile. Quelques médecins américains prétendirent que l'adhérence était traversée par quelques portions de viscères de l'abdomen.

Il est impossible d'assurer positivement ce fait. Du reste, les fonctions organiques et animales semblaient se faire d'une manière isolée et indépendante chez l'un et chez l'autre individus.

Si nous revenons à la question que je me suis posée plus haut, sur la convenance ou le danger de tenter la séparation des deux filles qui font le sujet de ce mémoire, je n'hésite pas à assurer franchement que toute tentative faite dans ce but serait non-seulement nuisible, mais promptement mortelle. Je trouve les raisons de mon dire dans le volume et la position de la communication, dans ses caractères subjectifs, dans la situation de l'anneau ombilical qui est unique, et enfin dans l'analogie de ce cas avec les autres.

I. J'ai dit dans le *volume* et dans la *position* ; en effet, le volume apparent de l'adhérence qui embrasse une étendue proportionnelle des tissus internes, qui se prolonge assez profondément, comme l'union des deux appendices xyphoïdes le fait présumer, porte à croire que les viscères qui sont placés au-dessous participent à cette union. D'ailleurs la situation de l'adhérence qui correspond à des régions où se trouvent les principaux organes impairs, le cœur, l'estomac, le foie, etc., qui, étant les centres de la vie organique, ont tant de part au développement de la vie fœtale dès ses débuts ; cette situation, dis-je, doit faire supposer que ces organes ont pris part à l'anomalie actuelle.

II. Par les *caractères subjectifs*, j'entends parler des tissus qui sont compris dans l'intérieur de l'adhérence et qu'un examen raisonné peut faire regarder comme entrant dans sa composition. L'observation porte à croire qu'ils sont réellement fournis par quelques viscères. En effet, cette espèce de mouvement ondulatoire qui traverse l'adhérence et qui se propage de l'un à l'autre

abdomen sous les efforts du gémissement, les douleurs
manifestes que la compression réveille, et la sensation fournie par le toucher de tissus mous, rénitents,
allant d'un côté à l'autre, démontrent que l'isthme fœtal
n'est pas composé seulement de parties fibreuses et musculaires.

III. L'existence d'un *seul anneau ombilical, sa position*,
à la partie centrale et inférieure de l'adhérence, et dès
lors son éloignement des viscères dans lesquels doivent
se terminer ses éléments vasculaires, viennent confirmer
l'idée que ces viscères se trouvent réunis en un seul, ou
bien rapprochés sur la ligne médiane, et partant compris
immédiatement ou médiatement dans la structure propre
de l'adhérence.

IV. Ce qui s'est passé dans d'autres faits pareils vient
enfin expliquer comment il se fait que ces adhérences
sus-ombilicales comprennent toujours quelques viscères,
ou que du moins la disposition des viscères correspondants dans les deux fœtus conserve des relations étroites
et réciproques, non-seulement de fonctions, mais encore
de structure; de telle sorte que leur division ne manquerait
pas d'entraîner la mort. En effet, sur les cinq cas de
monstruosité double que j'ai rapportés, deux ont offert
des communications manifestes ou des anomalies des viscères telles qu'il était absolument impossible de les séparer sans entraîner des conséquences fatales. Les deux
autres laissent du doute, parce que l'on n'a pas pratiqué
l'autopsie. Cependant, si l'adhérence mince, allongée,
étroite que présentaient les deux frères Siamois, à un âge
avancé, par suite des tiraillements en sens inverse qu'elle
avait éprouvés, démontre qu'elle ne comprenait plus
aucun viscère dans sa composition, il peut bien se faire

que la nature eût peu à peu, et par ses moyens si merveilleux, éloigné l'un de l'autre les viscères primitivement
réunis ou très-rapprochés, ou qu'elle eût pourvu d'une
autre manière à l'indépendance, sinon des organes au
moins des fonctions.

Enfin le cas rapporté par Konig démontre évidemment
que les tissus qui composaient l'adhérence appartenaient
spécialement aux parties superficielles de l'abdomen, et
que les éléments du cordon ombilical ne faisaient que les
traverser pour se rendre isolément à leur destination. En
un mot, la réunion transversale avait lieu plutôt par une
petite étendue des deux cordons ombilicaux que par les
tissus plus profonds, encore moins par des viscères.

Le choses sont bien différentes dans le cas que je rapporte. L'adhérence est plus étroite dans son milieu, plus
large vers ses deux bases, ou à ses deux insertions à l'abdomen. Là elle est évasée et présente selon toute probabilité une ouverture qui fait communiquer les deux
cavités abdominales.

Je conclus donc, en terminant, qu'il serait excessivement dangereux de tenter, par le secours de l'art, de
séparer ces deux petites filles vivantes: ce serait probablement attenter à leur existence. Il faut donc confier
leur sort au temps et aux efforts de la nature.

Post-Scriptum. — Vers la fin de la semaine dernière,
j'avais fait administrer à l'une des deux enfants une dose
légère de sirop de chicorée avec de l'huile de ricin. La
nourrice m'avait rapporté que l'autre avait donné des
signes de douleur de ventre, et avait été un peu purgée,
et qu'ensuite elle avait aussi donné du remède à cette
dernière. Comme il est excessivement facile de confondre
l'une avec l'autre ces deux enfants, qui sont couchées

tantôt sur un côté, tantôt sur l'autre, je n'attachai pour le moment aucune importance à ce que me dit cette femme. Ces jours derniers, après avoir marqué par un signe distinctif ces deux filles, je fis donner à l'une d'elles seule 10 grammes d'huile de ricin à dose fractionnée, dans l'espace de quinze à vingt heures. Celle qui prit l'huile eut des évacuations normales, comme auparavant; l'autre fut purgée de la manière la plus évidente, de telle sorte qu'ayant été changées de linge sept fois dans les vingt-quatre heures, cette dernière eut toujours les langes bien salis par des évacuations alvines qui dépendaient parfaitement du purgatif, tandis que la première n'eut que quatre selles ordinaires et moins liquides que l'autre.

Quelques jours après l'administration de l'huile de ricin dont les effets purgatifs ne s'étaient pas manifestés chez la fille à laquelle elle avait été donnée, mais bien chez l'autre, je fis donner à cette dernière la même dose d'huile et dans le même temps.

Je pus m'assurer que le purgatif opéra manifestement sur la fille qui n'avait point pris le remède cette fois, tandis que l'autre n'en ressentit aucun effet. Ceci démontrerait encore plus clairement que les viscères de l'une communiquent avec ceux de l'autre, et qu'il existe, selon toute probabilité, quelque anomalie importante dans leur nombre ou dans leur conformation.

Les deux enfants continuent à jouir d'une bonne santé, et, depuis l'usage des deux purgatifs légers, elles pleurent moins, digèrent parfaitement bien, grossissent, et font l'étonnement de toutes les personnes qui vont les voir.

L'observation qu'on vient de lire et les réflexions qui la suivent avaient été publiées le 31 Décembre 1853. Après

en avoir donné communication à l'Académie *des sciences
et lettres* de Montpellier, dans sa séance du 1er Mai 1854,
j'ai reçu de M. Borelli, à qui j'avais demandé des renseignements, la réponse suivante qu'il m'adressait le 8 du
même mois : « Les deux petites filles sont mortes, et j'ai
» publié le résultat de leur nécropsie dans le numéro du
» 3 Avril 1854 de la *Gazzetta Medica Italiana — Stati
» Sardi* — dont je suis le directeur. Vous recevrez un
» feuillet extrait de cette gazette qui doit être ajouté à la
» fin du *fascicolo IV della Raccolta d'osservazioni clinico-
» patologiche* pour compléter l'histoire des deux filles. »
Je vais donner la traduction de ce nouvel envoi qui
porte le titre suivant :

*Mort et inspection nécroscopique des deux filles jumelles
réunies par la région épigastrique.*

Les deux filles unies ensemble dont je donnais la description dans les derniers numéros de l'année dernière
de la *Gazette médicale* (1), après avoir été exposées à la
curiosité publique pendant quelques mois dans notre
capitale, furent transportées à Gênes, toujours dans un
but de spéculation, à l'occasion de l'inauguration du
chemin de fer, et se trouvaient ces jours derniers dans
la ville de Vigevano. Là, tout à coup et sans cause connue,
l'une d'elles, la plus petite, commença à donner des
signes d'indisposition, quoique jusqu'alors elles eussent
été toutes les deux saines et robustes, n'ayant jamais
éprouvé le plus petit dérangement, prenant, au con-

_____

(1) Voir : *Gazzetta Medica Italiana — Stati Sardi*, n° 50, 51 et 52
de 1853, et *Raccolta d'osservazioni clinico-patologiche*, etc., 4me
fascicule, pag. 264 et suivantes.　　　　　J.-B. BORELLI.

traire, un air de santé tous les jours plus florissante et des traits d'une beauté remarquable. Le même jour, l'autre fille manifesta quelque peu de malaise. Le lendemain la première fut plus mal ; quelques heures plus tard il en fut de même pour la seconde ; et, sur le soir (22 Mars 1854), vers les. 5 heures , celle qui était tombée malade la première succomba après avoir dépéri rapidement. La seconde mourut environ une heure après.

Il faut observer que celle qui tomba malade la première n'eut jamais une santé aussi florissante que la seconde, et que précisément son corps était moins développé (quoiqu'il y eût une bien petite différence), comme je l'ai déjà dit dans ma première description.

Immédiatement après leur mort, ces enfants furent ramenées à Turin par la personne qui, d'après un contrat formel , avait entrepris de spéculer sur la curiosité publique au moyen de cette anomalie de l'organisation.

Vivement poussé, d'un côté par la curiosité que j'éprouvais de savoir quelle était la disposition des viscères au-dessous de la conformation anormale superficielle, et de l'autre par le désir que j'avais d'empêcher que cette pièce tératologique ne fût totalement perdue pour la science et pour l'histoire de ce genre d'anomalies , j'engageai le propriétaire des deux petits cadavres à les transporter à l'amphithéâtre d'anatomie pour y être nonseulement autopsiés, mais encore conservés pour le Musée d'anatomie pathologique. La chose fut faite comme je le désirais , et, moyennant une certaine somme, le Musée entra en possession de cette pièce tératologique.

Dans la matinée du 25 Mars , 84 heures après la mort, on procéda à l'autopsie de ces deux filles, qui fut faite par le Chef des travaux anatomiques le docteur du

collége Conti, en présence de MM. Malinverni, Professeur
d'anatomie pathologique, Demaria, Professeur de médecine légale, de plusieurs autres docteurs et de celui qui
écrit ces lignes.

On pratiqua, sur un des plans de face des deux filles
réunies, une incision demi-circulaire qui, partant du
voisinage de l'épine iliaque supérieure externe d'une
enfant, et montant jusqu'au-dessus du bord supérieur de
l'adhérence, vint descendre sur l'épine iliaque supérieure
externe de l'autre, en divisant les parois abdominales de
manière à mettre à découvert les viscères placés au-dessous.
Mais en voulant détacher les téguments de l'adhérence,
on trouva que, dans leur milieu, au point qui correspondait au raphé indiqué dans ma première description,
ils étaient solidement unis à une membrane transparente,
de la nature des séreuses, quoique plus résistante, qui
semblait diviser perpendiculairement et en deux parties
les tissus profonds de l'adhérence. Cette membrane était
évidemment formée par les deux feuillets correspondants
du péritoine qui étaient adossés l'un à l'autre en ce point,
comme on pouvait le voir clairement d'après leur manière
de se séparer et de se porter sur la surface interne des
parois abdominales de chaque côté, juste au point où
finissait leur adossement commun.

Cette cloison membraneuse traversait toute l'épaisseur
des téguments à la surface opposée desquels et vers le
centre elle semblait interrompue par la saillie des deux
foies qui se trouvaient unis ensemble, par leur partie
convexe antérieure et interne, dans une étendue de 2
centimètres environ. De cette manière, l'extrémité gauche
du foie d'une de ces filles se trouvait accolée et adhérait
intimement à l'extrémité droite de celui de l'autre. Ce-

3

pendant l'adhérence n'était que médiate, c'est-à-dire qu'elle se faisait par l'intermédiaire de la membrane péritonéale qui s'enfonçait évidemment entre les deux bords des foies réunis.

Les lignes blanches des deux corps étaient fondues ensemble; en même temps les deux diaphragmes s'unissaient entre eux à la partie supérieure de l'adhérence, et quelques-unes de leurs fibres musculaires étaient entrelacées. Les appendices ensiformes ne formaient qu'un seul corps cartilagineux qui avait la forme d'un pont concave en haut, convexe en bas, comme je l'ai déjà dit, et renforçant solidement l'adhérence, la rendait immobile. On pouvait constater la cicatrice ordinaire de l'anneau ombilical qui, comme cela a été noté, était placée au centre du bord inférieur de la tumeur épigastrique, était un peu plus large que de coutume, et avait une forme presque quadrilatère. On voyait encore les cordons formés par les veines ombilicales oblitérées qui allaient toutes les deux, comme dans les cas ordinaires, de la cicatrice ombilicale au sillon antéro-postérieur du foie. Les cordons oblitérés de l'ouraque et des artères ombilicales ne présentèrent non plus rien de particulier.

Les viscères des deux petites filles, tant dans la cavité thoracique que dans celle de l'abdomen, étaient bien conformés, et on ne put constater aucune anomalie quoiqu'on eût pu, avec quelque raison, supposer qu'il en serait autrement. Cependant, chez la plus petite, c'est-à-dire celle qui tomba malade et succomba la première, quelques organes présentaient des altérations pathologiques qui rendaient jusqu'à un certain point compte de la mort. En effet, le foie avait une couleur beaucoup plus sombre que celui de la plus grande, et présentait de larges taches

noirâtres à la superficie. Il en était de même de la rate
qui était plus volumineuse et plus foncée que l'autre ;
l'estomac avait les vaisseaux de la surface externe plus
développés ; et une injection très-prononcée occupait
diverses anses de l'intestin. Enfin on trouva dans le
poumon gauche quelques tubercules très-petits à l'état
de crudité. On ne constata aucune de ces altérations sur
le cadavre de la plus grande de ces enfants dont les
viscères étaient parfaitement sains. Je dois cependant
ajouter que les recherches nécroscopiques ne furent pas
portées plus loin que je ne l'ai dit, et qu'on n'examina
point d'autres organes ni d'autres cavités, afin de conserver la pièce tératologique avec tous les viscères dans
la position qu'ils avaient.

Il faut observer, en terminant, qu'à l'extérieur ces
deux petites filles sont parfaitement bien conformées ,
bien développées, et que leur volume est à peine inférieur
à celui des autres enfants de cet âge.

Nées le 16 Octobre 1853, à 1 heure de l'après-midi,
elles sont mortes le 22 Mars 1854 , à 10 heures du soir.
Elles ont donc vécu cinq mois et six jours, ou mieux 157
jours et six heures.

Du cinquante-cinquième jour après leur naissance
jusqu'à leur mort , la hauteur de leur corps a augmenté
de 8 centimètres, et la circonférence de la tête de 4.

Dernières réflexions.

Dans mon premier travail qu'on a déjà lu , j'avais écrit
les paroles suivantes : « Il semble qu'il n'existe entre les
deux sœurs aucune relation dans les fonctions organiques
ou sensitives. En effet, tandis qu'une pleure l'autre dort

quelquefois ; si l'une tête, l'autre s'impatiente de ne pas
recevoir d'aliment, et ne paraît pas le moins du monde
contente d'être simple spectatrice ; preuve presque certaine que les premières voies digestives ne communiquent
pas entre elles. » Cependant, après avoir répété l'expérience
des purgatifs, j'en étais venu à me convaincre qu'il devait
réellement « *exister une communication des viscères de
l'une avec ceux de l'autre, et, selon toute probabilité,
quelque anomalie importante dans leur nombre et leur
conformation.* »

Comment concilier aujourd'hui ces deux opinions contradictoires ? J'avouerai ingénument qu'il m'est impossible
de donner une explication plausible de ces faits. Quoi
qu'il en soit, ils resteront dans l'histoire de ce genre
d'anomalies, pour prouver une fois de plus qu'en médecine
le raisonnement le plus fondé *à priori* a besoin de passer
au creuset de l'expérience et de la démonstration du fait
avant d'être propre à appuyer un jugement certain, et en
même temps que les faits eux-mêmes les moins contestables
et quelquefois les plus simples peuvent donner lieu à des
interprétations fausses et comme contradictoires.

Mais une conclusion bien plus intéressante pour la
science et pour l'humanité, que je veux rappeler ici, et
que personne ne saurait contredire, c'est celle que j'ai
déjà formulée en ces termes dans mon premier mémoire :
« Je conclus donc, en terminant, qu'il serait excessivement
dangereux de tenter, par le secours de l'art, de séparer
ces deux petites filles vivantes ; ce serait très-probable-
ment attenter à leur existence. Il faut donc confier leur
sort au temps et aux efforts de la nature. »

Cette conclusion, prise un peu à l'avance, reçoit maintenant la plus ample confirmation de l'inspection nécros-

copique des deux filles. En effet, quoiqu'il n'existât aucune
réunion intime de viscères essentiels, ou de tissus importants, nerveux-vasculaire, cependant la fusion des
deux cartilages xyphoïdes, la connexion et l'entre-croisement des fibres musculaires des deux diaphragmes, l'adossement intime des deux feuillets du péritoine, et par-
dessus tout enfin l'adhésion quoique seulement superficielle des deux foies dans une certaine étendue, auraient
sans aucun doute rendu mortelle toute tentative faite
dans le but de séparer ces deux jumelles, quelque lente
et progressive qu'elle eût été, comme dans le cas que j'ai
déjà cité et qui est rapporté par Konig sans détails suf-
fisants.

30 Mars 1854.

Voilà, Messieurs, le travail de M. Giambattista Borelli.
Permettez-moi d'y ajouter les quelques réflexions suivantes :

Le fait tératologique observé par le médecin de Turin
appartient à la classe des *monstres composés* que M. I.
Geoffroy-St-Hilaire a définis : « des monstres chez lesquels
on trouve réunis les éléments, soit complets, soit incomplets, de deux ou de plusieurs sujets. » Tout portait à
croire, pendant la vie des deux jumelles, qu'elles présentaient l'assemblage des *éléments complets de deux sujets*.
L'autopsie est venue confirmer cette manière de voir.

Il est évident que ce développement complet, cette
égalité d'organisation faisant deviner une égale activité
physiologique qui a pu être constatée d'ailleurs, font
nécessairement ranger les deux sujets composants dans
le premier ordre des monstres composés, c'est-à-dire dans
les *autositaires*.

Il est tout aussi facile de dire la tribu à laquelle ils
appartiennent. M. I. Geoffroy-Sᵗ-Hilaire en compte trois.
C'est la première qui nous donne les caractères que
présentent les sujets actuels. « Dans les divers genres
» qui lui appartiennent, dit l'auteur de l'*Histoire des ano-*
» *malies de l'organisation*, les deux sujets composants ne
» sont encore réunis que dans une seule région, et dans
» cette région même se retrouvent les éléments complets
» ou presque complets de deux sujets. La duplicité est
« donc ici aussi parfaite, l'isolement des deux êtres com-
» posants aussi marquée, et, par conséquent, leur indi-
» vidualité physiologique aussi manifeste qu'il est possible
» dans la monstruosité double. » Cette tribu comprend
deux familles : les *monstres doubles eusomphaliens* ou à
ombilics distincts et normaux, et les *monomphaliens* ou
à *un seul ombilic*.

Quoique je n'hésite pas à ranger la monstruosité actuelle dans cette dernière famille, et que, comme nous
le verrons tout à l'heure, elle s'y rapporte parfaitement
à plus d'un titre, il faut observer, en passant, que la
différence entre ces deux familles n'est pas aussi radicale
que le veut M. Geoffroy-Sᵗ-Hilaire. En effet, pour ne pas
sortir du fait actuel, on a dû déjà remarquer que si on
n'a constaté qu'un seul ombilic, il était plus large qu'à
l'ordinaire, et, ce qui est bien plus important, il donnait
passage à deux cordons ombilicaux complets et distincts,
car il y avait deux veines et quatre artères. Tant il est
vrai que la nature ne se prête guère à nos classifications
même les plus réfléchies et les mieux établies, et qu'en
physiologie on ne doit pas toujours les regarder comme
l'interprétation irréprochable des faits, mais seulement
comme des moyens d'aider notre intelligence dans ses

recherches ! M. Geoffroy-St-Hilaire a bien compris que les caractères de cette famille n'étaient pas suffisamment délimités, puisqu'il dit (1) : « Les liens qui unissent cette famille à la précédente sont très-intimes, et n'ont échappé à aucun des tératologues qui se sont occupés avant moi de la monstruosité double. »

Il est certain qu'on pourrait être embarrassé de classer le fait actuel, si on ne savait que l'unité ou la duplicité de l'ombilic ne sont pas aussi importantes que le veut M. St-Hilaire, et qu'il vaut mieux considérer l'isolement ou la fusion de la région ombilicale. A ce titre, les deux sœurs de Turin appartiennent à la seconde famille qui comprend cinq genres.

Celui dans lequel elles doivent être classées est le second ou les *xiphopages* (2), qui est formé par deux individus réunis de l'extrémité inférieure du sternum à l'ombilic commun.

Je n'ai pas à faire ici l'histoire des xiphopages ; je renvoie aux traités de tératologie. Il paraît qu'ils ne sont pas rares, quoique tous les cas que l'on cite ne doivent pas être admis sans contrôle. M. Geoffroy-St-Hilaire dit qu'ils sont plus nombreux que les ischiopages (ischia-delphes de Dubrueil (3)), si l'on tient compte de ceux qu'il a vus dans plusieurs collections tératologiques de

(1) *Histoire générale et particulière des anomalies*, etc., tom. III, pag. 67.

(2) ξιφὸς , *appendice xiphoïde* , et παγεὶς , *uni, fourni de plusieurs parties*. I. Geoffroy-St-Hilaire, *ouv. cité.*

(3) *Description de deux monstres doubles humains* ; par le Professeur Dubrueil, de Montpellier. Voir les Mém. du Mus. d'hist. naturelle, tom. XV.

France et de Belgique ; tandis qu'ils seraient moins nombreux si on s'en rapportait aux descriptions des uns et des autres qui ont été publiées. On a vu que M. Borelli en rappelle plusieurs exemples, d'après M. Cruveilhier. Peut-être que les conditions si remarquables des ischiopages ont plus spécialement appelé sur eux l'attention des écrivains.

Jetons un coup d'œil rapide sur les principales déductions physiologiques qu'on peut tirer de ce fait particulier ; nous verrons ensuite ce qu'il peut présenter d'intéressant au point de vue de l'histoire générale des monstruosités.

Nous aurons peu de chose à dire sur la psychologie de ces deux êtres, qui n'ont pas assez vécu pour que leurs facultés intellectuelles aient été développées et aient pu être étudiées avec fruit. Cependant il me semble qu'on peut déduire de ce qu'a écrit M. Borelli une conclusion qui milite en faveur de l'opinion émise dans le temps par MM. Geoffroy-St-Hilaire, Virey (1) et quelques autres sur l'individualité morale des deux frères Siamois, que la plupart des écrivains du temps se plaisaient à considérer comme ne faisant qu'un seul être psychologique. Le peu qu'on peut apercevoir de la vie psychique des deux jumelles de Turin est bien fait pour démontrer que chacune d'elles avait son individualité propre ; fait qui ne saurait d'ailleurs être douteux après ce qui a été observé sur les êtres composés xiphopages ou ayant une constitution analogue à la leur, par MM. Geoffroy-St-Hilaire père et fils. Ainsi nous voyons l'une pleurer tandis

---

(1) *Nouvelles observations de psychologie physiologique sur les effets d'une association intime* ; Paris, in-8°, 1836.

que l'autre dort ; et, d'un autre côté, lorsque l'une tète, l'autre ne se sent pas à l'abri de la faim, et indique qu'elle est impatiente de se mettre en devoir de la calmer.

Il en est de même pour bien des points dans l'ordre des fonctions purement vitales. Ces deux enfants se sont développées normalement chacune de son côté; et l'une, plus favorisée que sa sœur, a pu acquérir quelque prépondérance qui cependant ne paraît pas bien notable. Elles ont grandi toujours dans cette proportion, de telle sorte qu'à leur mort nous les trouvons toujours différant un peu dans leur développement. Les fonctions de la digestion, de la circulation, de la respiration, se font d'une manière tout-à-fait indépendante : ce sont des faits constatés par l'observation directe, et auxquels nous n'avons rien à ajouter.

Ainsi, individualité morale, parfaite en ce que nous pouvons constater, individualité vitale dans certains cas, tels sont les faits qui résultent de l'analyse de cette observation remarquable aussi bien que celles déjà consignées dans les annales de la science. Mais en est-il de même pour les toutes fonctions *économiques* (1)? On ne peut pas le croire lorsqu'on voit ce qui se passe chez ces petites filles, dans certaines circonstances de leur vie, et surtout dans celles qui précèdent leur mort. Ainsi l'observation déjà faite par Berry, sur les deux Indiennes dont parle M. Borelli, à savoir qu'un purgatif opère à la fois sur ces deux individus, et que M. I. Geoffroy St-Hilaire mettait en doute (2), a reçu ici pleine et entière confir-

---

(1) Profr Lordat, *Ébauche du plan d'un cours de physiologie humaine*, page 107.

(2) Voir : *Histoire des anomalies*, etc., p. 85, tome III.

mation. D'après M. Borelli, il y aurait même quelque
chose de plus curieux à noter : c'est que le purgatif aurait
agi plus énergiquement sur celle des deux filles à laquelle il n'aurait pas été administré. Ce fait, qui aurait
pu être douteux avant l'autopsie des deux jumelles, parce
que rien n'empêchait de l'expliquer anatomiquement et
physiologiquement par la communication qu'on pouvait
supposer entre le tube intestinal des deux monstres, communication déjà notée sur celui dont M. Cruveilhier a
donné l'histoire ; ce fait, dis-je, envisagé d'une manière
rigoureuse, devient très-suspect et peut passer pour impossible après l'autopsie cadavérique, par laquelle on a
pu se convaincre que les deux tubes digestifs étaient bien
indépendants l'un de l'autre.

Ainsi je ne serai pas tout-à-fait de l'avis de M. Borelli qui ne doute pas le moins du monde, et qui regrette
de ne pas pouvoir l'expliquer ; mais je nierai ce croisement d'action qui me paraissait déjà fort douteux à la
lecture de la première partie du travail de notre confrère
de Turin. On se rappelle, sans doute, cette phrase :
« Celle qui prit l'huile eut des évacuations normales,
comme auparavant, l'autre fut purgée de la manière la
plus évidente, de telle sorte qu'ayant été changées de
linge sept fois dans les vingt-quatre heures, cette dernière eut toujours les langes bien salis *par des évacuations alvines* qui dépendaient parfaitement du purgatif,
tandis que la première n'eut que *quatre selles* ordinaires
et moins liquides que l'autre. » Plusieurs choses doivent
nous arrêter dans cette phrase : M. Borelli dit que les
langes de la fille qui n'avait pas pris l'huile de ricin étaient
salis par des *évacuations alvines*; mais il ne mentionne en
rien l'huile qui, comme on le sait, se distingue facile-

ment dans les matières fécales ; et en supposant que la
seule inspection ne pût pas faire découvrir l'huile in-
gérée, il était bien facile de s'assurer, par des procédés
chimiques, qu'elle était bien passée dans la partie inférieure du tube intestinal de la petite fille qui ne l'avait
pas avalée. On doit regretter que le médecin de Turin
n'ait pas jugé à propos de constater ce fait d'une manière
incontestable. Il est bien vrai qu'il dit que les évacuations *dépendaient parfaitement du purgatif*, mais cette
explication est de tout point insuffisante ; car, ou elle
veut faire entendre qu'elles dépendaient du purgatif sans
contenir des traces de ce purgatif, ce qui est contestable;
ou, si elles contenaient de l'huile, il sera évident pour
tout le monde que l'autopsie a été mal faite, et qu'on a
eu tort de dire que les tubes digestifs ne communiquaient
pas. Tout en m'en rapportant à ce que l'on dit de l'autopsie, je regrette qu'on ait préféré conserver une pièce
pathologique pour un Musée, plutôt que de nous donner des
détails complets et précis. En effet, l'obscurité dans laquelle on laisse la disposition du tube digestif dont on
dit seulement qu'il ne présentait point d'anomalie, sans
indiquer quelle était la position des deux estomacs l'un
par rapport à l'autre et par rapport à la tumeur épigastrique ; l'ignorance dans laquelle on nous laisse sur les
duodénums, et enfin sur tout le tube intestinal, laisseront
toujours beaucoup de doutes dans l'esprit de ceux qui,
comme nous, liront cette observation avec l'attention
qu'elle mérite. Si nous savions réellement que l'autopsie
a été complète et faite avec tout le soin que réclamait un
cas aussi intéressant, et si nous n'étions retenu par cette
observation de M. Borelli qui donne beaucoup à penser :
« je dois cependant ajouter que les recherches nécros-

copiques ne furent pas portées *plus loin que je né l'ai dit*, *et qu'on n'examina point d'autres organes ni d'autres cavités*» (s'est-on borné à enlever la peau de la moitié de la tumeur et regarder le foie?); si nous n'étions retenu, dis-je, par cette observation, nous pourrions conclure que le purgatif a agi sur les deux filles à la fois, puisqu'il est observé que celle qui avait pris l'huile *a eu quatre* selles; il est vrai qu'il n'est pas spécifié non plus qu'elles continssent de l'huile, conséquence nécessaire cependant si l'autopsie est bien faite et que les deux tubes intestinaux ne communiquent pas. Admettant ce double effet du purgatif, qui n'empêche pas de supposer que l'huile était dans les évacuations de la fille qui l'avait prise, reste encore à l'expliquer. Et ici l'embarras n'est plus le même. Il me semble qu'on peut le rapporter à une sympathie que tout fait concevoir entre deux êtres aussi intimement unis; sympathie qui s'est d'ailleurs bien démontrée dans la maladie qui les a emportés. En effet, à peine l'une de ces enfants a-t-elle été indisposée que l'autre l'a été à son tour; l'une morte, l'autre n'a survécu qu'une heure. Comment expliquer ces faits pathologiques sans admettre des relations vitales? Les rapports anatomiques sont insuffisants s'il n'en existe pas d'autres que ceux qui ont été signalés. Adhérence des foies entre eux, mais adhérence avec le péritoine entre deux; adhérence qui n'a aucune conséquence physiologique, qui n'est point basée sur une continuité de tissu, mais sur une simple contiguité; adhérence pareille à celle si fréquente entre le foie et la rate : d'un autre côté, entrelacement de quelques fibres du diaphragme; continuité de la peau d'un épigastre à l'autre; toutes conditions très-peu importantes à la vie, et qui n'auraient pas dû faire que, l'une des deux jumelles morte, l'autre n'eût pas continué de vivre, comme le fait l'autosite lorsque le parasite est mort, au moins jusqu'à ce que la résorption de matières putrides le rende malade à son tour. Eh bien ! ici, rien de pareil ; la vie est altérée en même temps ou à bien peu de distance chez les deux ; elle s'éteint dans les mêmes conditions. Peut-on le comprendre autrement que par les relations intimes qu'elle avait de l'un à l'autre de ces deux êtres ? Et alors, devons-nous être étonnés qu'un purgatif agisse sur les deux à la fois ? Il me semble que si quelque chose devait nous surprendre, ce serait que les choses se fussent passées autrement.

Ainsi, l'individualité vitale que j'ai proclamée plus haut pour certaines fonctions ne saurait être admise pour la vie en général. Et d'ailleurs, les rapports anatomiques qui lient ces deux êtres doivent bien nous faire supposer qu'il existe des rapports physiologiques. Car enfin l'adhérence de l'un à l'autre est bien aussi intime que celle des membres ou au moins de certains appendices avec le tronc. Et ceux-ci ne participent-ils pas à la vie commune ? Ne les voit-on pas impressionnés sympathiquement ?

Je n'insiste pas sur ces considérations qui deviennent inutiles, s'il est vrai que l'huile de ricin ait été retrouvée dans les évacuations de la fille qui ne l'avait pas avalée ; parce que l'on ne saurait admettre ce fait sans reconnaître implicitement que l'autopsie incomplète n'a pas révélé toutes les conditions anatomiques qui existaient du côté du tube intestinal.

Mais passons à une autre considération : y avait-il lieu à séparer chirurgicalement ces deux petites filles ainsi

unies? M. Giambattista Borelli conclut à l'impossibilité
de cette opération dans son premier mémoire, et, dans
le second, il ajoute que personne ne contredira certainement cette opinion (1). Il est certain que tous ceux qui liront
ce qui a été écrit avant la mort des deux jumelles seront
de l'avis de M. Borelli. J'ajouterai même que je suis loin
de croire que c'eût été à tort qu'on eût voulu tenter cette
séparation. Cependant trouvons-nous, dans les conditions
anatomiques indiquées par l'autopsie, un motif suffisant
pour nous abstenir? Et si un examen aussi exact et aussi
habile que possible avait donné à un chirurgien la conviction que les conditions anatomiques étaient telles que
le rapport nécroscopique de M. Borelli l'indique; si ce
chirurgien, un peu hardi et pénétré des ennuis sans fin
auxquels ces deux créatures allaient être exposées, avait
osé tenter l'opération, y avait-il de bonnes raisons pour
le blâmer? Si l'on répond franchement, après la lecture
du rapport nécroscopique, la réponse sera négative. On
comprend, en effet, que la réussite était possible : nul
danger dans la section des téguments sur lesquels on n'a
signalé aucun vaisseau saillant ; séparation des deux
foies facile, puisqu'ils n'étaient unis que par leur superficie. La seule chose qui présentât des difficultés, c'était
la séparation des deux feuillets péritonéaux dont on ne
nous dit pas l'intimité, et qui peut-être eussent été facilement éloignés l'un de l'autre si le tissu cellulaire intermédiaire n'était pas trop condensé. Quant aux suites, il
est certain qu'elles eussent été celles d'une plaie péné-
trante de l'abdomen ; mais qui peut dire qu'elles eussent

---

(1) *e che non sarà* di certo *contradetta da chichessia*, pag. 286.

été mortelles ? Y a-t il plus de chances de réussite dans l'opération de la hernie , dans l'entéroraphie , dans l'opération césarienne ? Et pourtant , n'obtient-on pas de succès ? Je ne veux certes pas dire , je le répète, que, si j'avais vu le cas, j'eusse opiné pour l'opération ; j'ai trop bonne opinion de mon confrère de Turin pour ne pas croire qu'il a jugé comme nous l'aurions tous fait si nous avions été à sa place. Mais je me suis livré à ces réflexions pour prouver encore une fois que l'autopsie dont on nous a donné la relation est tout-à-fait insuf- fisante , et que, si on s'en tient à elle, il est impossible d'établir les conclusions physiologiques , pathologiques et thérapeutiques qu'a présentées M. Borelli. Il est donc bien à regretter pour tous ceux qui n'ont pas vu le fait de leurs yeux , qu'il ne soit pas entré dans de plus grands détails, et qu'il ait préféré orner un musée d'une pièce qu'on aura de la peine à y conserver , plutôt que d'ins- truire le monde médical sur des questions pleines d'in- térêt , ce dont on lui aurait gardé vive reconnaissance.

Passons maintenant aux considérations qui découlent de ce fait au profit de l'histoire générale des monstruosités.

Les monstruosités monomphaliques, et surtout la xi- phopagie, ont le plus souvent été observées dans l'espèce humaine; cependant ce serait une erreur de croire qu'on n'en trouve pas dans les diverses espèces animales. Heusner en a constaté chez les oiseaux ; Bernard de Jussieu, Jacobi, etc., chez les poissons. Il est même un fait dont on n'a pas vu d'exemple chez l'homme : c'est celui de deux poissons qui, est-il dit, étaient *réunis en croix,* et n'avaient qu'un seul ventre commun. Ce qu'il y a pourtant de positif dans l'histoire de la tératologie , c'est que les cas les plus

nombreux de monomphalie se rapportent à l'homme; soit
que les monstruosités soient réellement plus fréquentes
chez lui, soit qu'elles y aient été étudiées avec plus de
soin, soit enfin qu'on n'eût pas jugé à propos de publier
tous les faits qui se rapportent aux animaux (1).

Une autre circonstance qui aura frappé les lecteurs de
cette observation et tous ceux qui s'occupent de tératologie, c'est que, dans les monstruosités composées et
surtout dans le genre qui nous occupe, le sexe des deux
jumeaux est le même. Le fait de Kœnig se rapporte à
deux enfants du sexe féminin ; il en est de même de
celui qui fut observé dans l'Inde, de 1804 à 1807, de celui
de M. Cruveilhier et de celui qui fait le sujet de ces réflexions. Les deux frères Siamois sont un exemple de xiphopages mâles. Dans tous ces cas et dans tous ceux plus
ou moins avérés que j'ai pu compter dans les auteurs,
les deux composants mâles ou femelles sont toujours du
même sexe; et on comprend cette phrase de M. I. Geoffroy-
St-Hilaire, qui a bien quelque raison d'après les faits
connus : « Je crois pouvoir dire aussi que les deux individus composants sont généralement du même sexe,

---

(1) Je ne sais si je dois rapporter aux monstres monomphaliens
deux fœtus unis par la poitrine (sternopages), dont le squelette se
trouve dans la riche collection de notre musée anatomique. Ils ont
visiblement les mêmes proportions et ont acquis le développement
des fœtus de 7 à 8 mois. L'extrémité antérieure des côtes de l'un se
continue avec le même point osseux de l'autre ; de telle sorte que le
sternum manque complètement, et que les deux cavités thoraciques
communiquent entre elles. La configuration de l'abdomen donne à
penser qu'il en était de même des cavités du ventre. Il m'est impossible de donner plus de détails : cette pièce, depuis long-temps dans
le musée, est inscrite sur les registres sans aucun renseignement.

c'est-à-dire ou bi-femelles, ce qui a lieu le plus souvent,
ou bi-mâles, ou, ce qui est très-rare, bi-hermaphrodites. »
Je n'ai pas trouvé d'observation de ce dernier genre.
Quant aux autres, les faits connus établissent bien la
justesse de cette assertion. Cependant rien ne prouve à
priori que cela doive être nécessairement ainsi. En effet,
nous ne savons rien relativement au sexe jusqu'à une
période assez avancée du développement de l'œuf; et
nous ne savons pas non plus l'état de celui-ci dans les circonstances où les monstruosités de ce genre s'établissent.
Qui peut dire que l'un des deux composants ne sera pas
d'un sexe, tandis que le second appartiendra à un autre?
D'ailleurs les faits semblent démontrer la possibilité de
cette différence qu'on conçoit *à priori*. Ainsi Ambroise
Paré et Scultet auraient vu des monstres doubles de sexe
différent. Malheureusement les détails fournis par ces
observateurs ne sont pas assez précis pour établir l'au-
thenticité du fait.

Ce que je viens de dire des xiphopages a été étendu à
tous les monstres composés par M. Geoffroy-St-Hilaire,
qui, comme on le sait, ne pense pas que les sexes soient
souvent différents dans ce cas. Il est certain qu'il a pour
lui l'opinion de Millot (1), Meckel (2), M. le docteur Le
Sauvages (3). Il dit que la parité des sexes dans les monstres composés est « sinon une règle exempte de toute ex-
» ception, au moins l'un des rapports les plus constants
» que l'on puisse citer en tératologie (4). »

(1) Art de procréer les sexes à volonté, 4e éd., pag. 273.
(2) *De duplicit. monstruosâ commentarius*, pag. 23.
(3) Mémoires sur les monstruosités dites par inclusion. Caen, 1829.
(4) Ouvrage cité, pag. 387.

Haller (1), plusieurs physiologistes après lui, et surtout Meckel qui en a fait une loi générale dont il croit
l'existence liée aux principes même de la théorie des
arrêts de développement, pensent que, parmi les monstres, le nombre des individus femelles l'emporte de beaucoup sur le nombre des individus mâles. Cette manière
de voir serait justifiée par les faits connus de xiphopagie
et aussi par celui de Turin. Elle est encore confirmée par
un fait tout récent observé à Burgos (Espagne) par le
docteur Juan-Gonzalez Abajo, et publié par lui dans *El
Heraldo Medico* du 15 Juillet dernier. Il s'agit d'un cas
complexe de sternoxiphopagie dans lequel les deux composants étaient du sexe féminin.

Je ne saurais rien dire des causes de la xiphopagie en
général ni de celles qui ont pu donner lieu au fait actuel.
M. Borelli n'a pu rien observer de particulier. Les seules
particularités qu'on doive noter dans des cas pareils, et
qui mettent hors de doute l'action des circonstances extérieures et dépendant de la volonté, comme cause première d'une anomalie pareille, c'est qu'il faut, pour
qu'elle ait lieu, que les deux fœtus ne soient séparés par
aucune cloison et soient renfermés dans la même cavité
amniotique (2), ou, ce qui revient au même, que les
deux germes soient compris dans les enveloppes propres
du même ovule. Cette première condition existant, il
en faut certes d'autres; et, d'après les recherches sur les
causes des anomalies en général de MM. Geoffroy-St-Hi-

(1) *De monstris.*
(2) Troisième variété de grossesse gémellaire de Guillemot; voir
M. Cazeaux, *Traité de l'art des accouch.*, 2e éd., pag. 134.

laire père et fils, je serais tenté de croire que la pression
sur le ventre, soit continue, soit accidentelle, mais ayant
lieu surtout à une époque de la vie intra-utérine, n'est
pas tout-à-fait étrangère dans ce cas. Je dis à une époque
de la vie fœtale, parce que je ne crois pas qu'elle puisse
avoir quelque influence lorsque la paroi abdominale est
complètement développée, c'est-à-dire vers la cinquième
semaine. On comprend que ceci n'est applicable qu'aux
fusions profondes, et que lorsque l'adhérence est simplement superficielle, comme dans celui de Kœnig, elle peut
se faire plus tard.

Une autre condition qui paraît nécessaire à la formation
des monstruosités doubles, c'est le rapport de parties
similaires. En effet, dans toutes les adhésions monstrueuses, on voit les parties pareilles s'unir entre elles :
jamais le plan postérieur avec l'antérieur, jamais une
extrémité avec l'autre. Ce fait est d'autant plus remarquable, qu'en général, dans les grossesses gémellaires, les
deux fœtus sont placés l'un par rapport à l'autre en sens
opposé. Ainsi l'un aura la tête en haut et l'autre en
bas, ce qui semblerait s'opposer à la règle que je viens
d'indiquer.

Cette constance dans les rapports des parties similaires
a été établie et démontrée par Geoffroy-St-Hilaire père,
qui l'a érigée en loi tératologique qu'il a désignée sous
le nom d'*affinité du soi pour soi*. Elle n'est pas démentie
par le fait actuel.

Je n'insisterai pas sur les causes des anomalies; on peut
consulter la quatrième partie du livre de M. I. Geoffroy-
St-Hilaire pour se convaincre combien il règne d'incerti-
tude à ce sujet, au moins dans la plupart des cas.

Les circonstances qui précèdent la naissance des êtres

anomaux ne présentent en général rien de particulier.
La femme Cappuccio ne sort pas de la règle ordinaire.
On avait bien pu soupçonner qu'elle portait deux enfants;
mais rien n'annonçait qu'ils seraient difformes. Aurait-on
pu le prévoir si, en examinant le ventre et par le palper
et par l'auscultation, on avait découvert que les fœtus
avaient tous deux la tête tournée vers le même côté?
Je ne le crois pas. Un fait qu'on avait déjà observé et
qu'elle confirme, c'est que les femmes qui donnent le
jour à des monstres jouissent d'une très-bonne santé, et
avaient eu déjà une ou plusieurs grossesses.

Il n'en est pas de même de ce qui a trait à l'époque de
l'accouchement. En général, elle est avancée, rarement
elle se retarde pour les monstres. Dans ce cas, il est dit
qu'elle est arrivée à l'époque fixe et prévue d'avance.

Les monstruosités doubles rendent quelquefois la délivrance difficile; mais les faits d'accouchement laborieux
dans ces cas sont non-seulement très-rares, mais n'opposent pas des obstacles insurmontables à la main ou au
forceps. Le fait dont j'ai parlé plus haut, observé en Espagne, a rendu l'accouchement difficile. Il a fallu que les
deux têtes fussent amenées successivement à la vulve,
et alors encore le tronc commun, trop volumineux, a
présenté une certaine résistance qui cependant a été sur-
montée par les efforts de l'accoucheur. On a vu dans l'observation que la femme Cappuccio s'est délivrée de la
manière la plus facile et la plus heureuse.

Les conditions de viabilité des êtres anomaux dépendent
beaucoup de leur conformation. Pour nous tenir dans la
sphère des anomalies qui se rapprochent le plus de celle
qui fait le sujet de ces réflexions, je dirai que, dans les
monstres composés, la viabilité est d'autant plus certaine
que les deux composants présentent moins de rapports

de communauté. Du reste, on peut dire, jusqu'à un certain point, que les composants sont, par les phénomènes de leur vie, ce qu'ils sont par les conditions de leur organisation. Comme l'accomplissement plus ou moins complet des fonctions vitales règle nécessairement la durée de la vie, on peut dire que, plus les fonctions sont distinctes et intègres, et plus celle-ci est assurée. Aussi n'ai-je pas compris le pronostic de M. Borelli relativement à la vie des deux jumelles observées par lui. Quoique les suites lui aient jusqu'à un certain point donné raison, je crois que rien, dans la vie des deux êtres ni dans leur conformation, ne l'autorisait à dire : « *Il est évident* que la vie de ces deux malheureuses créatures ne pourrait se prolonger long-temps. » L'indépendance de leurs fonctions, l'intégrité de celles-ci, leur existence jusqu'au cinquante-cinquième jour alors que M. Borelli écrivait ; leur développement progressif, et, par-dessus tout, les exemples nombreux d'une vie menée assez long-temps en commun, auraient dû empêcher le médecin de Turin de porter un pronostic aussi fâcheux ; ou, s'il avait de bonnes raisons pour le donner tel, nous les exposer afin de nous ramener à son avis. Rien, dans la vie de ces enfants, ne portait à penser qu'elles dussent mourir bientôt, et l'autopsie n'a pas motivé non plus les craintes qu'on avait pu concevoir. Les causes de la mort ne devaient être autres chez elles que chez un fœtus normal. Rien dans leur organisation ne s'opposait à ce qu'elle s'harmonisât avec les conditions de la vie extra-utérine. Il est certain que les chances de mort sont plus nombreuses ici que pour un être seul, vu que les deux composants sont exposés chacun à l'action des causes qui agissent sur lui, et qu'il peut les transmettre à son congénère. Cela explique le peu de durée de la vie de celui

qui survit à son frère. Rarement on a vu des xiphopages
vivre plus de huit heures de plus l'un que l'autre. Cependant, dans le fait actuel, il me semble que les conditions
étaient assez bonnes pour que la plus forte des deux
jumelles eût pu survivre plus d'une heure ; ses communications avec sa sœur étaient, en effet, assez peu intimes
pour que la vie pût se prolonger un peu plus long-temps,
et l'intégrité des organes était une raison de plus. Probablement que les troubles fonctionnels que la maladie
avait fait constater étaient trop profonds, et que la plus
forte a succombé aux mêmes causes que la plus petite,
sans que la mort de celle-ci l'influençât directement.
On ne peut pas invoquer ici l'influence du mélange des
deux sangs qui ne communiquaient guère entre eux, ni
les relations nerveuses qui n'étaient guère intimes non
plus. Cependant il faut ajouter que l'observation est
jusqu'ici en faveur de cette terminaison ordinaire, et que,
par suite de l'association de ces deux vies pour ainsi dire
solidaires, l'un des êtres composants ne marche pas à la
mort sans entraîner avec lui son frère. Il est même à
noter que, dès le commencement de l'agonie de l'un des
sujets faisant partie d'une monstruosité double, le second
dont l'état n'avait encore présenté que des symptômes
peu alarmants, parfois même sans gravité, expire tout
à coup ou tombe dans une faiblesse que la mort terminé
bientôt (1).

(1) M. I. Godefroy-St-Hilaire, *ouv. cité.*

L'INCISION DE LA VULVE

COMME MOYEN PRÉVENTIF

DE LA DÉCHIRURE DU PÉRINÉE DANS L'ACCOUCHEMENT

EST-ELLE NÉCESSAIRE ?

L'INCISION DE LA VULVE

COMME MOYEN PRÉVENTIF

DE LA DÉCHIRURE DU PÉRINÉE DANS L'ACCOUCHEMENT

EST-ELLE NÉCESSAIRE ?

La plupart des feuilles périodiques de médecine, tant françaises qu'étrangères (1), ont reproduit à l'envi un article de M. le docteur Carpentier sur *l'incision de la vulve comme moyen préventif de la déchirure du périnée dans l'accouchement*. Le journal les *Annales cliniques* en a donné lui-même une analyse, quoique très-succincte (2). Je n'ai vu nulle part une appréciation de ce travail, dont l'idée fondamentale me paraît mériter de ne pas passer sans conteste dans le domaine de la thérapeutique, à cause des conséquences fâcheuses qui pourraient s'introduire dans la pratique obstétricale si la

---

(1) Voir la *Gazzetta Medica Italiana. Lombardia.* 1854, n° 51.
(2) Voir le n° 20 de 1854, *p.* 315.

conduite de notre confrère de Roubaix était imitée
journellement. Pour ceux qui n'auraient pas lu le travail
que je me propose d'apprécier, je dois dire que M. Carpentier fait cette incision dans une profondeur de 2 à 3
centimètres , au moyen d'un bistouri boutonné, sur le
côté et à 45 degrés environ du raphé médian. Il profite
du moment où la femme a une douleur, soit pour lui
éviter la souffrance, soit pour que les tissus fortement
tendus cèdent plus facilement devant le bistouri.

Loin de moi l'intention de désapprouver ce confrère dans les circonstances où il s'est trouvé; j'ai
écrit quelque part, et c'est ma conviction intime, qu'en
pratique on ne doit jamais blâmer un médecin qu'on n'a
pas vu à l'œuvre, parce qu'il est, dans les circonstances
qui entourent le praticien au moment où il se détermine
pour un parti quel qu'il soit, une foule de détails qu'il
serait impossible de traduire dans une observation écrite,
et qui n'en ont pas moins une influence marquées presque
toujours pour le plus grand intérêt du malade. C'est sur
l'appréciation de ces riens très-importants d'ailleurs que
se fonde ce qu'on appelle le *tact* ou *coup d'œil médical*,
si justement loué dans ceux qui le possèdent, et auquel
beaucoup de praticiens renommés doivent plus qu'à leurs
études théoriques.

Ainsi donc, dans les circonstances où il s'est trouvé
et que nous ignorons en partie, j'admets parfaitement
que M. Carpentier a eu des motifs valables pour se déterminer à pratiquer l'incision de la vulve afin d'activer la
délivrance. Qui sait si l'aspect de cet orifice, la consta-
tation de sa rigidité outre mesure, l'épaisseur des parties
distendues, etc., ne nous auraient pas déterminé à agir
comme lui, si nous nous étions trouvé auprès des femmes

qu'il a accouchées ? Convenons cependant que, dans le narré de ses observations, rien ne prouve qu'un peu de patience et quelques moyens bien plus simples que l'incision et surtout bien plus inoffensifs qu'elle n'eussent eu un résultat aussi avantageux.

Examinons en lui-même et au point de vue de la pratique en général le moyen proposé par M. Carpentier ; nous étudierons ensuite son application aux deux cas qu'il rapporte.

Ne croyez pas d'abord que cette *petite opération* soit aussi innocente, ni aussi facilement admise par les praticiens que le dit M. Carpentier. La seconde fois que ce docteur l'a pratiquée, il raconte lui-même qu'il a eu une hémorrhagie, et qu'il a été obligé d'appliquer un appareil pour l'arrêter ; et si Weise, Michaëlis, Eichelberg conseillent d'y avoir recours, Mauriceau la blâmait déjà très-fortement ; et j'ai souvent entendu mes anciens maîtres, le docteur Clément père d'Avignon, et le Prof^r Delmas dont personne ne mettra l'expérience en doute, s'élever avec énergie contre cette pratique des vieilles matrones qui comprenaient, dans ce qu'elles appelaient *le petit travail*, l'incision de la vulve faite avec leurs ciseaux dans le but de favoriser la sortie de la tête de l'enfant, retenue par l'étroitesse ou la rigidité des parties externes. Voici, en outre, l'opinion de deux autres accoucheurs distingués. M. Velpeau dit : « Nul doute que l'incision ne dût être » préférée à la rupture, si cette dernière était *absolument* » *inévitable* ; mais comme on la prévient souvent, comme » elle est au moins extrêmement faible dans la plupart » des cas, je ne crois pas que le précepte de M. Weise

» doive être adopté (1). » M. Cazeaux pense à peu près de même, puisqu'il dit : « Cette opération ne doit être » pratiquée que lorsque la tête est à la vulve, et que la » rupture du périnée paraît *imminente* (2). » C'est la manière de voir qui me paraît la seule admissible en pratique. Ce n'est que dans quelques cas excessivement rares, encore plus rares que ne le dit M. Carpentier, que l'on doit employer ce moyen.

Ces cas sont de deux ordres : celui dans lequel la résistance de la vulve est due à des brides ou des tissus de cicatrice inextensibles suite de plaies, de contusions, ou de déchirures antérieures. Dans des cas semblables, on doit compter que le temps ni les moyens thérapeutiques ne donneront rien ; et on doit agir dès que l'indication est bien établie. En général, il ne faut même pas attendre, comme le fit M. Cazeaux dans l'observation qu'il rapporte en note à la page déjà citée. Le succès encore, dans ce cas, justifia sa conduite et prouva une fois de plus l'extensibilité de l'orifice vulvaire ; mais on peut bien n'être pas toujours aussi heureux, et regretter d'avoir perdu un temps précieux pour la vie de l'enfant et d'avoir laissé souffrir la mère. Ainsi, lorsque les conditions ne sont plus celles de l'état normal, il s'agit d'apprécier, et de se conduire en conséquence.

Mais les parties extérieures des organes génitaux peuvent être à l'état d'intégrité parfaite, et offrir une résistance insurmontable aux efforts combinés de la matrice et des

---

(1) Velpeau, *Traité de l'art des accouchements.* Bruxelles, 1836, p. 291.

(2) Cazeaux, *Traité de l'art des accouchements*, 4me éd., p. 644.

muscles abdominaux. C'est ce qu'on observe quelquefois chez des primipares très-avancées en âge. Disons tout de suite que c'est très-rare, et que, avant d'en venir au moyen extrême, il est bon d'avoir recours à d'autres moins douloureux et aussi sûrs. Ainsi il convient, lorsqu'on sera consulté avant le moment de l'accouchement, de préparer la femme en la soumettant à l'usage des bains émollients, généraux ou locaux, des injections ou des lavements de même nature, etc.; et, si on n'a pas pu s'y prendre à l'avance, on peut encore, au moyen de corps gras, de pommades adoucissantes (cérat, axonge, etc.), ou en incorporant avec elles des médicaments qui ont la propriété de relâcher les tissus, tels que la belladone surtout en extrait, faciliter la dilatation et épargner à la femme l'inconvénient d'une opération qui doit toujours laisser des traces désagréables et nécessiter une cicatrice qui ne manquera pas de déterminer une étroitesse plus considérable pour un second accouchement, et de rendre la dilatation bien plus difficile.

Dans tous ces cas, du reste, le rôle important de l'accoucheur est de soutenir le périnée d'une manière convenable, c'est-à-dire avec énergie et intelligence. Pour cela, que la paume de la main correspondant au côté de la femme où est placé l'accoucheur soit appliquée sur la saillie du périnée, qu'elle porte exactement partout, mais qu'elle presse plus particulièrement par le bord cubital en allant d'arrière en avant, et en projetant la tête de l'enfant de l'orifice anal vers l'orifice vulvaire ; que cette main ainsi posée ne quitte pas la place qu'elle occupe tant que le périnée reste tendu, c'est-à-dire tant que les contractions synergiques de l'utérus et des muscles abdominaux continuent ; que les efforts du chirurgien redoublent en même temps que les efforts expulseurs de la femme; enfin que le pouce, placé sur la face externe de la grande lèvre correspondante, presse modérément sur elle en l'effaçant vers la partie interne de la cuisse, et l'on verra peu à peu la vulve se dilater, les diverses parties de la tête de l'enfant se présenter sur le segment ouvert, et enfin cette tête sortir en entier sans déterminer de déchirure, ou du moins sans que la déchirure dépasse le repli de la fourchette.

Il faut reconnaître que, dans les cas difficiles, c'est-à-dire s'il y a rigidité de la vulve, ou que la tête soit volumineuse, la dilatation ne se fait que lentement; mais, en accouchements, il faut de la patience; et tous les habitués de la profession savent que le temps est d'un grand secours en obstétrique. Feu le Profr Delmas m'a souvent dit que, parmi les accidents auxquels il avait dû porter remède, la plupart étaient dus à l'effet de la précipitation. Il en est de même pour ceux que j'ai eus à corriger. Ils sont produits le plus souvent, ou par la précipitation que des personnes peu exercées mettent à vouloir terminer le travail, ou par le retard que les sages-femmes mettent à appeler un accoucheur.

On abrége les lenteurs de la dilatation en oignant la surface externe de l'orifice vulvaire d'une des pommades indiquées plus haut, en en introduisant, pendant l'intervalle des douleurs, une partie entre la tête de l'enfant sur laquelle on l'étend et le pourtour de la surface interne des grandes lèvres. Cette pratique m'a rendu de nombreux services, et a été fortement approuvée par des personnes expérimentées. Elle suffit quelquefois pour relâcher assez les tissus et permettre à la tête, retenue jusque-là, de franchir l'orifice vulvaire.

Le 29 Mars 1850, j'étais auprès de Mme G.... en travail d'enfant pour la première fois. Son accouchement n'avait rien présenté jusque-là qui puisse nous intéresser pour le moment; mais, vers 11 heures du matin, la tête ayant franchi l'orifice utérin, se présentait à la vulve. Cette dame, alors âgée de 20 ans, est très-petite, a le périnée très-étroit, et est d'ailleurs d'une constitution sèche et très-nerveuse. Les douleurs utérines très-fortes, aidées par les contractions synergiques des muscles abdominaux, poussaient vivement la tête en avant; et pourtant celle-ci ne pouvait pas franchir la vulve très-résistante et très-étroite. Mme G... souffrait beaucoup, s'impatientait, et, comme toutes les femmes qui en sont à ce moment du travail, criait qu'elle n'accoucherait jamais, qu'elle allait mourir, etc. Je soutenais énergiquement le périnée, et, voyant que la dilatation était très-lente à se faire, puisqu'elle n'avait fait aucun progrès appréciable depuis une heure, je la fis mettre dans un bain de siége préparé à l'eau de son, en ayant soin de soutenir le périnée à chaque douleur; et, après vingt minutes d'immersion dans l'eau, je fis sur le pourtour de la vulve, tant à l'intérieur qu'à l'extérieur, une application de la pommade suivante :

> Cérat de Galien........ 30 gram.
> Extrait de belladone... 2 gram.

A midi et demi, la dilatation était suffisante, et la tête franchissait la vulve sans autre inconvénient qu'une très-petite déchirure de la fourchette. Je ne crois pas qu'on puisse attribuer cet heureux effet à autre chose qu'à l'action du bain émollient et de la pommade de belladone combinée avec celle de la pression exercée par la tête. Ces divers moyens, aidés du temps nécessaire pour vaincre progressivement la résistance des parties molles, les ont humectées, ramollies, relâchées, dilatées.

Quelquefois cette dilation., qui offre d'abord une grande difficulté, acquiert cependant peu à peu des proportions considérables. C'est ce que j'ai vu dans le cas suivant. Mme R...., âgée de 23 ans, avait eu, deux ans auparavant, un premier enfant dont elle avait été accouchée à Cette. Elle est d'une constitution ordinaire, d'un tempérament lymphatique; elle avait eu une très-bonne grossesse, lorsque, le 22 Octobre 1854, vers 7 heures du matin, je fus appelé près d'elle. Le travail qui avait commencé dans la nuit avait marché lentement. La dilatation commençait à peine d'être sensible. Les choses marchèrent régulièrement, et, le soir, vers quatre heures, la tête, ayant franchi le col utérin, faisait saillir le périnée, et était retenue par la résistance de l'orifice vulvaire. J'avais pu me convaincre depuis long-temps qu'elle avait un volume considérable; mais comme Mme R..... n'était pas primipare, je n'avais pas pensé qu'elle dût avoir de la peine à franchir la vulve. Il n'en fut pas ainsi. Malgré des douleurs énergiques, malgré le tempérament lymphatique prononcé de cette dame, malgré un premier accouchement, la dilatation de la vulve exigea une heure et demie, et ne se fit qu'après deux applications de cérat tout autour de la face interne des grandes lèvres et de leur commissure postérieure. Je dus soutenir le périnée avec grand effort, et, vers la fin, la main droite ne suffit pas, et je dus l'aider de la gauche, tandis que je recommandais à Mme R..... de ne pas faire des efforts convulsifs et de diminuer autant que possible les contractions synergiques des muscles abdominaux, afin d'éviter la déchirure du périnée qui était imminente, vu la distension de cette région par la saillie de la tête trop volumineuse. Cet accident fâcheux fut conjuré par ces moyens, et il n'y eut pas la moindre déchirure même à la fourchette, quoique l'enfant ne pesât pas moins de 5858 grammes, et que la tête fût plus développée que le reste du corps, même en tenant compte des proportions habituelles.

Enfin, le 14 Avril dernier, j'ai accouché Mme B..., d'une taille ordinaire, d'une constitution délicate, d'un tempérament essentiellement lymphatique, et qui souffre cependant assez souvent de maladies nerveuses. Dans le courant de sa grossesse, elle éprouva deux attaques graves d'éclampsie qui me faisaient craindre pour l'époque de l'accouchement. Je l'avais préparée à ce moment par les moyens convenables, lorsqu'au jour indiqué plus haut, je fus appelé près d'elle vers 7 heures du matin. Le travail marcha très-lentement jusqu'à midi. A cette heure-là, je la fis coucher, et, dès qu'elle fut dans son lit, les douleurs devinrent tellement fortes et rapprochées, qu'en moins de demi-heure, la dilatation de l'orifice utérin se compléta, la poche des eaux se rompit, et la tête parcourut toute l'excavation pelvienne. Elle franchit le détroit inférieur, et, à cause de la flaccidité de la région périnéo-vulvaire, vint faire une saillie énorme représentée par tout son volume au-devant des deux tubérosités sciatiques, et au-devant et au-dessous de l'arcade pubienne. Cependant l'orifice vulvaire pris à l'improviste n'était pas assez dilaté. La cloison périnéale n'offrant pas assez de résistance, les efforts utérins venaient porter au sommet de l'axe fœtal, c'est-à-dire en avant de l'anus et nullement vers la vulve. Ce mécanisme était totalement contraire à celui qui dilate

la vulve et dans lequel la résistance du plancher périnéal renvoie la force d'impulsion en avant. Il était
évident que , si les choses continuaient ainsi long-temps
encore , il allait s'ensuivre une déchirure du périnée et
peut-être même de la cloison recto-vaginale , comme cela
a été observé (1). Dans ces conjonctures, M. Carpentier

---

(1) Outre les faits nombreux déjà connus dans la science , j'en
mentionnerai un pris dans la pratique récente de M. le Prof^r
Bouisson, et qui a été pour lui l'occasion de la création d'un nouveau
procédé de périnéoraphie.

Ce Professeur a été consulté pour une femme des Martigues, chez
laquelle, dans un premier accouchement, il s'était fait une déchirure
portant non-seulement sur la cloison périnéale , mais aussi sur la
partie antérieure du rectum et le sphincter anal , depuis la peau
jusqu'à 2 centimètres au-dessous du col utérin , de telle sorte que
les canaux vaginal et rectal ne faisaient plus qu'une seule excavation
informe dans laquelle les matières fécales arrivaient constamment
et se mélangeaient avec les excrétions vaginales et utérines. Cette
affreuse incommodité changeait le vagin en un cloaque infect, ce
qui n'a pas empêché cette personne de devenir encore deux fois mère,
mais lui rendait la vie à charge.

Elle est venue consulter notre Professeur de clinique chirurgicale,
afin de se débarrasser de son infirmité.

Celui-ci ayant rafraîchi de chaque côté, par une incision, les lèvres
de la déchirure dans une grande étendue, les affronta, non par un
bord linéaire, mais par une véritable surface dont les bords postérieur ou rectal , et antérieur ou vaginal furent chacun à part le
siége d'une série de points de suture, de manière que, l'opération
terminée, la suture représentait deux plans entre lesquels les parties
se correspondaient par une étendue de plus d'un centimètre d'avant
en arrière et de toute la longueur de la déchirure. La réunion s'est
faite parfaitement, et cette personne a aujourd'hui un canal vaginal
et un rectum bien distincts. Cependant il faut certaines conditions de régime pour qu'elle puisse conserver quelques heures les

n'aurait probablement pas hésité à pratiquer son incision latérale. Telle n'a pas été notre manière de voir, quoique, dans ce moment même, le mémoire de ce confrère se soit naturellement présenté à notre esprit. Appliquant vivement la paume de la main sur la saillie formée par la tête de l'enfant recouverte par la cloison périnéo-vaginale, nous l'avons refoulée vers la partie antérieure en même temps que nous offrions à la contraction utérine une résistance suffisante pour la réfléchir vers la vulve. En un mot, nous avons substitué notre main et nos efforts à l'élasticité ordinaire des parties molles et fibreuses du périnée. Après une heure environ, pendant laquelle nous n'avons pas négligé d'oindre de corps gras la vulve de la mère et l'occiput de l'enfant, les parties sexuelles ont cédé naturellement, et la tête a franchi l'orifice sans même déchirer la fourchette. Il est certain que, dans des cas pareils, il faut soutenir le périnée avec grande force , avec persistance et surtout avec intelligence, en vue du but que l'on se propose, et qui est d'imiter la nature dans l'état normal. Ainsi je crois que la main faible d'une femme ou de certains médecins de complexion délicate aurait été insuffisante à vaincre les contractions utérines, et n'aurait pas pu prolonger son application très-fatigante tout le temps que l'a exigé la dilatation de la vulve. De même, si l'on s'était borné à soutenir le périnée comme le font quelques accoucheuses, c'est-à-dire

___

matières fécales. Malgré tous ses perfectionnements, l'art ne peut parvenir à faire un sphincter.

Du reste, je me borne à ces détails un peu incomplets, parce que ce fait intéressant doit être, de la part du Prof^r Bouisson , le sujet d'une publication prochaine.

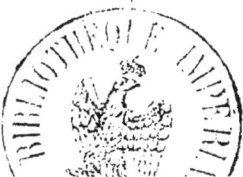

en appliquant le bord radial de la main autour du segment
postérieur de l'orifice de la vulve, sans soutenir la
cloison ano-périnéale, on aurait eu, selon toute apparence, une déchirure affreuse qui, tout en respectant la
circonférence de la vulve, eût formé un autre orifice
aux dépens du périnée et de l'anus à travers lesquels
serait poussée la tête de l'enfant. Mais nous supposons
toujours que l'homme de l'art est à la hauteur de sa
mission, et que, si c'est une sage-femme dont les forces
soient insuffisantes, elle a assez d'intelligence pour diriger la main d'un aide vigoureux qui, se joignant à elle
et appliquant sa main sur celle de l'accoucheuse, complète les forces de cette dernière.

Ainsi, nous venons de le voir, par des moyens divers
mais d'une application facile, à la portée de tous ceux
qui se livrent à l'art si difficile, quoi qu'on en pense, des
accouchements, et beaucoup moins dangereux que l'incision de la vulve, on peut arriver au résultat que l'on
se propose par cette opération dans les cas ordinaires.
Notez bien que j'appelle ordinaires ceux où des circonstances particulières n'ont pas mis la vulve dans un état
tel que son extension soit devenue impossible à la suite
du développement de cicatrices ou de brides produit de
maladies antérieures. On comprend encore que certains
états diathésiques localisés sur ce point peuvent modifier
la nature des tissus, de manière à les empêcher de se
prêter à la distension nécessaire à l'accouchement. Mais,
à ces exceptions près, les moyens indiqués suffisent pour
remédier aux difficultés qui peuvent surgir.

Je ne parle pas d'une autre affection de la vulve qui a
été regardée par certains comme un obstacle à la dilatation, parce que, s'il en était ainsi, l'incision, telle que la

pratique M. Carpentier, ne suffirait pas et ne remplirait pas le but qu'on se propose par elle : je veux parler de l'œdème des grandes lèvres, non de cet œdème passif qui cède si facilement à la pression de la main exploratrice et des diverses parties du fœtus, mais bien de l'œdème avec fluxion inflammatoire qui non-seulement boursoufle et distend les tissus, mais les indure, les rend inaptes à la distension, et en fait le siége d'une douleur vive qui gêne beaucoup le travail. M. le Prof^r Benoît nous en citait un exemple recueilli tout récemment dans sa pratique, chez la femme d'un imprimeur. Appelé à temps par l'accoucheuse qui était près de cette femme, il fit des mouchetures profondes intéressant non-seulement le tissu sous-épidermique, mais les plans fibro-celluleux sous-cutanés, et obtint ainsi un dégorgement instantané, et, à la suite, l'accouchement se termina comme par enchantement par les seules forces de la nature. Dans les cas semblables, ce n'est pas l'incision latérale simple de M. Carpentier qui convient ; ce sont ou des mouchetures ou des petites incisions multiples suivant la longueur des grandes lèvres, multiples et profondes, comme le prouvent les suites heureuses de la conduite de M. le Prof^r Benoît, auquel je dois cette observation.

Voyons à présent si les faits rapportés par M. Carpentier exigeaient impérieusement l'incision. De ses deux observations, la première est afférente à une jeune femme de 20 ans, d'une bonne constitution, et qui, pour la *première* fois, se trouvait en travail d'enfantement. Les douleurs étaient vives, et, depuis *deux* longues heures, la tête de l'enfant était à la vulve sans que celle-ci se fût dilatée assez pour la laisser passer. Eh bien ! chez une femme jeune, forte, *primipare*, chez laquelle les organes gé-

nitàux n'ont pas atteint un degré de relâchement marqué,
ce retard de deux heures apporté à la terminaison de
l'accouchement ne dépasse pas la mesure ordinaire. Tout
le monde sait qu'il faut à peu près deux heures, plus ou
moins, pour que la vulve se dilate, même dans l'état
ordinaire ; et on sait encore qu'il faut quelquefois un
temps plus long : c'est lorsque, aux conditions mentionnées plus haut, il s'en joint d'autres que M. Carpentier
nous laisse supposer exister chez le sujet de sa première
observation. « La rigidité des parties externes de la
génération, dit M. Cazeaux, assez fréquente chez les
très-jeunes femmes d'une constitution pléthorique,
fortement musclées et un peu grasses, cause souvent un
retard considérable dans la marche de la tête lors d'un
premier accouchement. *Le plus souvent*, cependant,
cette étroitesse et cette rigidité *naturelles* finissent par
céder, les parties se laissent distendre (1). » Nous pensons
donc qu'un peu plus de patience eût épargné à M. Carpentier le besoin de sa petite opération. Il est vrai qu'il
aurait eu plus de peine à soutenir vivement le périnée.
Il aurait pu, en outre, employer probablement avec
quelque avantage les moyens que j'ai indiqués plus haut,
et qui sont propres à faciliter la dilatation de l'orifice
vulvaire.

La seconde observation devait encore plus éloigner
l'idée de l'incision de la vulve, au moins d'après ma manière de voir. En effet, il s'agissait d'une jeune femme de
17 ans, primipare, chez laquelle la dilatation devait être
naturellement retardée par la plupart des causes énu-

---

(1) M. Cazeaux, ouvrage cité, p. 643.

mérées plus haut à l'occasion de la première. Mais il en est une bien plus sérieuse encore qui venait s'y ajouter. La tête de l'enfant n'était pas encore à la vulve. M. Carpentier jugea l'application du forceps nécessaire. Or, dans ce cas, qu'est-ce qui avait pu préparer les parties génitales à livrer passage au fœtus? Rien. Et certainement notre confrère de Roubaix devait s'attendre à trouver de la résistance en ce point. Tout le monde sait que, dans les cas qui réclament l'application du forceps, on trouve de la résistance à franchir la vulve, et que l'on doit surveiller avec le plus grand soin ce dernier temps de traction. Tous les auteurs recommandent la plus grande modération, la plus grande lenteur dans les derniers efforts, afin d'éviter la déchirure du périnée, et de donner à l'anneau vulvaire le temps de se prêter à la distension qu'il va subir. Pourquoi M. Carpentier a-t-il été plus pressé? Pourquoi ne pas préparer les voies par des procédés plus doux et plus faciles que l'incision? Il ne pouvait certainement pas s'attendre à ce que la dilatation fût instantanée chez une femme de 17 ans. Ici il ne pouvait pas se présenter ce qui a lieu quelquefois chez les femmes plus âgées qui ont déjà été mères : je veux parler de la dilatation qui est faite par l'écartement gradué des cuillers du forceps, depuis l'entre-croisement jusqu'aux fenêtres. D'ailleurs, tous les forceps ne produisent pas cet heureux résultat. Chez la plupart, en effet, l'écartement se fait d'une manière trop brusque, et commence tout près de la fenêtre. Celui du Prof^r Delmas est de tous celui qui est le mieux fait pour produire cette dilatation très-avantageuse toujours, mais nécessaire chez toutes les primipares et surtout chez celles qui sont aussi jeunes que celle dont M. Carpentier raconte la délivrance.

Il ne dit rien de la forme du forceps qu'il a employé.
Nous ne saurions donc juger de l'effet produit par l'instrument, ni de celui qu'il eût pu produire ; mais je
n'hésite pas à avancer que le temps et les relâchants eussent épargné l'incision selon toute probabilité. Qui ne
sait que certains accoucheurs donnent le précepte de
laisser quelquefois, à l'orifice vulvaire, la tête du fœtus
amenée jusque-là ! Ce précepte est basé sur la difficulté
de dilater cet orifice par l'instrument sans produire de
déchirure ; mais, une fois l'excavation parcourue, s'il
existe des douleurs expultrices, celles-ci, poussant la
tête vers la vulve, la dilatent graduellement elles-mêmes
au moyen de la tête fœtale qui agit comme un coin, avec
d'autant plus de facilité que quelquefois une tumeur
sanguine allongée précède les parties plus dures et plus
volumineuses formées par le squelette du crâne.

Concluons donc :

Qu'en surveillant le travail avec soin, en aidant, par
l'application méthodique de la main, la résistance du
plancher périnéal, et en modérant les douleurs expultrices, on évite tous les dangers que l'on veut prévenir
par l'incision de la vulve dans les cas ordinaires ;

Que, par la temporisation et l'application de corps
gras au moment de l'accouchement, par des bains, des
injections et des lavements émollients pendant les derniers mois de la grossesse, on peut obtenir tous les avantages que peut donner l'opération proposée par Weise,
Michaëlis, Eichelberg, etc., et dernièrement par M. Carpentier ;

Que, si elle est susceptible d'application dans les cas
où la vulve présente un état de conformation ordinaire,

c'est dans des cas extrêmement rares où l'âge et la constitution de la femme rendent la dilatation très-difficile ,
tandis que les douleurs expultrices ont une violence
outre-mesure qui expose à la déchirure ;

Que jamais il ne convient de la pratiquer avant d'avoir
employé les moyens inoffensifs et pourtant propres à obtenir le même résultat , ni dans les cas où on applique
le forceps avant que la tête n'ait exercé sur la vulve une
pression suffisante pour la dilater ;

Que l'incision de la vulve , comme moyen préventif de
la déchirure du périnée dans l'accouchement, doit être
presque toujours réservée pour les cas rares où des lésions
antérieures ont produit sur ce point des cicatrices ou des
brides offrant une grande résistance ou inextensibles, ou
bien pour ceux où la diathèse cancéreuse ou syphilitique
(j'ai vu un cas de ce dernier ordre) , par des localisa-
tions fréquentes sur les organes génitaux externes ou par
leur envahissement permanent, ont transformé ces parties
en un tissu induré , lardacé, squirrheux , qui le rend
impropre à toute dilatation , et qui a même rétréci l'orifice qui ne présente plus l'amplitude ordinaire et qui est
privé des conditions d'humidité et de lubréfaction qui lui
donnaient l'élasticité et la disposition à l'élargissement
dont il jouissait avant d'être altéré par ces maladies.

TRAITEMENT

DES

GERÇURES DU SEIN PENDANT L'ALLAITEMENT.

TRAITEMENT

DES

GERÇURES DU SEIN

PENDANT L'ALLAITEMENT.

Parmi les accidents qui suivent les couches et viennent
contrarier l'allaitement, on peut dire que le développement de gerçures au mamelon est un des premiers et
des plus fréquents, surtout chez les primipares. Il présente quelquefois peu d'importance et passe inaperçu,
soit à cause du peu d'étendue ou du peu de profondeur
du mal, soit à cause du peu de sensibilité de la femme ;
mais le plus souvent les choses se passent bien autrement. Si elle n'a pas de gravité au point de vue de la
santé générale de la malade, cette lésion locale en a beaucoup à cause de la souffrance qu'elle détermine, du

trouble qu'elle apporte dans la fonction de l'allaitement et souvent aussi dans la sécrétion du lait, et par suite dans l'alimentation du nourrisson. A ces divers titres, les gerçures du sein méritent une attention spéciale de la part du médecin, qui devra surtout tâcher de les prévenir, et auquel l'accouchée et son entourage demandent instamment une guérison rapide.

Je ne veux pas faire ici l'histoire pathogénétique, descriptive et thérapeutique des gerçures du sein ; mon intention est de me borner à une simple note sur les effets d'un médicament qui n'aurait pas été employé contre elles, que je sache, et qui m'a fourni d'excellents résultats dans bien des cas. Cependant, je dois rappeler en passant qu'il est bon d'employer tous les moyens propres à empêcher la production du mal. Pour cela, on devra, surtout chez les primipares, qui sont le plus exposées à cet inconvénient, chez les femmes multipares qui ont déjà eu des gerçures à la suite d'un accouchement antérieur, chez celles qui ont la peau fine et sensible, surtout celle du mamelon, chez celles qui sont d'un tempérament nerveux, irritable, d'une sensibilité exagérée, chez lesquelles des crevasses, outre qu'elles se produisent plus facilement, entraînent encore des accidents plus graves ; il sera bon, dis-je, chez les personnes du sexe qui se trouvent dans l'une de ces conditions ou qui en réunissent plusieurs, de préparer le mamelon aux nouvelles fonctions qu'il doit remplir. On devra leur recommander, quelque temps avant l'accouchement, de presser légèrement elles-mêmes le bout du sein entre leurs doigts, de l'allonger, de le mettre en contact avec des corps un peu âpres à leur surface, mais qui ne puissent pas cependant l'irriter ni l'excorier ; le linge de lin un peu usé et pas trop fin rem-

plira parfaitement ce but. On pourra même le donner de
temps en temps à un nourrisson déjà habitué à téter, ou
à un petit chien qui l'exerceront aux mouvements de
succion qu'il supportera plus facilement alors, parce que
la fluxion qui suit l'accouchement n'étant pas encore développée, n'a pas pu augmenter la sensibilité; et plus
tard, lorsqu'après l'accouchement la fluxion provoquée
par la fièvre de lait surviendra, lorsque, sous l'influence
de la sécrétion laiteuse ou de la succion, l'éréthisme se
produira, il sera plus fait au contact des lèvres et des
gencives du nourrisson, plus habitué à la pression; et
partant ces opérations seront moins douloureuses; le
bout du sein sera donc moins exposé à la souffrance, à la
phlogose et aux gerçures.

Quelquefois on observe, vers la fin de la grossesse, une
sensibilité exagérée dans ces parties, même lorsqu'elles ne
sont pas encore irritées par la bouche du nourrisson;
c'est un signe qu'il se formera plus tard des gerçures, si
on n'y apporte remède à l'avance. Dans ces cas, il faut
employer des pommades adoucissantes, comme celle de
concombre ou de limaçon, dont on oint légèrement, deux
fois par jour, les tissus douloureux. Le plus souvent ces
moyens m'ont suffi; quelquefois il m'a fallu avoir recours
à des pommades opiacées ou belladonées. Enfin, dans
quelques cas rares, il m'a été impossible de prévenir la
formation de crevasses que j'ai traitées comme je le dirai
tout à l'heure pour celles qui surviennent après l'accouchement.

Je l'ai dit plus haut, les gerçures du sein, sans entraîner
la mort des femmes qui en sont atteintes, ne manquent
pas de gravité dans quelques cas. Ainsi, outre les dérangements qu'elles peuvent occasionner dans l'allaitement, la

douleur qu'elles procurent a pour effet habituel de porter les mères à donner moins souvent, quelquefois à ne pas donner du tout le sein douloureux ; et alors, ou bien la sécrétion laiteuse se supprime d'un côté sans accidents, ce qui est toujours fâcheux et pour la mère et pour l'enfant; ou bien, ce qui est plus grave, il survient, dans l'organe qui ne fonctionne plus régulièrement, des engorgements laiteux qui sont plus tard la cause d'abcès plus ou moins larges, plus ou moins profonds, et qui peuvent troubler sérieusement la santé de la mère et avoir des consé-quences graves.

Ces phénomènes sont bien plus sérieux si les deux seins sont malades. Alors, en général, le nourrisson souffre autant que la mère, et celle-ci est obligée de s'en séparer pour le donner à une nourrice, quoiqu'elle soit elle-même très-désireuse de l'élever, et qu'elle eût pu y parvenir si les gerçures avaient été prévenues ou bien soignées.

Convaincus de ces divers inconvénients, les praticiens se sont toujours occupés de les prévenir ou de les com-battre. Quant à ce qui est de les prévenir, il est assez d'habitude, au moins dans un certain monde, de ne pas songer à consulter le médecin jusqu'à ce que le mal soit déclaré, et souvent jusqu'à ce que l'on ait épuisé tous les prétendus remèdes que les commères et les sages-femmes conseillent, et qui ne sont que des altérations plus ou moins absurdes et souvent dégoûtantes de moyens pro-posés dans d'autres circonstances par des hommes de l'art. D'autres fois, le mal se déclare très-rapidement et sans qu'on puisse le prévenir, même lorsqu'on y a songé.

Il a fallu donc chercher dans l'arsenal thérapeutique les moyens propres à guérir une maladie qu'on n'a pas pu arrêter dans son développement. Quoique, au premier abord, le sujet ne semble pas le mériter, les plus grands accoucheurs, les chirurgiens de tous les temps s'en sont occupés. Sans parler des moyens nombreux employés par les accoucheurs anciens et ceux du siècle dernier, sans énumérer tout ce qui a été proposé dans ces derniers temps, je dirai que Gardien, Velpeau, Cazeaux et tous les accoucheurs modernes, ont porté leur attention sur ce point. Je lisais encore dernièrement, dans le *Courrier Médical*, l'analyse d'une leçon sur ce sujet faite par M. Chassaignac à l'hôpital St-Antoine. Comme le fait habilement remarquer mon honorable collègue, lorsque le bout du sein est fendillé, il surgit pour le médecin deux indications qui se contrarient mutuellement. Les crevasses, pour se guérir, exigeraient que le mamelon fût tenu au repos, qu'on ne le donnât pas à l'enfant; et, si on s'en tient à ces prescriptions, le lait s'accumule dans les conduits galactophores et peut agir comme corps étranger, outre l'embarras momentané que sa stase y détermine. Ce dernier état de choses ne peut être combattu, comme je l'ai dit, que par l'allaitement répété.

En général, on s'est peu occupé de cette dernière circonstance, qu'on a négligée mal à propos pour diriger tous les moyens vers le but d'obtenir la cicatrisation des solutions de continuité du mamelon, espérant que les accidents, suite de l'accumulation du lait, ne se produiraient pas ou seraient facilement dissipés par la succion du nourrisson, recommencée lorsque la cicatrisation des gerçures aurait lieu.

Cette manière de faire a des suites ordinairement fâcheuses; et il est évident, pour tout praticien, qu'il importe de faire marcher de pair les moyens propres à cicatriser les solutions de continuité du mamelon et ceux qui peuvent empêcher l'obstruction des conduits galactophores, ou favoriser leur écoulement, si le mal est plus avancé. M. Chassaignac l'a parfaitement vu. Et cependant il propose de *cuirasser* le bout du sein avec des bandelettes de sparadrap, tandis qu'on applique sur ce point, une fois par jour, une solution de nitrate d'argent à la dose de 5 grammes pour 30 grammes d'eau distillée.

Je ne vois pas dans cette cuirasse de sparadrap une action différente de celle des bouts de sein artificiels, qui permettent aussi bien qu'elle l'application d'un topique quelconque. Bien mieux, M. Chassaignac nous dit lui-même qu'on ne peut faire téter l'enfant que dans 48 heures ou dans 24 heures tout au plus. C'est déjà un grand inconvénient qu'il signale lui-même un peu plus haut ; et d'ailleurs, la solution employée est-elle inoffensive pour le nouveau-né ? Tant s'en faut. Il faudra donc des lotions, des frottements préalables qui ne manqueront pas d'augmenter ou d'entretenir le mal. Et puis, lorsqu'on a vu la souffrance que produit sur le mamelon dénudé le contact d'un liquide émollient, on conçoit sans peine que l'application d'une solution concentrée de nitrate d'argent doit déterminer des douleurs atroces que les femmes n'oseront guère renouveler.

A ces divers titres, les moyens proposés par mon respectable collègue de Paris ne me paraissent pas supérieurs à ceux déjà connus.

Je ne dirai rien des divers autres topiques irritants, tels que le sublimé, le calomel, ou de certaines pommades astringentes qui ne sont pas sans inconvénients pour le nourrisson, et qui doivent être négligées pour cela. J'ajouterai même, avec M. Velpeau, « qu'il faudrait se

» garder de mettre en usage le sublimé corrosif à la dose
» de deux grains par verre d'eau, comme M. Feist *n'a*
» *pas craint* de le conseiller. »

Mais rien n'empêche de chercher un moyen *inoffensif*
pour l'enfant, utile pour la mère, à ce double titre qu'il
aide la cicatrisation et ne s'oppose nullement à ce que le
sein soit dégorgé par des allaitements continus. Je crois
que, parmi les substances propres à remplir ces diverses
indications, *la teinture de benjoin* est à même de rendre
les plus grands services. Je l'ai employée bien souvent
depuis plus de dix ans, et je n'ai jamais eu qu'à me louer
d'y avoir eu recours. J'ai trouvé même ce remède si
naturel et si facile dans son application, que je m'en
servais habituellement sans songer à son importance et
à sa valeur. Voici comment mon attention fut fixée sur
ce sujet, il y a environ quatre ans.

A cette époque, une dame dont j'ai toujours ignoré
le nom, et qui habite Montblanc, village situé dans les
environs de Pézenas, me fit demander *mon spécifique*
contre les gerçures du sein. Comme personne ne déteste
plus que moi les secrets en thérapeutique, et que,
d'ailleurs, je n'avais jamais songé à en faire un de la
teinture de benjoin contre les gerçures du sein, je pensai
que la personne qui faisait la commission pour cette dame
avait eu l'idée de s'adresser à moi parce qu'elle savait
que je m'occupais d'accouchements, et que c'était par
une manière de parler qui lui était propre qu'elle m'avait
demandé un moyen de soulager une personne de sa connaissance, et lui donnai une ordonnance pour aller
prendre de la teinture de benjoin chez le premier pharmacien venu. Quelque temps après, elle vint me re-
mercier, ajoutant que c'était un grand bonheur pour son

amie qu'on lui eût donné l'idée de me demander *mon secret*. J'eus beau me défendre ; cette personne s'en alla persuadée que j'avais un moyen de guérir les gerçures du sein, qui m'était particulier et que personne ne connaissait.

A cinq ou six mois de là, Mme Delmas, de Montpellier, me demanda encore *mon secret* pour une dame de Gignac qui lui avait écrit à cet effet, lui disant de s'adresser spécialement à moi qu'elle ne connaissait pas, et qui avais, lui avait-on assuré, un moyen infaillible de guérir rapidement les gerçures du sein. J'en ris de plus belle, et je donnai une formule semblable à la précédente. On me dit plus tard qu'elle avait produit un excellent effet.

Depuis lors, j'ai continué à me servir de la teinture de benjoin contre les gerçures du sein, qu'elles soient superficielles ou profondes, larges ou peu étendues, anciennes ou récentes ; j'en ai observé les effets, et toujours, lorsqu'elles sont simples, c'est-à-dire qu'elles ne dépendent pas d'une diathèse syphilitique ou autre, je les ai vues se cicatriser très-rapidement.

Voici la manière dont je l'emploie. Je trempe un pinceau de blaireau fin dans la teinture, et le porte sur les parties fendillées ou ulcérées, à plusieurs reprises, de manière à les couvrir d'une couche du liquide. Je fais ordinairement moi-même la première application, soit parce qu'elle est la plus douloureuse, soit pour montrer la manière de s'y prendre ; et je recommande à la malade de renouveler l'opération chaque fois que l'enfant a tété, et plus souvent si besoin est.

Quelques jours de ce traitement bien simple suffisent pour cicatriser les petites plaies et rendre le mamelon parfaitement propre à ses fonctions. Si la solution de continuité est trop intense, il faut prolonger un peu plus le traitement. Je n'ai jamais vu de cas qui exigeât sa continuation pendant plus de douze jours.

Voici maintenant les effets et les avantages de ce moyen thérapeutique.

La première application de la teinture de benjoin sur le mamelon dénudé détermine une certaine douleur, ou plutôt une cuisson bien tolérable dans la plupart des cas, mais qui est assez vive lorsque la solution de continuité est profonde. Jamais elle ne dure plus d'un quart d'heure. Après ce temps, non-seulement elle ne se sent plus, mais les femmes se trouvent même soulagées de la souffrance qu'elles éprouvaient avant l'application du topique. Celui-ci forme à la surface du mamelon une espèce d'enduit qui le protége bien mieux que la cuirasse de M. Chassaignac, et qui a sur cette dernière l'avantage qu'on peut donner le sein à l'enfant tout de suite. Celui-ci peut le prendre sans inconvénient à toute heure, et il n'éprouve aucune répugnance. J'en ai vu qui se mettaient à sucer comme si rien n'avait été déposé sur le mamelon, alors même que la teinture n'était pas encore sèche. Ordinairement elle se dessèche et forme une couche qui garantit la plaie du contact de l'air et des vêtements. Plus tard, on peut faire téter le nourrisson sans laver le sein, sans l'essuyer ; et qui sait combien de souffrances on évite ainsi à la mère !

Ce moyen réunit donc déjà deux des conditions propres à remplir les indications qui réclament les gerçures. Il est complètement inoffensif pour l'enfant ; et, en second lieu, il ne met aucun obstacle à ce que le sein soit complètement et souvent dégorgé. L'enfant peut téter à tout moment, et je recommande instamment de le mettre de préférence au sein malade. Mais la troisième est-elle remplie par la teinture de benjoin? Ce tonique favorise-t-il la cicatrisation? Oui, certainement. Celle-ci ne tarde pas à commencer, et marche d'une manière rapide, lors même que la plaie est large et profonde, lors même que les parties superficielles du mamelon ont été détruites. Je n'allongerai pas cette note en citant un grand nombre d'observations que j'ai sous la main. Mes confrères essaieront et jugeront. Cependant j'en relaterai deux rapidement.

Le 26 Mars 1854, je fus appelé en toute hâte pour aller terminer l'accouchement de Mme Rec.... qui était entravé par la résistance des parties génitales. L'opération faite, je vis deux jours l'accouchée qui allait parfaitement bien. Mais, le troisième, la garde me dit qu'elle souffrait beaucoup d'un sein qui était très-tuméfié. En effet, en l'examinant, je le trouvai dur, bosselé, et je constatai qu'il était le siége d'un engorgement laiteux. Par mes questions, je pus m'assurer qu'il existait, depuis quatre ou cinq jours avant l'accouchement, des gerçures que je constatai sur le mamelon du sein engorgé. Vu la douleur qu'elles déterminaient, on n'avait pas donné ce sein à l'enfant, et la révolution laiteuse étant venue, il s'était engorgé au point de devenir douloureux et d'être menacé de s'enflammer. On n'avait pas jugé à propos de me parler de ces gerçures, que la garde traitait par des lotions de vin sucré fort en vogue auprès de ses pareilles. Je voulus faire mettre l'enfant au sein devant moi; la mère ne put pas supporter la souffrance qu'il lui causait. J'envoyai prendre de la teinture de benjoin; j'en appliquai sur le mamelon une bonne couche que je laissai sécher, et je le fis donner au nourrisson, qui le prit très-bien et

téta parfaitement. Le sein dégorgé fut moins douloureux,
et, dans la soirée, il était exactement comme l'autre. Trois
jours après, les gerçures étaient complètement guéries.
Le sein du côté opposé, qui était déjà douloureux, quoiqu'il ne présentât aucune fendillure, en fut préservé par
l'application de teinture de benjoin, et, depuis, Mme
Rec..... put continuer l'allaitement sans entraves.

J'avais oublié de noter que l'enduit qui se forme sur le
mamelon n'est pas un obstacle à l'écoulement du lait :
en effet, soit que celui-ci le dissolve, soit que cet effet
soit produit par la salive ou la chaleur de la bouche de
l'enfant, jamais le lait n'a de la peine à couler dès que
la succion s'opère, et même quelquefois sans elle.

Je dois encore ajouter qu'il est inutile, et qu'il serait
même nuisible de mettre sur le mamelon badigeonné de
teinture de benjoin, tout autre topique, tel que cérat,
pommades, etc. Ils contrarieraient l'effet du médicament
principal, en le délayant et l'enlevant du point malade.
Je recommande de laisser le sein pansé exposé quelque
temps à l'air, et de l'enfermer ensuite comme s'il n'était
pas malade, ou en le couvrant d'un linge de fil fin et usé.
Ces précautions suffisent.

Les choses ne se passèrent pas ainsi chez Mme Rouzier,
auprès de laquelle je fus appelé le 26 Mai 1853. Accouchée
depuis quelque temps, elle avait eu des crevasses qui
furent soignées par l'accoucheuse au moyen du vin, de
topiques tantôt irritants et tantôt adoucissants, cacao,
cérat, extrait de saturne, nitrate d'argent, etc. Lorsque
je vis cette jeune dame, elle avait au sein gauche, qui
ne fournissait plus de lait, un point dur, rouge, tuméfié,
qui menaçait de venir à suppuration ; le sein droit ne
donnait que très-peu de lait ; encore ce lait n'était-il pas

assez nourrissant, de sorte que l'enfant était malingre, chétif et menacé de devenir la victime de cet état de choses. Les deux mamelons présentaient une large plaie, vive, dénudée, saignante par intervalles. La belle-mère de la malade me dit que *les bouts lui étaient tombés.* Chaque fois qu'elle devait donner le sein à l'enfant, cette pauvre dame pleurait à l'avance, en pensant à la souffrance qu'elle allait supporter, et ne s'y résignait qu'avec peine et en poussant des cris.

Je prescrivis immédiatement de chercher une nourrice; mais comme on n'était pas décidé à se séparer de l'enfant, on ne se pressa pas, et Mme Rouzier continua d'allaiter avec un sein seulement. Je fis faire sur l'autre des frictions mercurielles à la dose de 2 grammes toutes les trois heures ; et, après la friction, on posait un cataplasme qu'on changeait le moins souvent possible. En même temps, j'appliquai, sur les deux mamelons, de la teinture de benjoin qui détermina une douleur assez vive de douze à quinze minutes de durée. Après ce temps elle se calma. J'avais recommandé de renouveler cette application toutes les deux heures. Cela fut fait régulièrement. Après trois jours de ce traitement, la malade était désespérée, parce que, disait-elle, au lieu de diminuer, les plaies des seins s'agrandissaient. Il est vrai de dire que la teinture les ayant détergées, en faisant tomber toutes les parties mortes qui y étaient encore restées, et leur ayant donné un aspect plus vif, elles semblaient plus larges qu'au début du traitement. Mais à partir du quatrième jour, la douleur qui suivait l'application de la teinture de benjoin diminua, ainsi que celle qui accompagnait l'allaitement ; les plaies du sein commencèrent à se cicatriser, et, le douzième jour, le bout du sein qui

était régulièrement donné à l'enfant n'était plus douloureux et était parfaitement cicatrisé; l'autre, qui était déjà
en très-bon état, exigea quelques pansements de plus.
Le noyau inflammatoire étant venu à suppuration, je fus
obligé de donner issue au pus par une incision. Dans ces
circonstances, la mère ne pouvait reprendre ses forces;
elle se convainquit que l'allaitement l'épuisait sans profiter à son fils, et se rendit à mes conseils souvent répétés. Elle donna son enfant à une nourrice.

A partir de ce moment, elle se remit parfaitement.

Ces deux observations suffisent pour démontrer les
avantages de la teinture de benjoin dans toutes les périodes des gerçures du sein. Dans la première, nous
voyons Mme Rec.... guérie de gerçures légères à un mamelon, l'autre ayant été probablement préservé parce
qu'on avait employé la teinture avant qu'elles ne se
fussent formées, mais au moment où une souffrance très-
vive qui en est souvent le précurseur pouvait faire croire
à leur formation future; la seconde nous montre des
crevasses dans le plus mauvais état, chez une personne
épuisée par toute sorte de circonstances fâcheuses,
guéries en douze ou quinze jours de traitement. Une
chose remarquable même et qui tendrait à prouver que
l'allaitement n'est pas une condition des plus défavorables,
c'est que le mamelon qui était donné au nourrisson a été
plutôt guéri que l'autre. Il est vrai d'ajouter que le retard
a pu être occasionné dans celui-ci par l'état fâcheux dans
lequel se trouvait le sein de ce côté.

De tous ces faits, il est permis de conclure : que la
teinture de benjoin a une action puissante pour favoriser
la cicatrisation des gerçures du sein;

Qu'elle est complètement inoffensive pour le nourrisson;

Qu'elle permet de mettre l'enfant au sein, même immédiatement après son application sur le mamelon;

Qu'elle permet de dégager habituellement la glande mammaire du lait qu'elle sécrète, lequel en s'accumulant ne manquerait pas de donner lieu à des accidents fâcheux qu'il importe de prévenir.

Il est à présumer, du reste, que ce topique pourrait être de quelque utilité dans le traitement des plaies dont on a hâte d'obtenir la cicatrisation. Cependant je ne l'ai pas encore employé dans ces cas. Je verrai plus tard.

Enfin je terminerai en disant que j'ai substitué trois fois la teinture de baume de Tolu à celle de benjoin, et que j'ai obtenu les mêmes effets; ce qui me porterait à penser que l'agent curateur serait l'acide benzoïque qui est commun à ces deux substances. Mais j'ai besoin de reprendre ces observations pour avoir une opinion arrêtée à ce sujet, et pour dire que la teinture de baume de Tolu est aussi efficace que celle de benjoin.

La *Gazzette Medica Italiana* (*Lombardia*) contient, dans un de ses numéros de 1854 (1), un article du docteur Luigi Ripa sur le traitement des gerçures du sein. En voici la traduction.

« M. Mazzolini propose une nouvelle pommade composée d'axonge, de cire, de stéarine et d'huile de semences de ricin, qui est, dit-il, admirable pour guérir les gerçures du sein. Cette affection, très-douloureuse, très-incommode, amène souvent la destruction du ma-

___

(1) Les réflexions qui vont suivre sont postérieures d'un an à l'article qu'on vient de lire.

melon chez les mères qui veulent nourrir elles-mêmes
leur enfant et les empêche de remplir ce devoir. Ce
grand désagrément — lorsqu'il n'est pas un prétexte
commode pour déjouer les désirs d'un bon mari — mérite
bien de fixer de temps à autre l'attention des médecins,
avec d'autant plus de raison qu'il n'est pas rare de voir
que chez certaines femmes, qui, par la finesse et la sensibilité de leur peau, par leur constitution lymphatique,
sont prédisposées à cette maladie, aucun moyen propre
à la prévenir n'ayant réussi, l'homme de l'art doit as-
sister à ses progrès, à la destruction du mamelon, au
développement d'engorgements dans le tissu de la glande
et dans les ganglions sous-axillaires, phénomènes qui
proviennent tous des gerçures du sein qu'on n'a pas pu
prévenir. Et les lotions avec l'eau rendue médicamen-
teuse par l'addition d'eau-de-vie, d'acide sulfurique, de
sulfate de zinc, l'application de pommades avec le pré-
cipité blanc, avec le mucilage de gomme arabique mêlé
de sous-carbonate de plomb liquide, ne sont souvent pas
plus efficaces à arrêter les progrès de l'ulcération du
mamelon que la pratique des commères ou de quelque
ancienne matrone qui consiste à appliquer, dans le but
de les dissiper, sur les engorgements du sein, la côte
d'un peigne en ivoire, et sur ceux de l'aisselle, qu'on
appelle vulgairement *codesselle* (1), une pierre à aiguiser
les rasoirs.

(1) Nous n'essaierons pas de traduire ce mot. Mais nous ferons remarquer les rapports qu'il a avec le terme patois *er coussel* (air
de couches) dont on se sert, à Montpellier et dans les environs, pour
désigner les engorgements du sein survenus à la suite d'un refroidissement.

» Pour moi, je viens ajouter à ceux déjà connus un
moyen très simple qui m'a souvent réussi pour guérir les
gerçures du sein et prévenir leurs fâcheuses conséquences. Je fais appliquer, sur le mamelon malade, de la
charpie, ou mieux de la mie de pain imbibée d'une solution de laudanum de Sydenham. J'ai constaté les résultats les plus satisfaisants en très-peu de temps, quelquefois en quelques heures. Outre le grand avantage d'obtenir
une guérison rapide, qui est certainement due à une
action semblable à celle que le laudanum produit sur la
conjonctive hypertrophiée et sur les ulcérations de la
cornée, ce moyen en présente encore d'autres qui n'ont
pas une petite importance, tels que de calmer la douleur
en narcotisant l'organe, de permettre de nettoyer facilement le mamelon, s'il faut le donner, et enfin de ne faire
courir à l'enfant aucun danger, ce que l'on ne peut pas
dire de tous les autres remèdes, si on craint de le mettre
au sein alors qu'une partie du médicament y est restée
adhérente. Quelquefois même il lui est utile en le portant
au sommeil. »

Je ne sais trop ce qu'on pensera de ce dernier avantage énuméré par M. Luigi Ripa ; il est probable qu'on
sera d'avis avec lui qu'il ne reste pas ordinairement assez
d'opium sur le sein pour produire cet effet narcotique
qui ne serait pas sans inconvénient, en ce que, s'il ne
déterminait pas de troubles cérébraux, il serait toujours
à craindre qu'il ne dérangeât les fonctions digestives du
petit être. Quant aux autres avantages énumérés par
notre honoré confrère, il est une foule de moyens qui
les offrent à un degré supérieur. Je rappellerai ici celui

que je mentionnais plus haut et qui est bien supérieur à ce point de vue.

Je conseille toujours de prévenir autant que possible les gerçures du sein en employant pendant les derniers mois de la grossesse les moyens convenables; mais lorsqu'on ne peut pas en empêcher le développement, il faut les faire cicatriser le plus tôt possible. C'est dans ces cas que la teinture de benjoin a rendu les plus grands services. Depuis long-temps je continue de m'en servir et je n'ai eu qu'à m'en louer. Je puis même dire que ce remède est passé dans la pratique vulgaire, et que les garde-couches aussi bien que les sages-femmes l'emploient aujourd'hui d'une manière habituelle. Plusieurs praticiens se sont félicités de son usage. Parmi eux je citerai avec plaisir le docteur Giscaro de Toulouse, qui, dans une de ses lettres, me disait qu'entre ses mains, et entre celles de plusieurs de ses confrères, la teinture de benjoin *avait fait merveille.*

La première application de la teinture de benjoin sur le mamelon dénudé détermine, je l'ai dit plus haut, une certaine douleur ou plutôt une cuisson bien tolérable dans la plupart des cas, mais qui est assez vive lorsque la solution de continuité est profonde. Jamais elle ne dure plus d'un quart d'heure. Après ce temps, non-seulement les femmes ne la sentent plus, mais elles se trouvent même soulagées de la souffrance qu'elles éprouvaient avant l'application du topique. Je ne verrais aucun inconvénient à associer le laudanum proposé par M. Ripa à la teinture de benjoin, au moins pour le premier pansement. Les effets narcotiques de la solution opiacée préviendraient toute souffrance.

Je dis plus haut : « J'ai substitué trois fois la teinture de *baume de Tolu* à celle de benjoin, et j'ai obtenu les mêmes effets; ce qui me porterait à penser que l'agent curateur serait l'acide benzoïque qui est commun à ces deux substances. Mais j'ai besoin de reprendre ces observations pour dire que la teinture de baume de Tolu est aussi efficace que celle de benjoin. »

Depuis un an que j'écrivais ces lignes, j'ai fait de nouvelles observations, et je suis arrivé aux résultats suivants : j'ai vu que la teinture de baume de Tolu, très-efficace dans les gerçures superficielles, agissait plus lentement lorsque celles-ci étaient passées à l'état d'ulcération ; mais j'ai pu constater un fait plus important : c'est que le baume de Tolu en poudre, appliqué sur le mamelon ulcéré, modifiait son état de la manière la plus avantageuse et en très-peu de temps, bien plus rapidement encore que la teinture de benjoin. Chez Mme Rev...., de St-Georges, chez laquelle l'accoucheuse du lieu, qui connaissait ma pratique ordinaire, avait fait plusieurs applications de teinture de benjoin sans obtenir d'autre résultat que de déterger les larges ulcérations qui occupaient le mamelon du sein gauche et son aréole, je fis faire quelques pansements avec le baume de Tolu finement pulvérisé. Ayant revu cette dame trois jours après, je fus étonné de l'entendre dire qu'elle était presque guérie parce j'avais pensé qu'il faudrait au moins douze jours pour arriver à la cicatrisation, même dans le cas où les choses iraient pour le mieux. Je constatai cependant qu'elle n'avait pas exagéré, et quelques pansements de plus suffirent pour la guérir complètement. Depuis lors, je me sers quelquefois de ce moyen. Je fais alors saupoudrer la surface ulcérée, et je fais maintenir la poudre de baume de Tolu par un peu de charpie ou par un linge fin dont on entoure le mamelon. J'ai obtenu de très-bons résultats de cette pratique. Mais comme ce pansement est difficile, qu'il n'est pas aussi facile de donner le sein après lui, parce qu'il faut enlever la poudre, et que même il en reste souvent quelques grains qui l'inquiètent sans pourtant lui faire du mal, j'ai préféré le moyen suivant: je fais dissoudre dans la teinture de benjoin ordinaire, c'est-à-dire au quart, autant de baume de Tolu en substance qu'elle peut en prendre. On obtient ainsi un magma sirupeux qui s'applique facilement et se maintient en place. La dessication, résultat de l'évaporation, détermine sur les parties ulcérées un enduit comme gommeux qui se colle sur les parties où on l'applique, et les tient dans une atmosphère plus ou moins épaisse, suivant la quantité de remède qu'on dépose. Lorsqu'on veut l'enlever, cette couche aromatique se détache d'autant plus facilement, qu'il s'est amassé entre elle et le pourtour du mamelon une plus grande quantité d'humidité! Je réserve ce pansement pour les cas les plus graves, parce qu'il est beaucoup moins facile, moins agréable pour la mère et surtout pour l'enfant que l'application de la teinture ordinaire, et que celle-ci suffit le plus souvent. Mais lorsque j'ai été obligé d'y avoir recours, j'en ai obtenu les résultats les plus satisfaisants.

TUBERCULES

DANS LES VÉSICULES SÉMINALES.

TUBERCULES

DANS LES VÉSICULES SÉMINALES.

La pathologie des vésicules séminales est totalement
à faire. Lorsqu'on lit les ouvrages tant anciens que modernes, on n'y trouve rien sur cette matière. Point de
traité spécial, rien ou presque rien dans les traités
généraux. Lorsque nous disons qu'il n'existe pas de traité
spécial sur la pathologie des vésicules séminales, c'est
que nous ne regardons pas comme tel l'ouvrage de
M. Lallemand; on doit à ce Professeur le *Traité des pertes
séminales involontaires*, livre très-vanté dès son apparition, et peut-être moins apprécié aujourd'hui. On ne
devrait pas oublier cependant que c'est lui qui a donné
la clef d'une foule d'états morbides graves, méconnus
avant lui, au moins dans leur cause, et rangés, pour
cela, dans la classe si élastique des affections nerveuses.
D'un autre côté, nous devons dire aussi que la thérapeu-

tique donnée par M. Lallemand comme si avantageuse,
et sur laquelle, d'après lui, on est fondé à concevoir
les plus grandes espérances, est bien souvent infruc-
tueuse : le médecin reconnaît bien aujourd'hui les pertes
séminales, mais il n'obtient pas des guérisons aussi rapides que celles que M. Lallemand a publiées en si grand
nombre. Je ne sais si nos confrères sont plus heureux ;
mais, pour notre part, nous sommes tourmenté depuis
long-temps par deux malades que, sur la foi de l'ouvrage
cité, nous comptions guérir beaucoup plus vite.

D'ailleurs, l'ouvrage de M. Lallemand n'envisageant que
l'effet des lésions des vésicules séminales, ne saurait
combler la lacune qui existe pour la pathologie de ces
organes. Il traite bien un point de la question, mais il
est loin de l'embrasser dans son entier.

La note que nous publions aujourd'hui n'a d'autre
valeur que de pouvoir servir de document pour l'étude
des affections diverses des vésicules séminales qui seront
étudiées plus tard, nous osons l'espérer.

C'est un fait aujourd'hui parfaitement démontré que les
tubercules peuvent se développer dans tous les tissus de
l'économie. Le cœur lui-même n'en est pas à l'abri (1). L'observation prouve encore que lorsqu'un organe est en proie à
l'affection tuberculeuse, il est rare que plusieurs autres n'en
soient pas atteints en même temps. Aussi n'avons-nous pas
pour but d'établir dans ce moment la vérité de ces deux faits
parfaitement constatés. Nous nous proposons seulement
de fournir un exemple de plus en faveur du premier, et
de signaler des tubercules dans des organes où on en a
plus rarement observé. Sur le cadavre d'un jeune homme

(1) Voyez la *Gazette Médicale* de Toulouse, tome I, page 301.
(*Tuberculisation du cœur*, observation de M. Ernest Bruzau.)

de 23 ans, qui nous servait à démontrer les organes
génitaux dans notre cours d'anatomie, nous avons trouvé
la vésicule séminale droite d'un volume trois ou quatre
fois plus considérable qu'à l'état normal. Elle était d'un
blanc mat, d'une consistance plus dure que d'habitude,
d'une forme irrégulière; sa direction n'était pas simplement oblique, comme on l'observe; sa partie postérieure
se recourbait en dedans, de manière à faire un angle
ouvert du côté opposé. Vers sa partie inférieure, elle
était molle, et les doigts percevaient, en la pressant, une
sensation de fluctuation. Nous l'incisâmes suivant son
grand axe, et nous pûmes nous convaincre que la moitié
postérieure contenait une matière caséeuse, blanchâtre,
épaisse, présentant beaucoup de densité dans certains
points. La moitié intérieure était complètement en suppuration, et, à l'incision, il s'en échappa un pus blanchâtre, mal lié, contenant un peu de matière crétacée.
Du reste, point de traces de sperme, ni des cloisons
qu'on aperçoit, au premier abord, lorsqu'on divise une
vésicule séminale. Seulement son enveloppe était ici très-
dense et très-épaisse dans toute son étendue.

Le canal déférent qui venait aboutir à cette vésicule
était augmenté de volume à quatre travers de doigt au-
dessus, et contenait aussi de la matière tuberculeuse
suppurée et non suppurée. Dans le reste de son étendue
il était sain; mais dans l'extrémité externe de l'épididyme,
du même côté, il existait un amas tuberculeux, gros
comme une noisette.

Le conduit éjaculateur de la vésicule malade était
complètement détruit; il ne servait pas même à charrier
le pus. Sur son trajet et aussi un peu en dehors, il existait
dans la prostate deux grosses masses tuberculeuses à

l'état de crudité, qui, divisées par une incision, formaient,
par leur couleur d'un blanc verdâtre, un contraste
frappant avec l'aspect gris de la prostate.

Telles étaient ces parties que nous présentâmes à la
Société de médecine et de chirurgie pratiques de Montpellier, et que M. le Professeur Dubreuil fit recueillir
pour le conservatoire de la Faculté.

Des faits de ce genre ne sont pas sans exemple ; mais
ils ne sont pas tellement nombreux qu'il soit inutile de
donner de la publicité à ceux qu'on observe. M. Lallemand
ne signale l'existence de tubercules dans les vésicules
séminales qu'une seule fois (1), et une autre fois dans la
prostate (2); encore n'est-il pas bien sûr que la matière
présumée tuberculeuse chez le malade de la cinquième
observation, fût réellement telle ; car, partant de la
théorie de la formation des tubercules, M. Lallemand ne
donne d'autre caractère que l'état un peu plus compacte
du pus, dont l'absorption a enlevé les parties liquides.
M. Louis (3), dans son ouvrage sur la phthisie, en cite
un autre cas.

Nous devons ajouter que le jeune homme chez lequel nous
avons trouvé ce produit anormal est mort de phthisie pulmo-
naire, et que l'autopsie a révélé des milliers de tubercules
à tous les états dans les poumons, ainsi que l'infiltration
tuberculeuse des ganglions bronchiques et mésentériques.
Est-ce simplement à l'influence diathésique générale qu'on
doit rapporter le développement des tubercules dans des
organes génitaux ? ou bien les excès de ces organes ont-
ils déterminé sur eux la localisation de la diathèse pré-

(1 et 2) Pertes séminales, obs. 5 et 3.

(3) Recherches sur la phthisie, pag. 134 ; 1843.

existante ? Il serait bien difficile de le savoir. Si nous avions recueilli l'observation de ce malade avant sa mort, il est possible qu'elle nous eût fourni des renseignements à ce sujet; peut-être ne nous eût-elle rien appris d'intéressant. On ne peut pas admettre que la matière tuberculeuse ait été entraînée de l'épididyme, où elle se serait développée d'abord, dans les autres points malades; elle était trop en abondance dans ces points. En second lieu, les parties ambiantes prenaient elles-mêmes part à la lésion ;.enfin la matière tuberculeuse de l'épididyme n'était pas encore ramollie, tandis que celle des vésicules séminales et du canal déférent était en suppuration.

L'affection tuberculeuse des vésicules séminales est-elle réellement aussi rare qu'elle le paraît? Ne doit-on pas attribuer cette rareté à ce que, dans les autopsies cadavériques, on néglige l'examen de ces organes? cela est possible. Il ne faut pas oublier que les phthisiques meurent en général à l'époque de la vie où ces organes sont à leur maximum d'action. Il faut aussi se rappeler que c'est à cet âge que ceux-ci sont le plus stimulés par les désirs et par la satisfaction de ces désirs de la part du malade. On sait que généralement la fonction génératrice est surexcitée chez les phthisiques. Cette surexcitation ne serait-elle pas la cause du développement des tubercules qui existeraient alors plus fréquemment qu'on ne pense? D'un autre côté, ne serait-elle pas la suite du dépôt de tubercules dans les réservoirs du sperme? Ce sont des questions que nous ne saurions juger ici ; qu'on nous pardonne de les avoir soulevées. Peut-être l'étude de l'anatomie pathologique des vésicules séminales leur donnera-t-elle dans le temps une solution motivée. Nous devons dire cependant que les recherches de M. Louis viennent jusqu'à un certain point contredire nos hypothèses. En effet, sur quarante sujets dont la prostate, les vésicules séminales et les conduits déférents ont été scrupuleusement examinés par ce médecin, *trois seulement* offraient une plus ou moins grande quantité de matière tuberculeuse dans la prostate ; et, chez l'*un* d'eux, cette moitié existait à la fois dans la prostate, les vésicules séminales et les conduits déférents.

M. Louis donne l'observation de ce malade qui diffère de celle que nous venons de rapporter, en ce que les deux vésicules et les deux canaux participaient à la lésion, tandis que, chez notre sujet, un côté était seul affecté : chez le malade de M. Louis, les cloisons des vésicules n'étaient point détruites, tandis qu'elles étaient perdues dans la matière tuberculeuse chez le nôtre; enfin, chez celui-là, la masse tuberculeuse n'était point encore ramollie, tandis qu'elle l'était en partie chez celui-ci.

Si nous avons principalement insisté sur l'état des vésicules et des canaux déférents, quoique la prostate et l'épididyme fussent le siége de la même lésion, c'est parce que la pathologie de ces deux derniers organes est plus avancée, et que l'on y a observé le dépôt de matière tuberculeuse assez souvent pour que ce fait présente moins d'intérêt.

VICES DE CONFORMATION DU VAGIN.

VICES DE CONFORMATION

DU VAGIN.

Les anomalies de l'appareil génital sont très-nombreuses. Elles n'ont pas toutes une importance sérieuse ;
heureusement qu'elles se rattachent souvent à des vices
de forme qui ne nuisent pas à la fonction. Chez la femme,
ces anomalies peuvent porter sur les organes internes :
la seconde année de nos études, nous eûmes à disséquer
un sujet qui avait une matrice bicorne dont la description a été consignée par M. le Professeur Dumas, alors
chef des travaux anatomiques, dans le *Journal de la
Société de Médecine pratique.* Plus tard nous avons pu
observer des anomalies dans les ovaires, les trompes,
etc. Mais notre intention est de nous borner aujourd'hui
à quelques considérations sur les vices de conformation
d'une des parties de l'appareil génital, l'orifice antérieur
du vagin.

Nous les rattacherons à trois chefs : 1o la position ; 2o
l'étroitesse ; 3o l'occlusion.

1º Nous n'avons été à même d'observer qu'un seul cas de vice de conformation du vagin relatif à la *position* de son orifice. C'était en 1845, à l'Hôpital-Général, dans le quartier des femmes publiques. Cette anomalie ne saurait être, du reste, considérée comme primitive, attendu qu'elle tenait évidemment, à notre avis, à une déformation du bassin produite elle-même par le rachitisme. Elle consistait dans la disposition suivante : la femme qui la présentait, appelée Cabanes, portait des traces manifestes de la diathèse scrofuleuse; elle avait deux luxations congénitales de l'articulation coxo-fémorale ; le bassin était étroit dans tous les sens, mais son diamètre transverse surtout était très-diminué ; je ne pourrais plus dire aujourd'hui (1) quelle était son étendue, parce que je n'ai pu retrouver dans mes notes celle qui concerne cette fille ; mais je me rappelle que la croyant enceinte une fois, je mesurai son bassin, et le résultat de mon observation m'induisit à penser que si mes soupçons se confirmaient et que l'enfant vînt à terme, il ne pourrait pas traverser la filière du bassin sans subir des mutilations. Les tubérosités sciatiques étaient fortement projetées en haut et en avant, et le pubis était très-proéminent.

En même temps, la vulve s'ouvrait excessivement bas ; un raphé transversal très-étroit la séparait à peine de l'orifice anal qui était placé bien plus haut qu'elle. Lorsqu'on écartait les grandes lèvres et les petites qui étaient très-développées, on trouvait l'orifice vaginal

(1) Ce travail a été lu, le 9 Mars 1850, à la Société de médecine et de chirurgie pratiques de Montpellier.

regardant directement en bas et placé en haut et en arrière des tubérosités sciatiques. Du reste, cette direction presque verticale se continuait dans tout le vagin, car on avait beaucoup de peine à introduire le spéculum par devant, et cette introduction eût été impossible si on n'avait porté fortement en bas et en arrière le pavillon de l'instrument.

Pour plus de facilité dans les explorations auxquelles nous la soumettions, nous avions l'habitude de la faire coucher sur le ventre, en tenant ses jambes tendues verticalement sur le tabouret qui sert à monter sur le lit à exploration. Dans cette posture, le spéculum entrait très-facilement et elle ne souffrait en aucune manière, tandis que l'application de cet instrument était très-douloureuse dans la position ordinaire.

Je pense que cette anomalie était consécutive à l'affection scrofuleuse qui avait ravagé la fille Cabanes dans ses premières années, et dont elle portait encore le cachet stéréotypé! La déformation imprimée aux os du bassin avait amené l'irrégularité dans la position de l'orifice vaginal.

Quant aux conséquences pratiques qu'on peut déduire de la connaissance de ce vice de conformation, il est clair qu'elles se rattachent à l'application des instruments sur les parties génitales. Ainsi la sonde devait être conduite d'arrière en avant et de bas en haut, pour qu'elle pût arriver à la vessie; on a vu les changements que nous étions obligé d'apporter aux règles qui président à l'introduction du spéculum. Il en eût été de même si on avait été obligé de procéder à des manœuvres obstétricales, soit qu'elles eussent exigé l'application de la main seule, soit que le forceps ou tout autre instrument fussent devenus nécessaires.

2° Ordinairement l'*étroitesse* de l'orifice antérieur du vagin n'est pas un vice de conformation ; mais nous croyons qu'on peut la désigner ainsi lorsqu'elle est due à certaines causes, telles qu'une disposition anormale des petites lèvres ou de la membrane hymen. Ainsi nous avons vu une femme publique, de taille ordinaire, chez laquelle il était impossible d'introduire le spéculum du plus petit calibre, et dont les parties génitales étaient cependant très-bien conformées. Elle n'avait été entraînée à la débauche que depuis peu de temps. Il n'en était pas ainsi chez une autre dont une petite lèvre se prolongeait très-bas, tandis que l'autre était à l'état rudimentaire. Celle-ci n'était pas libre par ses extrémités et se conti- nuait en haut et en bas avec la face interne de la petite lèvre du côté opposé, de manière à représenter la corde d'un arc qui aurait été formé par sa congénère. Nous examinâmes cette femme avec beaucoup de soin et à plusieurs reprises, le Professeur Delmas et moi, et nous pûmes nous convaincre par son rapport et par le résultat de l'observation directe, que cet état des parties ne tenait nullement à une lésion traumatique ni à une cause externe directe. La femme qui faisait le sujet de cette observation était née avec la conformation qu'elle avait dans ce mo- ment.

Deux ans avant, nous avions déjà observé deux femmes dans des conditions diverses, mais qui présentaient, elles aussi, une étroitesse plus qu'ordinaire de l'orifice antérieur du vagin. Elle tenait à une position et à une forme particu- lières de la membrane hymen. Chez l'une, cette membrane présentait une épaisseur de près d'une ligne ; elle était dure, résistante et d'un aspect fibreux. La personne chez qui nous l'observâmes était une fille de l'âge de 40 ans environ, qui avait des pertes blanches assez abondantes, et que le médecin en chef de l'hôpital d'Avignon nous chargea d'examiner. Ayant voulu tout d'abord pratiquer le toucher sans la découvrir, nous fûmes étonné de ne pas pouvoir introduire le doigt, et de ne sentir qu'une petite ouverture en haut que nous prenions pour le méat urinaire. Ayant fait découvrir la malade, nous fûmes surpris de la disposition qui se présentait, et demandâmes si aucune cause ne l'avait amenée. Il nous fut répondu négativement, et, en effet, nous ne vîmes aucune trace de violence, ni de cicatrice consécutive. Cette personne nous assura, du reste, avoir été toujours ainsi conformée.

Le sang, les règles et les mucosités vaginales sortaient par le petit orifice situé au-dessous et en arrière du méat. Nous introduisîmes une sonde de femme par cet orifice, et nous pûmes nous convaincre qu'elle jouait librement dans le vagin qui nous parut avoir les dimensions ordinaires.

L'autre fille était plus jeune, et la membrane hymen qui rétrécissait l'orifice du vagin était moins dure. Elle présentait une anomalie de position remarquable. Au lieu d'être libre par son bord supérieur, elle était adhérente dans presque toute sa circonférence, de sorte que l'orifice antérieur du vagin était à peu près complètement obturé. Il ne restait qu'une petite fente antéro-postérieure, placée à la partie inférieure, et communiquant directement avec le vagin et l'utérus. La demoiselle qui présentait cette disposition ne put pas nous dire si elle remontait à l'époque de sa naissance, comme tout paraissait l'indiquer; elle n'avait jamais fixé son attention là-dessus.

3º Les exemples d'*occlusion* du vagin ne sont pas rares ; les auteurs en fournissent un certain nombre ; on en trouve consignés dans un livre de Tolberg, intitulé *de varietate hymenum*, et dans un autre d'Osiander. Mais mon intention est de ne parler que de ceux que j'ai vus.

A. J'ai été à même d'observer une petite fille de six ans, lymphatique ou plutôt scrofuleuse, qui avait les parties génitales rougeâtres, couvertes de matière muqueuse d'un blanc laiteux, et dont les grandes lèvres commençaient à se réunir. La mère ne s'aperçut que tard que sa fille était imperforée. Elle la fit voir à un médecin qui prescrivit des lotions, des bains, tous les moyens aptes à entretenir la propreté, et fit la section de la cicatrice qui unissait les petites lèvres, d'après ce que nous raconta la mère. Nous ne vîmes pas l'enfant à cette époque ; de sorte que nous n'avons pas constaté l'état des organes après l'opération.

B. Il y a dix à onze mois, nous fûmes consulté par une de nos malades relativement à sa fille. Celle-ci est d'une taille très-médiocre pour son âge ; elle a 14 ans. Ses sœurs, au nombre de trois, sont aussi très-petites, surtout les deux plus jeunes qui ont 6 et 7 ans, et qui ne sont pas plus grandes que des enfants de 3 ou 4 ans, de taille moyenne. L'autre a une luxation congénitale du fémur. Quelques jours après que la demoiselle X... fut mise en nourrice, celle-ci la rapporta à sa mère en disant qu'elle n'était pas conformée comme elle devait l'être : on l'examina, et on put s'assurer qu'elle était imperforée. Elle fut portée au médecin qui avait accouché et soigné la mère, et qui décida qu'il n'y avait rien à faire jusqu'à ce que l'enfant fût plus âgée et capable de supporter une opération.

Vers l'époque où je fus consulté, cette demoiselle

éprouvait des bouffées de chaleur par intervalles, des coliques dans la région hypogastrique, des douleurs dans
les reins, devenait rouge et rendait même du sang par la
bouche ; enfin elle avait des boutons sur diverses parties
du corps. Tous ces phénomènes apparaissaient une fois
par mois et à des époques fixes ; ils s'étaient renouvelés
trois fois. Je crus voir là des indices de l'établissement
futur de la menstruation. Ayant observé les parties génitales, je m'assurai parfaitement, et par la vue et par le
toucher, que l'orifice du vagin était complètement fermé.
Pensant qu'il pourrait exister quelque petite ouverture
cachée à l'œil, dans quelque repli, je promenai un stylet
mousse sur tout l'espace compris entre les petites lèvres
parfaitement distinctes, surtout dans les replis qu'elles
présentaient, et je ne pus jamais trouver d'orifice. Avais-je
affaire à l'absence complète du vagin, ou à une occlusion
congénitale, ou enfin à une occlusion consécutive de ce
canal qui pouvait exister d'ailleurs derrière la membrane
qui l'obstruait ? J'éloignai complètement cette dernière
supposition, d'après le rapport de la mère et d'après la
comparaison que je pus faire, dans mon esprit, entre
cette membrane lisse, parfaitement égale, sans cicatrice,
et celle de la petite fille dont j'ai parlé d'abord, qui présentait une espèce de raphé médian, trace de la soudure
des petites lèvres. Celles-ci étaient d'ailleurs parfaitement
distinctes chez ma malade. J'introduisis alors une sonde
dans la vessie, par le méat qui était parfaitement normal,
et un doigt dans le rectum. Poussant l'instrument à la
rencontre du doigt, je pus me convaincre qu'il y avait
entre eux trop de parties molles pour que nous eussions
affaire à une absence du vagin. Je pus même, au toucher,
reconnaître le col utérin à travers l'épaisseur de la paroi

postérieure du vagin ; ramenant le doigt et la sonde en avant, je remarquai que la membrane qui obturait l'orifice vaginal était peu épaisse, et rassurai la mère sur les conséquences de cette anomalie. Je décidai que je ferais, dans le milieu de la membrane, une ponction avec un bistouri fin, et que je l'agrandirais ensuite en arrière et en avant. Une mèche de charpie interposée devait empêcher le recollement des lèvres de la plaie.

Quelques jours après, la mère tomba gravement malade ; lorsqu'elle se releva, sa fille aînée eut une fièvre typhoïde, et nous renvoyâmes l'opération de la jeune à plus tard. Environ trois mois après, la mère me dit un jour que sa fille était conformée comme toutes les femmes, et que l'opération était inutile. Je voulus m'en assurer ; et non-seulement je vis le vagin béant, mais encore je ne trouvai presque pas de traces de la membrane. Comment cela a-t-il été fait ? Je n'en sais rien. Tout ce qu'on put me dire, c'est que, quelques jours auparavant, la petite était tombée d'une chaise sur laquelle elle était montée, et qu'elle s'était trouvée les jambes très-écartées ; après quoi, elle aurait taché la chemise par un peu de sang. Il y a environ un mois, la mère était encore inquiète, prétendant que sa fille n'était pas bien conformée. Je l'ai examinée, j'ai pratiqué le toucher, et j'ai constaté que le vagin et le col de l'utérus avaient une conformation et des rapports normaux ; seulement les parties génitales se présentent sous de petites dimensions qui sont en rapport avec la stature peu élevée de la demoiselle. Je dois ajouter que cette personne est réglée, et que l'écoulement des menstrues n'a présenté aucune difficulté.

Cette observation nous suggère deux remarques saillantes. D'abord, c'est l'occlusion complète du vagin et les
conséquences qui pouvaient en résulter, au point de vue
de la menstruation. Si on veut les connaître, on n'a qu'à
lire une observation publiée dans le *Journal de la Société
de médecine pratique* par le Professeur Delmas. On verra
qu'une femme a pu, pendant plusieurs années, laisser
accumuler dans la cavité utéro-vaginale le sang des
règles et les mucosités, et qu'elle souffrait le martyre à
chaque époque menstruelle, tandis qu'elle se trouva bien
dès que M. Delmas eut vidé cette cavité par le moyen
d'un trocart. Les matières qui en sortirent étaient dé-
composées et donnaient une odeur insupportable. Nous
n'insisterons pas sur ces inconvénients si bien décrits
par ce regrettable Professeur.

La seconde particularité qui pourra surprendre dans
cette observation, c'est la guérison presque spontanée ou
naturelle de cette anomalie. La nature, aidée par un
accident, a fait là parfaitement ce qu'un chirurgien
habile n'eût pas mieux fait. Est-ce à dire pour cela qu'on
doive livrer ces malades à elles-mêmes et les laisser sans
secours? Nous sommes d'un avis tout opposé, et nous
croyons même qu'un chirurgien doit agir de bonne heure.
On évitera ainsi les préoccupations morales de la personne; on n'aura pas besoin de faire violence à sa pu-
deur; on lui épargnera les craintes d'une opération qu'elle
croira plus grave, et qui lui inspirera des inquiétudes si
elle est déjà arrivée à un certain âge.

Nous avons vu que quelques-uns des vices de conformation de l'orifice antérieur du vagin n'étaient pas
dus à une disposition congénitale, mais bien à une
adhésion consécutive des nymphes entre elles.

Les petites filles faibles, lymphatiques, scrofuleuses, à tempérament lâche et à fibre molle, y sont le plus sujettes. C'est, en général, dans la période de 3 à 7 ans qu'elles sont atteintes de cette infirmité. Avant 3 ans, leur mère les surveille assez pour leur donner des soins qui peuvent la prévenir ; après 7 ans, et souvent plus tôt, elles ont acquis assez de connaissance pour se soigner elles-mêmes et se plaindre. D'ailleurs, les mouvements plus fréquents et plus étendus des jambes empêchent que l'adhésion ait lieu ; mais si, par le fait de leur faiblesse ou d'une maladie, elles font un long séjour au lit, l'occlusion peut aussi se produire.

Or, voici par quel mécanisme se fait cette occlusion. Sous l'influence de la cachexie scrofuleuse, la muqueuse vaginale et celle qui recouvre les petites lèvres fournissent une sécrétion qui, par sa nature irritante, va tous les jours en augmentant. Peu à peu elle phlogose la muqueuse qui la fournit ; il se développe alors dans ces parties une inflammation d'abord ulcéreuse et plus tard adhésive qui colle bientôt l'un contre l'autre les deux voiles membraneux qui doivent rester libres et indépendants sur les côtés de l'orifice vulvaire.

Il est facile de prévenir cette occlusion ; tout consiste à empêcher l'inflammation adhésive. Pour cela, il suffit de surveiller la sécrétion muqueuse, et, dès qu'elle apparaît, de s'opposer, par des soins de propreté, des lotions émollientes, des bains, l'interposition de linges enduits de cérat, etc., à la progression des symptômes phlogistiques, et surtout à la sécrétion de la matière plastique qui unirait les nymphes. Dans le cas où le travail est déjà avancé et où l'inflammation existe, il sera bon d'introduire dans le vagin des mèches de charpie cératées, et de porter de temps en temps, en faisant le pansement, les petites lèvres en dehors.

Nul doute qu'il conviendra mieux encore de prévenir la sécrétion irritante de la muqueuse, en corrigeant, par un traitement général, la disposition scrofuleuse ou lymphatique de l'enfant. Et ici, nous croyons hors du sujet de parler de l'administration des préparations d'or, de l'iode, des amers, etc., dont l'influence heureuse sur l'affection scrofuleuse est parfaitement connue.

Quant à l'occlusion, lorsqu'elle existe, qu'elle soit congénitale ou acquise, il faut, par une incision, diviser la membrane obturante, ou séparer les deux lèvres réunies. Dans le premier cas, il faudra user de la plus grande prudence pour se convaincre que le canal vaginal existe derrière l'obstacle et que les organes internes, qu'il serait dangereux de blesser, sont hors d'atteinte de l'instrument tranchant. L'exploration que nous avons fait subir à la demoiselle qui présentait l'occlusion complète de la vulve, devra être renouvelée à plusieurs reprises, lorsqu'elle sera possible.

Enfin, il sera peut-être bon, dans ce cas, d'imiter feu le Professeur Delmas, et de commencer l'opération avec un trocart, au risque d'être obligé d'agrandir ensuite, avec le bistouri, l'ouverture faite déjà. Il va sans dire que l'on devra toujours en agir ainsi, si on a affaire à un cas semblable au sien, c'est-à-dire à une personne chez laquelle le produit de la sécrétion menstruelle, accumulé dans le vagin et l'utérus, a fait saillir la membrane obturante.

RÉFLEXIONS

SUR

UN CAS DE PUSTULE MALIGNE

9

RÉFLEXIONS

SUR

UN CAS DE PUSTULE MALIGNE.

───❦───

Champetier (Jean), travailleur de terre, âgé de 43 ans, célibataire, d'un tempérament sanguin, d'une constitution très-robuste, se présente, le 20 Février 1843, à la consultation gratuite de l'hôpital d'Avignon.

Cet homme s'est bien porté jusqu'à l'époque dont nous parlons ; depuis quelques jours, il est occupé à nettoyer les égouts de la ville ; il se souvient, en outre, qu'il aida, il y a douze jours environ, à charger un bœuf *vivant* sur une charrette : pendant cette occupation, il ne s'est égratigné nulle part, encore moins à la face.

Depuis, il a continué son genre de vie ordinaire, et n'a rien ressenti de particulier jusqu'au 18 Février, qu'il éprouva, au milieu de la pommette droite, une cuisson

très-forte dont il ne pouvait se rendre raison et qui
continua le jour suivant. Il n'avait rien aperçu sur l'endroit
jusqu'à ce matin qu'il a observé une ulcération superficielle
telle que nous allons la décrire. Il ne se rappelle pas avoir
touché à la partie dans la nuit, au moins de manière à
l'excorier.

Sur le point indiqué se trouve un espace irrégulier
dans sa circonscription, à bords frangés, ayant environ
5 millimètres dans son plus grand diamètre, dépourvu
d'épiderme, et remarquable par une teinte d'un brun noirâtre. Le pourtour de cette excoriation est un peu plus
coloré que le reste du visage, qui d'ailleurs l'est beaucoup.
Le malade, interrogé avec soin, ne rapporte pas d'autre
circonstance que celles que nous avons mentionnées plus
haut. Il ressent toujours, là où siége le mal, une cuisson
vive, ardente, et qui le porte à se gratter. Cette partie
ne présente pas plus de dureté que les autres. Du reste,
point de caractère particulier dans le pouls, chaleur
normale, langue naturelle, appétit ordinaire, enfin nul
autre symptôme à noter.

M. Pamard, chirurgien en chef, alors de service, n'hésite
pas, d'après ces signes, à diagnostiquer une pustule
maligne passant de la première à la seconde période,
et pratique immédiatement la cautérisation avec le chlorure d'antimoine solide. Champetier est reçu dans l'hôpital,
et placé au n° 13 de la petite salle des civils blessés. Il
ne se passe rien de particulier dans la journée. Le malade,
à qui on n'a fait aucune communication sur la gravité de
la maladie, est d'une tranquillité parfaite, et ne se plaint
que de ce qu'il ne mange pas selon sa faim.

Le lendemain, 21 Février, on voit une large escarre
noire et sèche au centre d'un gonflement peu étendu. Le

malade éprouve, dans ce point, une douleur sourde et beaucoup de chaleur. M. Pamard me recommande de faire une nouvelle cautérisation dans la journée, si le gonflement fait des progrès.

A la visite du soir, je trouve Champetier dans la même quiétude; cependant l'enflure a gagné la paupière inférieure et la plus grande partie de la joue droite. Une zone large de près de 2 centimètres, d'une couleur violacée, et sur laquelle on voit quelques phlyctènes, environne l'escarre produite par la cautérisation. Du reste, point de symptômes généraux.

Je pratiquai sur l'escarre actuelle, et au-delà de chaque côté, une incision en croix dont chaque branche avait 3 centimètres et demi de longueur, et atteignait la peau et le tissu cellulaire sous-cutané; je promenai dans ces incisions une plaque de chlorure d'antimoine solide; je fis ensuite appliquer, sur la partie affectée, des compresses trempées dans un mélange de 100 grammes de teinture alcoolique de quinquina pour 30 grammes d'eau.

Nous n'observâmes aucun phénomène particulier, et, le 22 au matin, le malade était dans le même état. Cependant le gonflement avait un peu gagné en étendue; la paupière supérieure et la partie supérieure du cou étaient prises. *Prescription :* nouvelle cautérisation si les choses n'en restent pas là; potages légers; continuez l'application de compresses imbibées de la solution *ut suprà*.

Le soir, l'enflure avait gagné le cuir chevelu en haut, dépassait l'oreille sur les parties latérales, et arrivait jusqu'à la clavicule en bas; en avant, elle était limitée par la base du nez. La zone livide, plus formée, a fait des progrès manifestes. Je promène un fer à cautère en olive chauffé à blanc dans les incisions faites la veille, et j'appuie de manière à aller assez profondément.

Le 23, l'état local est à peu près le même que celui de la veille ; le pourtour des incisions est un peu plus bleuâtre. L'état général, au contraire, a changé ; la peau est sèche et communique à la main une chaleur âcre ; le pouls, petit et mou, est intermittent par intervalles ; la langue est sèche et même un peu rude. Le malade, qui a supporté sans mot dire les diverses cautérisations, accuse du malaise, de la pesanteur dans la tête. M. Pamard, en nous faisant remarquer ces symptômes, porte un pronostic grave. *Prescription* : potion avec eau distillée 120 gramm., quinquina rouge en poudre 15 grammes, élixir vitriolique de Mynsicht 30 gouttes, sirop de quinquina 15 grammes, à prendre en quatre fois dans la journée ; cataplasmes saupoudrés de quinquina sur la joue.

Dans la journée, la peau devient moins sèche, le pouls se relève, la langue s'humecte un peu.

La médication indiquée ci-dessus fut continuée pendant trois jours, au bout desquels les symptômes généraux avaient disparu. Pendant ce temps, le malade avait été sustenté par du bouillon et un peu de bon vin.

En même temps que l'état général s'améliorait, l'état local changeait de face. En effet, dès le second jour qui suivit la cautérisation par le fer rouge, il se forma autour de la zone noirâtre une nouvelle zone moins large, d'un rouge vif contrastant avec la couleur foncée de l'ancienne. La coloration de celle-ci alla en augmentant d'intensité ; et, quatre jours après, on put voir une ligne de démarcation s'établissant entre l'escarre gangréneuse et les parties environnantes. La suppuration, qui devint plus abondante, compléta cette démarcation. L'escarre était très-

étendue ; elle occupait la moitié supérieure de la joue,
la paupière inférieure, l'angle externe de l'œil et la paupière supérieure. Au moyen de cataplasmes, on en facilita
la chute, qui se fit lentement, de telle sorte que les
bourgeons charnus qui étaient au-dessous avaient fait
des progrès considérables lorsqu'elle fut complète : aussi
la perte de substance qui la suivit paraissait très-petite
eu égard à ce qu'elle aurait dû être. Les bourgeons charnus étaient d'un très-bel aspect, et on pouvait prévoir
que la cicatrisation serait rapide ; cependant il y avait à
craindre que la paupière supérieure, qui était totalement
séparée de la peau du sourcil, ne pût se continuer plus
tard avec elle. En effet, l'arcade et la voûte orbitaires
étaient à nu, et on voyait très-loin au dedans de l'orbite,
ce qui donnait un aspect très-désagréable à la figure du
malade. Cependant, au bout de vingt jours le gonflement
avait disparu, tout était cicatrisé, et la paupière supérieure ne présentait même pas de difformité très-ap-
parente. Il n'en était pas ainsi pour la paupière inférieure.

Par le fait du travail de cicatrisation, l'ouverture palpébrale est rétrécie, de telle sorte que l'œil paraît plus
petit que celui du côté opposé. La paupière inférieure,
tirée vivement par le tissu inodulaire, est déjetée en
dehors. Il en résulte que sa face interne est continuellement en contact avec l'air extérieur, ce qui ne manque
pas de l'irriter et de déterminer une conjonctivite déjà
apparente. Cet état ne peut que nuire au malade, dont la
vue est rendue plus difficile et pourra être compromise
plus tard. Aujourd'hui même il entraîne un autre inconvénient aussi fâcheux : le bord libre de la paupière
inférieure étant en dehors, le point lacrymal correspondant ne peut recevoir les larmes plus abondantes que de

coutume, qui d'ailleurs, n'étant pas retenues par la paupière, coulent constamment le long de la joue. Il y a donc ectropion et épiphora.

Il suffit de jeter un coup d'œil sur les parties pour se convaincre qu'il est impossible de guérir la maladie par les procédés ordinaires. En effet, soit qu'on se borne à faire une incision en croissant, comme le voulait A. Paré, soit qu'avec Adams, Travers, Physick, MM. Bouchet, Roux et Velpeau, on excise un lambeau en V de la peau de la paupière, il est évident qu'on ne pourra ramener le cartilage tarse à sa place, tant il est déjeté en dehors, tant il est tendu. Peut-être obtiendrait-on ce résultat en combinant les deux procédés de Walther et d'Adams, mais nous avons vu que l'ouverture palpébrale a perdu de son diamètre transverse ; on le réduirait donc beaucoup trop ; et, outre la difformité que déterminerait la tarsoraphie, elle aurait aussi l'inconvénient de limiter le champ visuel.

Je demande alors à M. Pamard si on ne pourrait pas obtenir quelques résultats en faisant une incision semblable à celle indiquée par A. Paré, mais assez profonde pour qu'elle permît d'aller prendre le bord inférieur du cartilage tarse et le ramener en dehors, ce qui relèverait son bord libre et l'appliquerait contre le globe oculaire. M. Pamard voulut bien approuver cette opération, et, le malade y étant décidé, il la pratiqua, le 4 Avril, de la manière suivante :

Dans un premier temps, il fit, en suivant le rebord inférieur de l'orbite, une incision de 2 centimètres environ. Un second temps consista dans la traction en bas du cartilage tarse : ce second temps, qui est très-difficile, et très-long lorsqu'on se sert de pinces ordinaires, fut rendu très-simple par l'usage que fit M. Pamard.de son crochet pour la pupille artificielle (1), qu'il introduisit fermé, couché à plat, pour l'ouvrir en le relevant lorsqu'il fut parvenu au bord du cartilage. Dans un troisième temps, on réunit les lèvres de l'incision au moyen d'é-pingles fines et de la suture entortillée, en ayant soin de retenir entre elles la conjonctive et le cartilage.

Le malade fut tenu à la diète et aux boissons rafraîchis-santes. Il ne se manifesta pas la moindre inflammation. Au cinquième jour, les épingles tombèrent; la cicatrice était complète le septième, et l'œil, plus ouvert qu'avant l'opération, avait repris sa forme presque normale.

Cette observation ne nous présente rien de positif quant à la source du mal. Champetier l'a-t-il contracté en exer-çant la profession de vidangeur? On sait que c'est une cause souvent invoquée pour expliquer le développement du charbon. Il est plus probable que c'est en aidant à charger le bœuf, qui était peut-être malade, qu'il a été infecté. Il est, en effet, reconnu que la pustule maligne est toujours communiquée à l'homme par les animaux encore vivants ou leurs dépouilles.

Si nous ignorons la source du mal, nous ne pouvons pas douter de sa nature; les symptômes observés permet-tent facilement de la reconnaître. A sa marche lente d'abord, à la cuisson fixe sur la pommette, à la couleur de l'ulcération superficielle, au défaut des symptômes généraux qui, comme on a pu le voir dans l'observation,

---

(1) Voir, pour la description de ce crochet, les *Mémoires de chirurgie pratique* de M. Pamard que nous avons analysés dans la *Gazette Mé-dicale de Montpellier* (15 Mai 1845).

ne se manifestent que cinq jours après le début de la maladie, à la rapidité de la guérison une fois que le principe morbide a été détruit; à tous ces signes, dis-je, on ne saurait méconnaître la pustule maligne. Nous n'insisterons pas ici pour la distinguer du charbon : ce fait est simple et ne peut présenter aucune analogie avec cette dernière maladie. Point de malaise, point de fièvre, point de symptômes généraux dès le début; le mal est tout local. Quelle différence entre cette marche et celle du charbon! Dans ce dernier, au contraire, la maladie est d'abord générale et n'est, à vrai dire, jamais localisée. Ceux qui ont voulu confondre le charbon et la pustule maligne en une seule maladie, et qui n'ont vu dans ces deux états morbides que des degrés divers d'une même affection, *l'affection charbonneuse*, se reconnaissant toujours à la fièvre qui l'accompagne et qu'ils ont appelée du même nom, peuvent-ils voir dans le fait précédent une confirmation de leur opinion? Il faudrait pour cela que la fièvre charbonneuse accompagnât toujours la pustule maligne; il faudrait qu'une fois développée, cette fièvre ne disparût pas tout de suite et comme par enchantement, dès que les symptômes locaux perdent de leur gravité. Cette fièvre, ne se développant que lorsque l'état local est déjà très-aggravé, marchant avec lui et disparaissant avec lui, nous paraît n'être, lorsqu'elle existe, qu'une fièvre de réaction indiquant qu'ici, comme dans toute lésion grave, l'économie entière prend part à la lésion et use de ses forces pour réagir contre elle. Nous sommes loin de nier le caractère particulier, spécifique, que cette fièvre tire de l'impression du virus sur les forces, et nous nous gardons bien de confondre cette fièvre avec la fièvre traumatique ordinaire; mais qu'elle soit le caractère fondamental de la pustule maligne comme elle est celui du charbon, que ce caractère soit commun à ces deux affections, et que d'après lui on soit autorisé à les confondre, c'est ce que nous ne saurions accorder. Le fait précédent serait une preuve suffisante du contraire, à notre avis, si les faits nombreux de pustule maligne non accompagnée de fièvre, déjà publiés, ne l'avaient pas établi depuis long-temps.

D'un autre côté, nous croyons que les symptômes généraux qui ne se manifestèrent que le cinquième jour chez Champetier, auraient pu ne pas tarder autant, si le traitement local n'avait pas été aussi actif; et, par contre, nous sommes porté à penser qu'une cautérisation avec le fer rouge dès le principe en aurait prévenu le développement, comme on l'a observé souvent par ce moyen ou par tout autre. Ceci nous démontre la nécessité de reconnaître parfaitement, de diagnostiquer de prime-abord, s'il est possible, une affection qui peut devenir si grave lorsqu'on n'a pas le soin de la prévenir. Car, quoi qu'en dise M. Vidal (1), qui prétend que le pronostic de la pustule maligne ne saurait être fâcheux, la rapidité de son développement, le danger de la fièvre charbonneuse lorsque l'intoxication générale a lieu, les cicatrices désagréables et les désorganisations qu'elle peut amener quelquefois, nous font un devoir d'agir promptement et d'agir avec énergie lorsqu'un malade se présente avec les signes, souvent douteux, d'une pustule maligne à sa première période.

---

(1) Vidal, Traité de pathologie externe et de médecine opératoire, tom. Ier, pag. 183, 1re édition.

Dans le cas que nous citons, le mal fut reconnu immédiatement et pour ainsi dire à son début; un traitement énergique, on pourrait dire le traitement par excellence, fut appliqué au même instant, et on a pu voir avec quelle difficulté le mal fut conjuré tout en laissant des traces graves de son passage.

Aurait-on dû, dès le principe, avoir recours à des moyens généraux? La saignée, par exemple, qui semblait indiquée par la force de la constitution et le tempérament sanguin de Champetier, convenait-elle dans cette circonstance? Nous ne le pensons pas, et voici pourquoi. L'observation démontre que les gens qui, comme lui, sont occupés aux travaux rudes de la campagne, se nourrissant mal et travaillant beaucoup, leurs forces radicales sont réduites à peu de chose; aussi les saignées générales, qui semblent devoir effleurer à peine ces constitutions puissantes, produisent-elles, au contraire, un affaiblissement qui est souvent funeste. Mais, en outre, on sait que la nature septique des affections charbonneuses déprime toujours l'individu; aussi faut-il lui conserver les forces jusqu'au moment où les symptômes d'ataxie se manifesteront. Nous l'avons vu; chez Champetier, il n'y a pas eu de signes de réaction, et pourtant cet homme était tellement constitué, qu'on pouvait presque s'attendre à ce que toute maladie prendrait le caractère inflammatoire chez lui. Quels reproches n'aurait-on pas eu à se faire, si, ce malade ayant été affaibli dès les premiers jours, les symptômes ataxiques qui se manifestèrent le cinquième jour ne s'étaient pas dissipés aussi facilement; si la nature, n'ayant plus la force de lutter avec avantage contre le principe morbifique, avait dû succomber dans cette lutte!

Une diète sévère ne convenait pas mieux tant que les symptômes locaux existaient seuls ; d'abord parce que le sujet eût été trop affaibli, et ensuite parce que les gens comme Champetier sont habitués à prendre peu de substance réellement nutritive sous une grande masse d'aliments : ce qui fait que les organes digestifs, habitués à un grand travail élaboratoire, se trouvent très-mal de l'inaction où ils sont plongés par l'abstinence. Aussi, sans s'exposer à aggraver la maladie par une alimentation outre mesure, eut-on le soin de permettre des potages et un peu de vin de temps en temps.

Nous avons déjà dit qu'on avait eu recours à la cautérisation comme au moyen par excellence. On a pu voir, dans l'observation, de quelle manière elle fut pratiquée. Deux applications de beurre d'antimoine précédèrent celle du fer rouge. Il serait important de savoir, dans le cas où la cautérisation est jugée nécessaire, si c'est au fer rouge ou aux caustiques qu'on doit avoir recours. En restreignant cette question aux cas où il s'agit de détruire un virus déposé sur un point extérieur de l'organisme, beaucoup de praticiens l'ont jugée *à priori* et ont prétendu que les caustiques suivaient mieux les traces de ce virus, atteignaient mieux les irrégularités de la plaie où il était déposé, surtout lorsque, comme le beurre d'antimoine, ils étaient mous ou liquides, ou pouvaient devenir tels par leur application. Le fer rouge serait donc loin d'être préférable dans ces cas. Si nous avions le droit de nous prononcer, nous dirions que cette idée, qui peut être vraie lorsque le virus se présente comme mélangé à une substance liquide ou mi-liquide, ne peut l'être lorsqu'on a affaire à un virus impondérable, ou du moins pouvant être supposé tel jusqu'à ce que son essence nous soit démontrée. Ainsi , nous croyons que les agents chimiques conviennent lorsqu'il s'agit de détruire le virus rabique déposé sur la partie par la salive de l'animal enragé , qui peut en être regardée comme le véhicule ; il en sera de même s'il s'agit du virus syphilitique qui est mélangé au pus. Mais si l'on a affaire à une pustule maligne dont le principe inconnu dans son essence ne nous paraît pas avoir de véhicule attaquable, l'action du cautère actuel étant plus rapide, modifiant la vitalité des parties avec plus d'énergie, nous paraît se rapprocher davantage de celle du virus qu'il attaque, s'identifier davantage avec lui, si je puis m'exprimer de la sorte. Dès lors, elle devra le neutraliser plus sûrement. Cette opinion ne nous paraît pas dénuée de fondement. Le raisonnement ne saurait la contredire, comme nous venons de le voir, et le fait qui a donné lieu à ces réflexions semble l'appuyer. La cautérisation répétée avec le beurre d'antimoine, dont on ne contestera pas l'activité (nous avons dit qu'il était en cristaux, M. Pamard le préférant sous cette forme pour avoir la certitude qu'il n'est pas altéré par une trop grande quantité d'eau absorbée), n'a pas enrayé les symptômes, et ce n'est que par le fer rouge que nous avons pu nous rendre maître du mal. Nous devons ajouter, d'ailleurs, que la réaction qui suit l'application du cautère actuel est plus vive, que la fluxion qu'elle détermine est plus active et paraît avoir plus d'énergie pour expulser le virus, si l'action du fer rouge ne suffit pas pour le neutraliser. C'est ce que l'observation démontre. Il suffit de voir combien l'engorgement qui suit l'application du fer rouge est plus considérable que celui qui suit la cautérisation par les agents chimiques. Loin de nous certainement l'idée de vouloir poser un principe en l'appuyant d'un seul fait ! Mais nous croyons que les praticiens qui sont à même de voir beaucoup de pustules malignes pouraient élucider cette question.

Nous passons sous silence les moyens locaux ou généraux de peu d'importance qui ont été employés comme adjuvants de la cautérisation ; nous remarquerons seulement qu'ils ont facilité la chute de l'escarre, et contribué par là à donner à la plaie qui l'a suivie un bon aspect qui a hâté la cicatrisation.

On a vu que des symptômes généraux indiquant la fièvre charbonneuse ont paru au cinquième jour. A quoi faut-il attribuer leur disparition rapide ? Est-ce au changement heureux survenu dans l'état local ? Est-ce aux moyens employés pour les combattre ? Est-ce à la bonne constitution de l'individu ? Je crois que chacune de ces conditions y a contribué pour sa part, à moins qu'on ne veuille penser que les trois jours pendant lesquels la fièvre charbonneuse a duré ont suffi à son développement et à sa terminaison naturelle ; ce qui me semble aux moins un peu hasardé, d'autant plus que nous n'avons observé aucun phénomène critique.

On sait combien sont graves les lésions que la pustule maligne laisse quelquefois à sa suite. Celle qui est survenue en cette circonstance, sans être des plus dangereuses, ne laissait pas que de présenter une certaine importance. En effet, Champetier avait eu une maladie des paupières qui pouvait causer de l'affaiblissement et de la gêne dans les fonctions de la vue. Pour lui surtout, qui, en travaillant la terre, était sans cesse exposé à l'action de la lumière, à celle de la poussière, il était évident qu'il allait être en butte à des ophthalmies très-

douloureuses et san fin, dont le moindre inconvénient
était de l'empêcher de pourvoir à son existence

L'ectropion avait donc chez lui une gravité incontestable. On a vu comment il y fut remédié. A l'époque où
l'opération décrite plus haut fut pratiquée, nous ne
connaissions pas le procédé de M. Dieffenbach, qui se
rapproche beaucoup de celui-ci. Nous avons tout lieu
de croire que, si M. Pamard le connaissait, il ne l'avait
pas présent à sa mémoire dans ce moment. Nous ne
disons pas ceci pour contester à M. Dieffenbach le mérite
de l'invention, nous n'aurions pas beau jeu de le faire ;
nous tenons seulement à faire remarquer que souvent les
procédés opératoires sont suggérés à leurs auteurs par
l'indication vraie qu'il s'agit de saisir et de bien comprendre ; que cette indication est souvent si évidente ,
si nette , que l'opérateur frappé s'arme de l'instrument
à sa seule vue et réussit parfaitement sans avoir eu besoin
de méditer sur ce qu'il allait faire. Quelquefois le procédé, ainsi découvert pour un cas particulier , devient
applicable tel quel ou avec de légères modifications
à un très-grand nombre de cas, et est érigé en méthode ;
plus souvent il ne convient qu'au cas pour lequel il a été
inventé et auquel on en a fait l'application. C'est ce qui
nous paraît devoir être le sort de celui-ci. Quoi qu'il en
soit, Champetier s'en est bien trouvé , et a pu reprendre
ses pénibles occupations sans danger. Nous l'avons vu
long-temps après ; nous l'avons guéri d'un abcès du sac
lacrymal, et nous pouvons dire qu'il ne présentait que
la cicatrice de la perte de substance qui suivit la chute
de l'escarre. Elle était très-superficielle et imprimait une
difformité très-peu apparente à la joue.

L'ouverture palpébrale de ce côté était toujours un peu

moins grande que celle du côté opposé, mais on s'en apercevait à peine.

Quant à l'incision faite pour guérir l'ectropion, elle ne laissait pas de trace. Nous ne saurions donc être de l'avis de M. Vidal, qui dit, en parlant du procédé de M. Dieffenbach : « Il est évident que ce procédé est difficile........, et il est à craindre que la difformité qu'il produit ne soit pire que celle qu'il était destiné à faire disparaître (1). » Ces deux assertions sont-combattues victorieusement par le fait que nous venons de rapporter. Le résultat lui-même de ce fait détruit la dernière qui n'est d'ailleurs qu'hypothétique ; et la modification apportée au mode opératoire par l'usage que M. Pamard a fait de son crochet, n'en détruit pas moins heureusement la première.

---

(1) Ouvr. cit., tom. III, pag. 512.

LETTRE

A M. LE RÉDACTEUR DE LA REVUE THÉRAPEUTIQUE DU MIDI

SUR LES

EFFETS DE L'ACIDE ARSÉNIEUX

DANS LE TRAITEMENT DES FIÈVRES INTERMITTENTES.

LETTRE

A M. LE RÉDACTEUR DE LA REVUE THÉRAPEUTIQUE DU MIDI

SUR

LES EFFETS DE L'ACIDE ARSÉNIEUX

DANS LE TRAITEMENT DES FIÈVRES INTERMITTENTES.

MONSIEUR,

La lecture des intéressants articles que vous avez publiés récemment dans votre journal, sur les propriétés fébrifuges de l'acide arsénieux, m'a rappelé des expériences qui furent faites en 1842 à l'hôpital d'Avignon, où j'étais interne, par M. le docteur J. Martin, alors médecin en chef de cet hôpital.

Permettez-moi de vous signaler certaines observations que je pus faire dans ce moment, et qui me paraissent de quelque importance dans l'histoire de l'acide arsénieux considéré comme agent thérapeutique. Vous jugerez si elles méritent la publicité.

Placé, à certains égards, dans des conditions analogues à celles de l'hôpital St-Éloi de Montpellier, l'Hôtel-Dieu d'Avignon reçoit un très-grand nombre de malades, atteints de fièvres intermittentes, qui lui viennent, soit du Château-d'Avignon, dont une bonne partie des travailleurs vient à l'hôpital de Montpellier ; du Pontet, petit village peu éloigné d'Avignon, et sur les bords du Rhône, où des exploitations de divers ordres attirent une population nombreuse ; des fabriques situées sur les diverses branches de la source de Vaucluse et sur les bords de la Durance ; soit de l'Algérie, qui envoie en France un grand nombre de soldats licenciés, en congé de convalescence, ou changeant de garnison, et surtout, au moins pendant les deux années que j'ai passées dans cet hôpital, un grand nombre de colons, presque tous Alsaciens, qui rentraient dans leur pays, rapportant d'Afrique des maladies le plus souvent incurables, au lieu de la fortune qu'ils y étaient allés chercher.

Cette dernière partie de la population des fiévreux se renouvelait assez rapidement : dès qu'un ou deux accès avaient manqué, dès qu'ils étaient un peu restaurés, ces passagers continuaient leur route au moins jusqu'à l'hôpital voisin. Mais il n'en était pas de même de la partie des fiévreux domiciliés dans les environs d'Avignon. Celle-ci restait ordinairement jusqu'à ce qu'elle eût raison de croire à une guérison certaine ; et si quelques-uns rechutaient, ils ne manquaient pas de reparaître dans les salles, ou au moins à la consultation de l'hôpital.

C'est surtout sur ces malades que l'acide arsénieux a été administré. C'étaient en général des montagnards de l'Ardèche ou de la Drôme, descendus à Avignon pour l'exploitation de la garance ou de la soie. Ils étaient fort robustes, bien taillés, à tempérament lymphatico-sanguin, et dans la force de l'âge. Je n'ai pas souvenir que nous ayons donné de l'acide arsénieux à des femmes, et je n'en trouve aucun exemple dans mes notes.

Ce médicament était administré en poudre dans du sucre de lait, d'après la formule suivante ou une formule semblable.

Pr : Acide arsénieux 5 centigrammes.

Sucre de lait 5 grammes.

Mêlez très-exactement et divisez en 100 prises égales.

On administrait ordinairement une de ces prises trois heures avant le moment présumé de l'accès.

Lorsque les malades avaient pris deux ou trois jours de suite 1/100 de grain d'acide arsénieux sans que la fièvre intermittente fût modifiée d'une manière avantageuse, et qu'il n'y avait aucune contre-indication, M. Martin donnait quelquefois 1/50, et, plus tard, 1/15 et 1/13 de grain ; une ou deux fois seulement il est arrivé jusqu'à 1/5. Ordinairement ces doses plus fortes étaient administrées en deux ou trois fois; mais si les accès étaient rapprochés ou assez intenses, il ne craignait pas de donner 1/50 et même 1/13 de grain en une prise.

Avant d'administrer l'acide arsénieux, il avait grand soin de ne pas négliger de combattre les complications qui pouvaient exister. Ainsi, tantôt l'ipécacuanha était donné dans le but d'éliminer des saburres existant dans les premières voies ; tantôt une saignée générale faisait disparaître un état de turgescence, ou quelques sangsues appliquées au creux de l'estomac écartaient une irritation gastrique, etc.

Nous devons ajouter que rien n'était changé dans le régime des malades soumis à l'acide arsénieux qui était le régime ordinaire de l'hôpital, réglé suivant les cas, contrairement aux préceptes donnés depuis peu, et que vous avez heureusement mis en pratique; préceptes qui veulent que les sujets qui prennent de l'acide arsénieux soient copieusement nourris, et prennent une certaine quantité de vin et d'autres toniques.

Enfin, nous avions grand soin de laisser ignorer au malade la nature du médicament que nous prescrivions sous le nom de *metallum album* : cette précaution n'est pas inutile. Si on a à traiter des gens peu instruits, ils peuvent avoir de la répugnance pour un agent dont ils ne connaissent que les propriétés toxiques, et alors ils feront tout ce qu'ils pourront pour tromper le médecin et lui faire croire qu'ils ont pris des doses qu'ils ne manqueront pas de jeter. Bien plus, ils concevront quelquefois des soupçons sur le but du médecin, surtout dans un hôpital, où le vulgaire n'est pas encore convaincu, comme il devrait l'être, que l'intérêt du malade domine toutes les préoccupations du médecin.

L'acide arsénieux fut administré, avec toutes les précautions indiquées déjà, d'abord contre les fièvres tierces, et un petit nombre cédèrent à ce médicament. Les fièvres quartes résistèrent d'une manière générale. Les fièvres quotidiennes ne furent pas soumises à ce traitement, soit qu'il ne s'en présentât pas un assez grand nombre dans le moment où ces études étaient faites, soit plutôt parce qu'on ne voulut pas, avec un agent dont l'efficacité n'était pas encore démontrée, perdre du temps en face d'accès graves qu'on craignait devoir s'invétérer. Enfin il fut aussi essayé contre ces fièvres anciennes et rebelles qui se caractérisent par une série de rechutes, dues souvent à la négligence que mettent les malades à garder les précautions hygiéniques nécessaires, et à suivre une diététique convenable, et qui se manifestent par des accès peu réguliers dans l'époque de leur apparition et dans leur intensité; ces fièvres, enfin, qu'on a qualifiées du nom d'*erratiques*.

Voici les effets de l'administration de l'acide arsénieux qui nous ont le plus frappé :

1o Ce médicament a été en général sans effet contre les fièvres à type régulier, qu'il fût tierce ou quarte ; si quelquefois les accès ont été suspendus, ils n'ont pas tardé à se reproduire, et toujours le sulfate de quinine auquel on avait recours en définitive en a triomphé. Peut-être nous objectera-t-on que les doses que nous administrions étaient trop faibles ; mais nous ferons remarquer que les guérisons que nous avons observées ont été obtenues par les plus faibles doses, tandis que nous n'en avons jamais constaté avec 1/13 ou 1/5 de grain.

2o Parmi les malades atteints de fièvres erratiques, plusieurs ont été guéris radicalement par l'acide arsénieux, et nous sommes autorisé à croire qu'ils n'ont pas rechuté, parce qu'ils ne se sont pas représentés à l'hôpital. Il faut remarquer que ces fièvres, que tout le monde sait être très-rebelles, ont cédé à des doses faibles de la préparation arsenicale.

3o Aucun des malades traités par l'acide arsénieux ne nous a présenté de signe d'empoisonnement.

4o Dans le cas où les accès n'étaient pas supprimés, il nous a semblé que la sueur était plus longue et plus abondante que dans les accès qui avaient précédé l'administration du remède. Par contre, les urines étaient plus rares ; celles-ci ne présentaient pas de changement dans le sédiment briqueté qu'elles offrent d'habitude.

5º La peau devenait plus terreuse, plus sèche, et ces phénomènes augmentaient si l'usage du remède était continué.

6º Il s'est présenté, en général, chez ceux qui ont été guéris, un état de pâleur et de bouffissure de la peau très-caractérisées. Il y avait œdème sous-cutané, surtout à la face et aux extrémités inférieures.

7º Enfin, le symptôme qui nous a le plus frappé et qui a été l'une des causes principales de la répugnance que nous avons eue à continuer l'administration de l'acide arsénieux, c'est qu'un grand nombre de malades qui en avaient pris ont eu des hémorrhagies passives par la muqueuse buccale, nasale, ou par celle du rectum. Un seul a rendu du sang par l'anus ; deux ont eu des hémorrhagies gingivales qui se sont reproduites plusieurs fois. Nous n'avons jamais vu survenir la salivation, qui a cependant été notée par le docteur Jones (1). Enfin sept ont eu des épistaxis abondantes, et, parmi ces derniers, deux qui occupaient des lits bien placés dans une partie de la salle très-aérée, près de la chapelle, et qui étaient jeunes et robustes, nous ont présenté cette particularité que l'hémorrhagie nasale se reproduisait chaque fois qu'ils prenaient de l'acide arsénieux, et ne paraissait jamais le jour où ce remède n'était pas administré. Nous devons dire qu'ils ont été de ceux chez lesquels la fièvre intermittente, qui n'avait pas de type régulier, a été complètement guérie. Nous ajouterons, en terminant, qu'ils ont été tellement affaiblis, que M. Martin a cru utile,

---

(1) Voyez le *Dictionnaire de mat. méd.* de Mérat et Delens, suppl., pag. 66.

avant de les renvoyer, de leur faire prendre pendant quelque temps des préparations ferrugineuses, et de les soumettre à l'usage du lait. Il s'est conduit de même chez plusieurs autres malades qui avaient été débilités par l'acide arsénieux, ou peut-être par les fièvres dont ce médicament ne pouvait arrêter les nombreux accès.

Tels sont, M. le Rédacteur, les observations que nous avions faites, M. Martin et moi, en 1842. Depuis lors, j'ignore si le praticien distingué d'Avignon a repris ses expériences, et s'il persiste dans nos conclusions, qui étaient que l'arsenic est un agent trop infidèle pour qu'on oublie ses dangers et les accidents que nous avons cru dépendre de son action; et malgré les assertions du docteur Boudin, sur la foi duquel nous avions essayé ce remède, nous étions bien résolus à ne plus l'employer.

Cependant, il y a environ un an que, ne pouvant venir à bout de supprimer une fièvre intermittente chez une dame de cette ville qui avait pris inutilement de la quinine à plusieurs reprises, et toujours avec les précautions que nécessitent des cas pareils, et ayant observé que ce remède produisait de fâcheux effets sur le système nerveux en général, et en particulier sur les nerfs de la vision et de l'audition (1), je résolus de recourir à l'acide

---

(1) Chaque fois qu'elle prenait de la quinine, soit par l'estomac, soit par la peau, même à petites doses, elle éprouvait un tremblement très-marqué dans les membres, des bourdonnements dans la tête, devenait presque complètement sourde, voyait les objets trembloter, et ne les distinguait que d'une manière confuse. Ces phénomènes diminuaient d'intensité à mesure qu'on s'éloignait du moment où le remède avait été administré, et cessaient tout-à-fait au bout de deux ou trois jours.

arsénieux que je prescrivis à la dose de 5 centigrammes
en 12 pilules. Mais le pharmacien auquel on s'adressa
ayant eu l'imprudence de manifester des craintes sur le
danger qu'il y avait à prendre ce remède, qu'il eut le
tort de faire connaître, elle me témoigna de la répugnance, et je ne crus pas devoir insister.

Enfin, il y a environ huit mois que Mᵐᵉ C...., atteinte
d'une lésion organique de l'utérus, éprouvait des exacerbations qui se reproduisaient tous les deux jours régulièrement à la même heure, et présentaient exactement les
trois stades d'un accès ordinaire de fièvre intermittente.
Quoiqu'il n'y eût pas de doute pour moi que les exacerbations étaient sous la dépendance de la lésion organique,
je crus que je devais faire mon possible pour les faire
cesser, attendu qu'elles minaient la constitution de la
malade et diminuaient les forces que sa lésion utérine
usait d'un autre côté. Après avoir employé inutilement
les émollients et les tempérants, j'administrai le sulfate
de quinine qui les supprima. Elles se reproduisirent une
seconde fois, et le même médicament produisit le même
effet; mais je ne fus pas aussi heureux une troisième fois.
Alors j'eus recours à l'acide arsénieux. Trois pilules, contenant chacune 1 douzième de grain, furent administrées
de trois en trois heures, en ayant soin de commencer
neuf heures avant l'accès; celui-ci ne reparut pas dès
le premier jour. Le lendemain, Mᵐᵉ C..... prit deux pilules
six heures avant l'accès qui manqua encore. Elle continua la même dose le troisième jour. Le quatrième et le
cinquième, elle ne prit qu'une pilule; le huitième elle en
prit encore deux.

Ce traitement nous réussit complètement, et nous
passâmes deux mois et demi sans voir reparaître ces

exacerbations, qui, outre qu'elles affaiblissaient beaucoup la malade, comme nous l'avons dit, nous empêchaient de continuer le traitement dirigé contre la lésion organique.

Plus tard, ces espèces d'accès s'étant reproduits à la suite d'une vive sensation morale, j'eus recours au même médicament et avec le même succès. Mais il y a environ deux mois que l'acide arsénieux est devenu lui-même aussi inefficace que le sulfate de quinine. Quoique je l'aie continué long-temps, que je l'aie donné en potions au lieu de le mettre en pilules, et que j'en aie augmenté la dose, les exacerbations ont continué et n'ont enfin cédé qu'à la *toile d'araignée*, administrée à la dose et de la même manière que le sulfate de quinine. Depuis l'administration de ce remède, la malade n'avait pas eu d'autres accès, lorsque, la semaine dernière, elle en a eu trois de suite qui ont cédé à 40 centigrammes de sulfate de quinine pris en un jour. Elle a continué ce dernier remède en diminuant la dose pendant quelques jours, et elle va aussi bien que possible.

Agréez, etc.

Montpellier, le 5 Juillet 1850.

CONSIDÉRATIONS CLINIQUES

sur

LE CHANCRE ET LE BUBON.

11

CONSIDÉRATIONS CLINIQUES

SUR

LE CHANCRE ET LE BUBON.

COMPTE-RENDU DU SERVICE DES VÉNÉRIENS A L'HÔPITAL-GÉNÉRAL DE MONTPELLIER EN 1855.

Au 1er Janvier 1845, les salles du Dépôt de police (Hôpital-Général, section des vénériens) contenaient 51 malades, dont 26 hommes et 25 femmes.

Dans le courant du premier quadrimestre de cette année, c'est-à-dire du 1er Janvier au 30 Avril inclusivement, il est entré dans ce service 29 hommes et 38 femmes. Les nombreux étudiants en médecine qui suivaient les visites et les cliniques de M. Broussonnet fils, médecin en chef de l'Hôpital-Général, ont donc eu sous les yeux, dans les quatre mois de Janvier, Février, Mars et Avril, 118 vénériens hommes ou femmes.

De ce nombre, 71 (36 hommes et 35 femmes) sont sortis de l'hôpital. Parmi les femmes, deux seulement sont sorties avant leur guérison et pour des raisons particulières. Il n'en est pas de même pour les hommes. En effet, plusieurs, soit parce qu'ils sont pensionnaires et ne peuvent pas faire les frais d'un traitement prolongé, soit parce qu'ils croient pouvoir reprendre sans inconvénient leur travail, ressource d'une famille dont ils sont le soutien, s'empressent de sortir avant que leur traitement soit terminé. Nous pouvons dire cependant que deux seuls sont sortis avec des symptômes vénériens : chez tous les autres, la maladie était guérie, et on peut facilement leur pardonner, à eux qui appartiennent, le plus grand nombre, à une classe ignorante, de ne voir pas plus loin que ces médecins qui ne soupçonnent même pas l'existence de l'affection, et qui croient avoir parfaitement guéri le malade lorsqu'ils l'ont délivré des symptômes. Heureusement ces médecins ne sont pas nombreux aujourd'hui pour ce qui regarde la syphilis, à laquelle la plupart reconnaissent le triste privilége d'exister en germe, et de pouvoir se reproduire alors même que les symptômes ont été guéris, si on n'a pas eu le soin de détruire le principe même de la maladie, ou, pour nous servir du langage de l'École de Montpellier, l'affection, par un traitement spécifique prolongé d'une manière convenable.

Tous les malades admis dans l'hospice présentaient des symptômes syphilitiques ou pouvant être regardés comme tels, deux exceptés. Nous allons transcrire l'histoire de ceux-ci; on verra chez ces deux hommes une forme malheureusement trop fréquente de l'hypocondrie, contre laquelle la médecine peut encore moins peut-être que contre toutes les autres formes de cet état morbide, et qu'on pourrait appeler *hypocondrie syphilitique*, ou mieux *monomanie syphilitique*.

Ceux qui en sont atteints sont l'opposé des malades dont je parlais plus haut et qui se croient guéris, alors qu'ils portent encore leur affection en germe. Ceux-ci, au contraire, se croient, si je puis m'exprimer ainsi, sous l'empire de la syphilis, quoiqu'ils n'en présentent point de signe et qu'ils n'en aient jamais été atteints ; quelquefois ils en font remonter la cause à une maladie vénérienne contractée antérieurement et dont ils ne se croient pas guéris, comme le malade qui fait le sujet de notre première observation ; ou, bien plus, comme le second, ils l'attribuent à une maladie quelconque ou à des symptômes vénériens qu'ils n'ont jamais eus. Ce qu'il y a de plus désolant pour le médecin, c'est qu'ils s'adressent à lui, persuadés qu'il ne peut les guérir et qu'ils porteront le mal dans la tombe ; aussi ne se tiendraient-ils pas pour guéris lors même qu'ils auraient fait le traitement le plus complet, le mieux dirigé, et qu'ils auraient pris souvent plus de mercure qu'il n'en faut pour guérir dix syphilitiques.

Le premier de ces malades est le nommé Pour... (Jean), âgé de 25 ans, domicilié à Mâcon, où il exerce la profession de vannier. Cet homme, d'un tempérament lymphatique, d'une constitution des plus robustes, présente un embonpoint remarquable ; il a toute l'apparence extérieure d'une santé parfaite, les cheveux et les yeux noirs, la peau blanche, contrairement à ce que certains disent des hypocondriaques auxquels ils attribuent au plus haut point le teint bilieux. Sa figure, indiquant un bel embonpoint, est empreinte de tristesse et exprime les plus profondes angoisses ; il se couvre avec un soin minutieux et ne marche qu'à pas comptés, de crainte d'augmenter ses douleurs.

Il s'est toujours bien porté, et n'a eu dans toute sa vie

d'autre maladie que la gale, qu'il contracta à l'âge de 12 ans, et dont il fut bien guéri après un mois de traitement.

Marié à 18 ans, il a eu plusieurs enfants sains, et a bien vécu avec sa femme jusqu'à la fin de 1843. Dans le courant de l'année suivante, la coquetterie et l'inconduite de cette dernière amenèrent la séparation des époux. En même temps Pour... contracta une blennorrhagie qui fut guérie par la potion de Chopart, le baume de copahu et quelques injections astringentes. C'est à cette époque qu'il fait remonter sa maladie actuelle. Les premiers symptômes qu'il observa furent une constipation opiniâtre et une chaleur brûlante dans tout le corps qui était, dit-il, devenu tout vert. Les bains généraux, les bains de siége, les lavements, les laxatifs de toute sorte, tels furent les moyens employés avec persévérance pendant six mois sans produire de résultat notable. Il est inutile de dire que le malade consulta tous les médecins de Mâcon et des environs, après quoi il entra à l'hôpital de cette ville où il prit pendant un mois de la tisane de séné, des bains, et tint un cataplasme sur l'abdomen. Ce traitement ne produisit pas un meilleur effet. Pour... se rendit à l'Hôtel-Dieu de Lyon, où il prit pendant long-temps du sirop de cinq racines et autres remèdes dépuratifs. Retourné à Mâcon, il ne put y rester long-temps et fut envoyé à l'hospice de l'Antiquaille de Lyon : là il prit un nombre indéterminé de pilules dont il ignore la nature ; plus tard il en prit d'autres (environ 80) qui contenaient de la valériane et du mercure. Il n'attribue à ce traitement que de mauvais effets. C'est à la même époque qu'on lui appliqua sur les régions iliaques des moxas dont il porte les cicatrices.

Tous ces moyens furent inutiles, et Pour... sollicita

et obtint d'être envoyé à Montpellier aux frais du département de Saône-et-Loire.

Entré à l'Hôpital-Général le 3 Février 1845, il nous fait le récit des détails que nous venons de donner, et déclare sentir dans tout son corps des démangeaisons vives ; d'un autre côté, il nous assure que ses membres sont comme morts, qu'il ne les sent pas, qu'il éprouve dans toute sa personne comme le froid du cadavre, et, pour nous en convaincre, il nous invite à faire des incisions dans ses chairs que nous trouverons en outre granulées. Toutes ses humeurs sont congélées, et la respiration en est gênée. Il éprouve des douleurs sans caractère dans toutes les articulations ; son nez et son cerveau sont pris. Il se plaint surtout de l'atonie des organes génitaux qui dure depuis long-temps, et qui le met dans l'impossibilité de contracter une nouvelle blennorrhagie, qui le débarrasserait de la matière morbifique que la suppression de la première a laissée dans son corps et qui est la source de tous ses maux.

Telle est l'énumération des symptômes que Pour... nous fait de lui-même et sans ordre, en insistant sur tel ou tel, et accompagnant sa narration de gestes animés. Mais si nous le questionnons, si nous mentionnons une sensation particulière, il ne manque pas d'assurer qu'il ressent au plus haut degré les maux dont nous parlons. Le jour où nous avons recueilli son histoire, il est venu trois fois dans notre chambre nous faire part de sensations nouvelles, ou nous rappeler celles dont il nous avait parlé déjà.

Il a été observé avec beaucoup de soin et par tous les moyens possibles d'investigation, sans qu'on ait pu constater chez lui le moindre symptôme de syphilis, ni aucune lésion qui pût rendre compte des divers symptômes de tout genre qu'il accusait. Il avait seulement la langue un peu sale, ce qui, joint à la constipation dont il se plaignait, détermina M. Broussonnet à lui donner, le 6 Février, 60 grammes de sulfate de soude dans trois verres d'eau, qui amenèrent quatre selles dans la journée. Afin de bien constater son état, il fut gardé dans l'hospice jusqu'au 12 Février. Renvoyé ce jour-là, il alla se plaindre à la Préfecture d'où on le fit reconduire à l'infirmerie, en invitant M. le médecin en chef à déclarer par un certificat que sa maladie n'était pas du ressort de celles qu'on traite au Dépôt de police.

Dans la journée qu'il passa en ville, il ne manqua pas d'aller consulter plusieurs Professeurs ; enfin il fut renvoyé définitivement le 14 Février.

On le voit, Pour... n'a jamais eu qu'une simple urétrite contractée il y a un an, guérie depuis long-temps, et qui n'était peut-être pas syphilitique. Il a fait, selon toute apparence, à l'Antiquaille de Lyon, un traitement antivénérien que le médecin lui a prescrit apparemment pour le guérir de son hypocondrie, en entrant dans ses vues ; il ne présente aucun symptôme réel aujourd'hui, et cependant il est excessivement malheureux.

On remarquera le peu de fondement, la variété, le nombre des maux qui l'affligent et qu'il rapporte toujours à l'écoulement blennorrhagique supprimé à contre-temps. Il se porte bien, il a bon appétit, il jouit d'un embonpoint plus qu'ordinaire, d'une santé parfaite, et cependant il est sous l'empire d'une idée fixe qui le tourmente et ne cesse pas de lui persuader qu'il est malade. N'est-ce pas avec raison que nous disions tout à l'heure qu'on devrait classer ces malades parmi les monomaniaques? Le seul traitement qui puisse réussir chez eux est bien d'ailleurs le traitement de la folie. On peut quelquefois les rassurer en leur faisant accroire qu'ils prennent des mercuriaux , tandis qu'on ne leur donne que des remèdes insignifiants ; mais ce n'est pas toujours possible , et il y en a qui ne croient à l'efficacité d'aucune médication. Nous avons vu que Pour... était de ce nombre ; c'est pour cela que l'on n'essaya pas de le tromper.

Chez lui , une maladie vénérienne antérieure motivait jusqu'à un certain point la croyance qu'il était encore sous l'influence de la syphilis ; mais nous allons voir que cette idée poursuit aussi quelquefois des individus qui n'ont jamais contracté cette maladie.

Le nommé Plaz... (Jean), âgé de 34 ans , exerçant la profession de charpentier , né à Marmande (Lot-et-Garonne), est d'un tempérament nerveux , d'une constitution sèche ; il n'a jamais été malade. Son caractère violent et emporté lui a suscité diverses brouilleries qui l'ont forcé à quitter, à plusieurs reprises , la maison paternelle.

Il n'avait jamais eu de maladie vénérienne, lorsqu'en 1841 il vit paraître, sur la face interne de la joue gauche, un petit bouton qui disparut en deux jours et sans traitement. L'imagination et la défiance lui firent attribuer ce bouton au contact d'une langue impure. Il ajoute d'ailleurs que c'est à ce contact que se bornèrent les rapports qu'il eut avec la femme qu'il regarde comme la cause de sa maladie.

Quelques mois après la guérison de ce bouton , il ressentit, dans la gencive supérieure gauche, des élancements, de la cuisson et une douleur constante. La cause de ces symptômes fut attribuée à l'infection syphilitique communiquée par les rapports que nous avons signalés plus haut, et Plaz... a été poursuivi sans relâche par cette idée qui le tourmente encore aujourd'hui.

Il prétent que toute la partie où siége le mal est paralysée : il peut presser, inciser la gencive, la cautériser comme on l'a fait à plusieurs reprises, soit avec le caustique, soit avec le fer rouge, sans qu'il éprouve la moindre sensation douloureuse ou non. Cela ne l'empêche pas de ressentir dans cet endroit un fourmillement désagréable et continuel, qu'il compare à la sensation qu'on éprouve lorsqu'on est égratigné par saccades.

Pendant les quatre ans qu'il a porté ce mal, il a fait tous les remèdes que lui ont conseillés ses camarades et toutes les personnes de sa connaissance, et a consulté une foule de médecins qui se sont bornés, pour la plupart, à lui cautériser la gencive.

Il est entré à l'Hôpital-Général en Décembre 1844, et a été traité de la gale. Il demande alors en grâce qu'on le délivre de la vérole qui le rend si malheureux. On l'examine avec soin, et on s'assure qu'il n'a pas de symptôme vénérien. Pour lui complaire et agir sur son imagination malade, on lui donne pendant quelques jours des pilules avec la mie de pain, qu'il prend d'abord pour des pilules de Dupuytren; mais il soupçonne bientôt la supercherie, et demande un traitement par la liqueur de Van-Swieten, qu'il suit d'une manière régulière jusqu'à ce qu'il soit complet. Alors M. le Professeur Delmas, qui venait de prendre le service, veut le renvoyer; mais auparavant il s'assure encore une fois de l'état de la gencive qui est toujours aussi douloureuse pour le malade ; et, remarquant une dent qui commence à se carier, il en fait faire l'avulsion. Immédiatement après cette petite opération , le malade pleure de joie en déclarant qu'il est complètement guéri ; mais cela ne devait pas durer. Il revient dans la journée, prétendant qu'il est resté en place une partie de la dent qui renouvelle ses douleurs. Quoiqu'il eût sous ses yeux et qu'il tînt dans sa main sa dent parfaitement intacte qu'il avait conservée, nous ne pûmes jamais le convaincre de ce fait, et il s'en alla à regret, ne voulant pas croire que ce qu'il touchait en place de la dent était l'alvéole qui ne pouvait pas être recouverte encore.

Les jours suivants, il éprouvait les mêmes douleurs ; et, persuadé qu'on ne pourrait jamais le guérir, il sortit de l'hôpital le 9 Mai, en disant qu'il avait perdu une dent inutilement et que son mal serait le même.

En ville, il alla prier M. Broussonnet de lui arracher le reste de sa dent, et revint ensuite à M. Delmas , qui eut beaucoup de peine à s'en débarrasser.

Que conclure de cette observation? Il doit être évident pour tout le monde que le bouton apparu sur la joue de Plaz..., et qui a été pour lui la cause présumée de sa névralgie gingivale, n'était point de nature syphilitique : d'un autre côté, les antécédents du malade nous prouvent qu'il n'a jamais eu d'autre maladie vénérienne. On ne peut douter, dans ce cas, de la véracité du malade. Il est intéressé à prouver au médecin en chef qu'il a eu la syphilis, puisqu'il se croit aujourd'hui en butte à ses fâcheux effets contre lesquels celui-ci hésite de lui prescrire des remèdes. Il ne doit donc rien cacher de ses maladies antérieures; son récit est d'ailleurs empreint de vérité. En effet, il raconte les diverses circonstances qui peuvent avoir rapport à sa maladie avec des détails qui ont souvent excité l'hilarité des élèves qui suivaient les visites, et avec une naïveté qui, chez une personne plus intelligente, serait traitée de cynisme.

Ces préoccupations sont donc illusoires, au moins en ce qui concerne l'origine et la nature de la maladie; le défaut d'efficacité d'un traitement antisyphilitique le prouverait au besoin. Et pourtant quelle position fâcheuse que celle de Plaz...! Comme il est tourmenté par l'idée qu'il a la syphilis! quelle constance, quelle ténacité à le croire! N'est-il pas vrai que cette forme d'hypocondrie, qui se distingue par sa fixité et surtout par la reproduction constante de la même idée, se rapproche en quelque sorte de la monomanie en général? Et n'est-ce pas par les moyens employés contre cette dernière qu'on devrait traiter ces prétendus syphilitiques?

Nous avons rapporté ces deux observations avec quelques détails, parce que les faits de ce genre sont très-communs, et que souvent les médecins, se bornant à un examen superficiel et croyant à l'existence d'une maladie qu'un client ordinairement trop réservé dans ces cas vient leur déclarer, prescrivent trop facilement des anti-syphilitiques qui ne peuvent produire que des effets fâcheux. Cette manie ne s'observe pas seulement chez les hommes; nous pourrions citer plusieurs femmes mariées ou non qui sont dans le même cas, et, entre autres, une qui est entrée à l'Hôpital-Général après avoir ennuyé tous les médecins de la ville, et qui cependant n'avait point de maladie vénérienne, comme M. Broussonnet s'en est assuré. Je ne puis cependant oublier un capitaine en retraite d'Avignon qui vint me consulter, vers 1853, pour une affection pareille à celle de Plaz..... et qui est mort de tristesse à la suite de traitements très-nombreux dirigés par les meilleurs praticiens d'Avignon et de Montpellier. Ce Monsieur a fini même par persuader à sa femme qu'il lui a communiqué sa maladie, qui consistait en une prétendue sécrétion anormale des gencives; sécrétion peu considérable et sans mauvais caractère due à l'irritation provoquée dans les follicules muqueux par des explorations de tous les instants, par l'application de toute sorte de médicaments et par l'état du collet des dents. Il éprouvait en outre dans cet endroit la même sensation de déchirement que Plaz..... Mais cela nous entraînerait trop loin, et nous nous hâtons de revenir aux maladies syphilitiques.

Parmi les malades dont nous avons dit le nombre en commençant, les uns présentaient des symptômes primitifs; d'autres des symptômes secondaires; enfin un assez grand nombre avait des symptômes tertiaires. Nous choisissons de préférence, pour sujet de ces *Considérations*, l'étude du chancre et du bubon, parce que, parmi les malades traités, un grand nombre ont été atteints des deux symptômes qui nous occuperont.

CONSIDÉRATIONS CLINIQUES SUR LE CHANCRE.

I. *Définition*. Presque tous les auteurs se bornent à dire que le chancre est un ulcère syphilitique; quelques-uns cependant signalent les caractères principaux qui peuvent servir à le faire reconnaître. Parmi ces derniers se trouve Hunter, à qui nous emprunterons la définition suivante : le chancre est un ulcère arrondi, à bords taillés à pic, à fond grisâtre, entouré d'une aréole violacée, et soutenu par une base généralement indurée.

Cette définition serait incomplète si elle ne se trouvait accompagnée de développements que le syphilographe anglais ne pouvait négliger. En effet, cet auteur ne manque pas d'insister sur la nature *spécifique* de l'ulcère ; pour le prouver, nous ne lui emprunterons que ces mots : «Et quoique dans quelques-uns (chancres) l'inflammation ordinaire se répande beaucoup plus au loin, l'inflammation *spécifique* cependant est bornée à cette base (1). » Sans croire, commme Hunter, que l'inflammation, spécifique ou non, s'observe dans tous les chancres, nous adopterons cette définition, en faisant remarquer que tous les caractères qu'elle indique n'accompagnent pas toujours le chancre.

En effet, beaucoup de conditions, et entre autres la forme des parties qui en sont le siége, peuvent empêcher l'ulcère syphilitique primitif d'offrir la forme arrondie. Il en est de même de l'induration, qui n'est qu'un accident surajouté parfois au chancre, et n'en est pas un symptôme nécessaire. Du reste, tout ulcère à base indurée n'est pas un chancre : c'est un fait pour nous bien constaté. Nous en avons vu tout récemment une preuve chez un jeune homme à qui nous avons coupé le frein de la verge. Il n'avait point de maladie vénérienne, et cependant, la plaie ayant été cautérisée avec l'azotate d'argent afin d'arrêter l'hémorrhagie, nous pûmes constater que la base devint dure et présenta parfaitement cette dispo-

---

(1) Traité des maladies vénériennes par Hunter, traduit par Audiberti, 1787.

sition qui rappelle la résistance de la moitié d'un pois, et qui a été donnée comme le caractère du chancre induré. Pareille chose a été observée chez un étudiant qui avait de légères excoriations qu'il voulut cautériser afin de s'en débarrasser plus tôt. Il semble que la laxité du tissu cellulaire qui se trouve au-dessous de la peau des organes génitaux favorise le développement de cette induration qu'on observe dans les plaies de ces parties pour si peu qu'elles s'accompagnent d'irritation, et qu'on ne retrouve que rarement et dans des cas déterminés sur le reste de la surface du corps.

L'aspect violacé ne se retrouve pas non plus dans tous les chancres; il ne s'observe que dans une variété particulière.

Quoi qu'il en soit, ces faits démontrent qu'il ne faut pas se contenter d'un symptôme pour établir la nature chancreuse d'une ulcération donnée.

On aura de fortes présomptions et quelque raison de croire qu'un individu est atteint de chancres, s'il présente aux organes génitaux un ou plusieurs ulcères ayant les caractères que nous avons dit convenir à l'ulcération syphilitique primitive; mais ces présomptions acquerront bien plus de valeur si l'individu s'est exposé à contracter la syphilis, et surtout s'il a des motifs pour soupçonner la personne avec laquelle il a eu des rapports sexuels.

Une méthode d'investigation signalée surtout par M. Ricord, qui en a peut-être exagéré l'importance, vient encore fournir un caractère qu'il est urgent de ne pas négliger dans le diagnostic du chancre : nous voulons parler, tout le monde le sait déjà, de l'inoculation. Par elle, en effet, on s'assure que le pus pris à un ulcère douteux appartient bien au chancre, puisque jusqu'ici on n'a reconnu qu'à ce dernier le triste privilége de donner lieu au développement d'un second ulcère semblable à lui-même. Nous aurons occasion d'en reparler plus tard, et de dire les cas dans lesquels on ne doit pas compter sur ce moyen de diagnostic.

Tous les auteurs qui s'occupent des maladies vénériennes s'accordent à regarder le chancre comme la conséquence de l'infection syphilitique. Nous ne tenons pas compte de la manière de penser de quelques partisans d'une doctrine qui en a bien peu aujourd'hui, et qui veulent, comme M. Desruelles, que le chancre soit le résultat de l'inflammation. Cette manière de voir est heureusement abandonnée; et le développement des symptômes consécutifs, dont le traitement antiphlogistique ne met pas à l'abri, la combat assez vigoureusement; il démontre d'une manière péremptoire que le chancre est de nature spécifique et réclame un traitement spécifique.

En terminant ce qui a rapport à la définition du chancre, nous ajouterons un mot sur son acception. Beaucoup d'auteurs, et, entre autres, Astruc, Hunter, Lagneau, désignent par ce nom tout ulcère syphilitique. De là, la nécessité d'en admettre deux ordres : le chancre *primitif*, qui est produit par le contact ou l'inoculation du virus syphilitique, et qui se développe dans un temps plus ou moins long mais en général peu étendu (c'est celui dont nous avons déjà donné les caractères et dont nous continuerons l'histoire), et le chancre *consécutif*, appelé aussi par d'autres constitutionnel, qui est l'ulcère survenu par un mouvement spontané de l'organisme infecté d'une syphilis constitutionnelle. Une grande différence sépare ces deux espèces de chancres : en effet, le premier procède du dehors au dedans, et le second, au contraire, procède du dedans au dehors. Nous ajouterons, avec M. Baumès (1) : « La différence capitale entre ces deux espèces d'ulcères n'est pas dans la forme, l'aspect de l'ulcère, mais bien dans la propriété du chancre primitif de fournir, aussitôt qu'il paraît et pendant un certain temps de sa durée, un pus capable de produire par l'inoculation un chancre plus ou moins semblable, dont le pus jouit lui-même d'une propriété identique ; tandis que le pus fourni par l'ulcère ou le chancre consécutif ne donne jamais lieu par l'inoculation à un semblable résultat. »

Le langage moderne semble avoir changé sur ce point: en effet, on donne généralement le nom d'ulcération ou ulcère syphilitique à ce que Hunter, Astruc, etc., appelaient chancre consécutif, réservant la dénomination de chancre pour l'ulcère primitif. Cette variation de langage ne peut avoir de danger, pourvu qu'on maintienne la distinction pratique et essentiellement exacte, reconnue par les anciens syphilographes, entre les deux ordres d'ulcères syphilitiques.

II. *Développement.* Les syphilographes sont loin d'être d'accord sur la manière dont le chancre se développe. Les plus anciens n'ont pas recherché les conditions d'origine de ce symptôme qu'ils confondaient avec toutes les autres expressions pathologiques de l'affection syphilitique et avec beaucoup d'autres appartenant à des maladies qui lui sont étrangères. Plus tard, on a isolé peu à peu la syphilis, et on a étudié séparément ses diverses manifestations. On a même, dans ces derniers temps, porté

---

(1) Baumès, Précis théorique et pratique des maladies vénériennes, IIᵉ partie, pag. 191.

ces tentatives d'isolement au point de réduire les symptômes de l'affection qui nous occupe au chancre seul, au
moins en ce qui concerne la première période de cette
maladie. On peut lire, à ce sujet, dans le tome XI du
Bulletin de thérapeutique, un mémoire de M. Ricord dans
lequel ce médecin dit : « Pour quiconque a observé sans
prévention, sans idées préconçues, les maladies dont il
est ici question, à travers la multitude de formes qu'on
leur prête et qui sont loin de reconnaître toutes les
mêmes causes, la même nature, et de donner lieu aux
mêmes conséquences, il en est toujours une identique,
régulière même dans ses aberrations, et qui, pour l'œil
habitué et observateur, se décèle encore sous des voiles
qui semblent d'abord impénétrables. Cette forme, qui
constitue à elle seule les maladies auxquelles on doit
réserver le nom de *syphilis*, est, pour me servir de
l'expression généralement connue, le *chancre.* » Cette
opinion a été reproduite plus récemment par M. Mac-
Carthy, l'un des élèves de M. Ricord.

Mais ces tentatives d'isolement ne sont pas la seule
cause de la diversité qu'on observe dans les opinions
sur la formation du chancre. La difficulté d'observer les
malades dès la première apparition de ce symptôme,
l'existence non contestée aujourd'hui d'un virus qui le
produit, laissent le champ libre aux interprétations. Or,
l'on sait combien celles-ci varient, alors même que les
individus observent les mêmes faits, à plus forte raison
lorsque chacun observe sur un terrain différent. Il faut
ajouter que la forme du chancre paraît influer sur le
mode de son développement (1).

---

(1) H. de Castelnau, Annales des maladies de la peau et de la
syphilis ; Février 1844, pag. 213.

Parmi les syphilographes qui se sont occupés, d'une manière spéciale, du développement du chancre, Astruc (1) l'attribue à l'impression du virus sur les follicules sébacés dont la sécrétion se mélange avec lui. Cette opinion est encore admise pour quelques cas, et on est étonné de voir M. Ph. Boyer la combattre, en alléguant que « la cavité folliculeuse est *toujours* remplie par la sécrétion du follicule, et que jamais les partisans de cette opinion n'ont pu démontrer positivement que le chancre avait son siége dans le follicule. » Comment M. Boyer peut-il dire que le follicule est toujours plein ? Est-ce qu'une compression quelconque, le frottement pendant le coït et plusieurs autres circonstances ne peuvent pas le vider ? Quant à sa seconde allégation, peut-il croire que les auteurs qui professent les opinions d'Astruc n'ont jamais constaté ce qu'ils avancent ? Nous y répondrons en renvoyant aux ouvrages de MM. Ricord et Cazenave (2), qui admettent pour certains cas la manière de voir d'Astruc, dont ils ont reconnu l'exactitude.

Quelque temps après Astruc, Fabre (3) avance que le chancre se forme à la suite d'une vésicule transparente, précédée d'une inflammation plus ou moins vive et d'une démangeaison brûlante.

Cirillo se range à cette opinion, qui est adoptée plus tard par B. Bell, Cullerier Lagneau et Desruelles. Cepen-

---

(1) Traité des maladies vénériennes, t. III, pag. 344-1754.

(2) Ricord, Traité des maladies vénériennes. — Cazenave, Traité des syphilides.

(3) Fabre, Traité des maladies vénériennes. Paris, 1773.

dant, dès 1787, Hunter (1) avait dit que la forme pustuleuse présidait au développement du chancre.

Enfin, dans ces derniers temps, on s'est convaincu que de ces diverses opinions, toutes vraies, aucune ne doit être acceptée d'une manière exclusive, et que, dans tel cas, le chancre est formé par l'érosion des follicules sébacés, dans tel autre par une vésicule, dans d'autres par une pustule, et enfin, dans quelques-uns, par l'infection d'une plaie contaminée par le virus syphilitique.

Tous les syphilographes (2) admettent ces faits, mais ils sont loin de s'accorder sur le mode d'agir de la cause qui amène la vésicule, la pustule ou l'érosion. Jusqu'à M. Ricord, la plupart des auteurs (3) admettaient que le principe morbifique auquel est due la production du chancre, déposé sur telle ou telle partie, était absorbé immédiatement ou peu de temps après qu'il avait été

---

(1) Traité complet et observations sur la maladie vénérienne; trad. par Aubert, 1803.

(2) Il faut en excepter M. Boyer fils, qui, outre ce que nous avons dit de sa manière de voir sur l'érosion des follicules, n'admet pas la forme pustuleuse; parce que, dit-il, la chute des croûtes dans la pustule est suivie de la cicatrisation, ce qui ne s'observe pas dans le chancre. Il oublie, à dessein, que, si la pustule chancreuse ne se cicatrise pas, c'est que l'action du virus syphilitique se prolonge au-delà du temps nécessaire à l'évolution de la pustule qu'il a produite (*).

(3) Nous ne voulons pas parler ici des partisans de l'école dite *physiologique*, qui n'ont vu dans la maladie vénérienne, comme dans toutes les autres, que le fait de l'irritation, et qui ont nié l'existence d'un virus.

(*) *Voir* les notes ajoutées à l'ouvrage du baron Boyer.

déposé, passait dès lors dans le torrent de la circulation, et produisait sur l'économie un effet particulier qui se manifestait par la génération de certains symptômes caractérisant la maladie résultat de cette infection. Il était généralement admis que la présence du virus dans l'économie pouvait se manifester par tous les symptômes dit *vénériens*, tels que blennorrhagie, bubon, syphilides, chancres; et que ces symptômes pouvaient apparaître sur toutes les parties du corps, quand même elles n'eussent pas été contaminées directement par le virus. Cette dernière circonstance seule rentre dans l'étude du chancre; aussi ne faisons-nous que signaler ce qui a trait aux autres symptômes. Là se trouvait la doctrine de l'infection syphilitique, et nous dirons, à son avantage, qu'elle était en tout conforme aux idées généralement répandues sur l'action des virus dans le développement des maladies qu'ils engendrent, et qu'elle n'obligeait pas à admettre, pour le virus syphilitique, un mode particulier de pénétrer dans l'économie et de manifester sa présence.

Mais cette manière de voir n'a pas été admise par M. Ricord, peut-être à cause de la direction spéciale qu'il a imprimée à ses recherches sur la maladie syphilitique. En effet, les expériences auxquelles il s'est livré sur l'inoculation et ses résultats, pourraient bien lui avoir fait perdre de vue les procédés que la nature emploie et qui échappent à nos moyens d'investigation. Dans tous les cas, voici l'opinion que cet habile syphilographe a substituée à celle déjà reçue. Le virus syphilitique agit d'abord sur le point où il est déposé; il n'agit que sur ce point et après l'avoir dépouillé d'épiderme; il ne produit que le chancre; l'infection générale ne vient

qu'à la suite de la présence de ce dernier, quelque temps après sa formation. M. Ricord pense, sans oser l'affirmer, que l'infection générale ne commence que cinq jours après l'apparition du chancre qui y donne lieu. « Il n'y a pas » d'incubation (c'est M. Ricord qui parle) dans le sens » dans lequel ce mot est généralement employé; il n'y a » pour le chancre qu'une évolution du moment du contact » du pus infectant jusqu'à la formation de l'ulcération; » enfin le chancre se produit, dans tous les cas, du dehors » en dedans, et l'infection doit toujours être précédée de » l'ulcération (1). »

Pour M. Ricord, l'ulcération est la seule voie par laquelle le virus puisse pénétrer l'économie. Ce médecin ne se contente pas de dire que le développement du chancre est plus facile si le pus est en contact avec une surface excoriée : il faut, dans tous les cas, que le virus agisse sur le derme pour qu'il puisse être absorbé. Il faut donc, si les parties sont saines, un premier travail qui détruise l'épiderme. C'est la période de temps nécessaire pour ce premier travail qui varie et qui a été à tort appelée *période d'incubation*. Elle dépend d'une foule de circonstances accessoires, telles que la ténuité de l'épiderme de la partie, la quantité de pus déposé, etc. Pour M. Ricord donc, les conséquences suivantes : le lavage des organes sur lesquels le virus syphilitique est déposé peut mettre à l'abri de l'infection ; l'incubation n'existe pas ; le chancre est toujours *local* dans le principe, et ne réclame pas de traitement spécifique ; le traitement local doit suffire.

(1) Bulletin de thérapeutique, t. XI, p. 53.

On voit la distance qui sépare la doctrine de M. Ricord de celle reçue jusqu'à lui, et on conçoit que la première dut surprendre. En effet, elle change totalement les règles établies relativement à la thérapeutique du chancre, au moins à son début; aussi a-t-elle été vivement combattue. Nous l'avons entendu souvent réfuter dans les leçons cliniques des Professeurs de Montpellier. Parmi les ouvrages dans lesquels elle a été étudiée et vivement critiquée, nous citerons particulièrement celui de M. Baumès, de Lyon (1), et les productions diverses de M. Cazenave, médecin de l'hôpital St-Louis, et de M. de Castelnau, interne des hôpitaux, son collaborateur (2). Ces deux derniers surtout ont vigoureusement défendu les anciennes doctrines, à tel point qu'ils se sont placés, par leur zèle et le mérite de leurs travaux, à la tête des antagonistes de M. Ricord. Nous ne devons pas faire ici l'histoire de cette polémique que tout le monde a pu suivre; nous allons seulement donner l'analyse des raisons sur lesquelles M. Ricord appuie sa doctrine.

L'observation démontre, dit M. Ricord, que le chancre se développe sur l'endroit même où le virus a été déposé, et uniquement sur cet endroit. Dans les cas où le chancre paraît s'éloigner de cette règle, on trouvera, par des recherches minutieuses, par un interrogatoire répété à plusieurs reprises, des renseignements qui prouveront l'exactitude du principe : ainsi, souvent on se rendra compte de l'apparition de tel ou tel symptôme.

En second lieu, dit M. Ricord, si on observe ce qui

_____

(1) Baumès, Précis des maladies vénériennes, 1840.
(2) Cazenave, Traité des syphilides, et Annales des maladies de la peau et de la syphilis, déjà cités.

se passe à la suite de l'inoculation artificielle, qui met à même d'étudier pas à pas le développement du chancre et de surveiller le moment où l'infection générale commence, on voit d'un côté, que les symptômes qui aident à reconnaître cette dernière ne peuvent être aperçus qu'après le sixième jour; et, d'un autre côté, que le développement de la pustule peut être constaté dans les vingt-quatre heures qui suivent la déposition du virus sous l'épiderme (1). Or, M. Ricord se demande si ce court espace de temps suffit pour que le principe syphilitique parcoure toute l'économie, et que le retentissement local sur le premier point contaminé puisse être produit.

Enfin, si, comme on le dit, l'absorption du virus peut être suivie de la manifestation de tous les symptômes réputés syphilitiques, pourquoi ne sont-ils pas tous inoculables? Pourquoi l'ulcère primitif jouit-il seul de cette propriété?

Telle est l'exposition rapide des principes de M. Ricord et de leurs conséquences. Il faut reconnaître qu'il a attiré l'attention des observateurs sur les faits qui se rapportent au début du chancre; que, dans certains cas, l'absorption du virus n'a pas lieu de quelque temps, et qu'on doit profiter de cette lenteur pour prévenir l'infection. Mais nous ne pouvons nous résoudre à regarder le chancre comme un fait purement local; nous pensons, en outre, que, pour que l'absorption se fasse, il n'est

(1) Nous avons négligé de rapporter la description de la pustule, résultat de l'inoculation, parce que, dans les nombreuses inoculations pratiqués à l'hôpital, nous n'avons pu que constater l'exactitude des observations déjà faites.

pas absolument nécessaire que l'épiderme soit enlevé et qu'il se soit écoulé un temps aussi long que M. Ricord veut bien le dire. N'est-il pas vrai que les recherches physiologiques faites dans ce sens, tant sur l'homme sain que sur l'homme malade, prouvent que des matières mises en contact avec les vaisseaux absorbants ont été retrouvées, un moment après, très-loin dans le torrent de la circulation? Que de faits qui démontrent que l'absorption est encore facile à travers l'épiderme, quoiqu'elle le soit moins que dans le cas où il est enlevé! Et même, en se posant au point de vue de M. Ricord, connaît-on d'une manière assez précise le temps pendant lequel le chancre reste local, comme il le dit, pour qu'on puisse sans danger se contenter d'un traitement local? Nous ne disons pas ceci pour nous opposer à l'emploi des moyens locaux, afin de faire disparaître plutôt les symptômes et prévenir l'infection, si cela est possible; mais parce que le traitement local, à quelle époque qu'il soit fait, n'empêche pas l'affection vénérienne de continuer sa marche progressive. Cette observation seule suffit pour détruire la doctrine de M. Ricord; et on ne comprendrait pas que sa nombreuse pratique ne l'eût pas conduit lui-même à cette conclusion, si on ne savait que les malades de Paris passent successivement d'un hôpital et d'un service à l'autre; et si on n'expliquait ainsi que M. Ricord n'ait pas pu toujours suivre le développement du mal sur des individus qui, guéris du premier symptôme, ne revenaient plus dans son service.

III. *Marche.* — La marche du chancre présente quelques traits qui le distinguent des autres espèces d'ulcères.

Dès le commencement, il s'étend en largeur, beaucoup
moins en profondeur, et il est bien difficile d'arrêter sa
tendance à l'envahissement. Cette première période de
la marche du chancre peut être appelée d'*accroissement*. Cette période varie selon les circonstances et selon
l'espèce de chancre qui est soumis à l'observation. Elle
peut être très-courte dans le chancre simple ; elle est, en
général, très-longue dans le chancre phagédénique.

Mais ordinairement elle a un terme, et c'est alors
que survient la période d'*état*, à laquelle l'ulcère primitif a acquis tout son développement et conserve l'état
actuel. C'est une vraie période de transition dont la
durée est bien difficile à établir et doit varier beaucoup.

Enfin survient la période de *décroissement*, pendant
laquelle le chancre perd les caractères qui le constituent.
Son aspect change; il survient des bourgeons charnus ;
sa surface se rétrécit par la cicatrisation; il marche vers
la guérison.

Ces trois périodes ont été envisagées au point de vue
de l'inoculation par M. Ricord, qui les a appelées aussi
période d'*ulcération*, de *statu quo*, et de *réparation*,
ou de *cicatrisation*. Ce syphilographe soutient que le
pus du chancre ne produit de résultat par l'inoculation
que pendant la première et la seconde périodes. S'il est
pris sur un chancre dans la période de réparation, il
ne produit pas plus d'effet que celui d'une plaie non
syphilitique quelconque. Il est important de connaître
ces faits pour apprécier la doctrine de M. Ricord. Or,
on lui a objecté avec beaucoup de raison, il nous semble,
que les caractères qui distinguent chacune de ces périodes ne sont pas assez tranchés pour qu'on sache à
laquelle des trois on a affaire; et si, comme il le pro-

pose, on doit se diriger pas les résultats fournis par l'inoculation, ils ne peuvent pas servir à établir le prin= cipe énoncé plus haut. Ce que nous disons des caractères de chaque période est si vrai, qu'elles sont confondues et ne peuvent se distinguer dans le chancre *volant*, dont la durée est si courte.

IV. *Diagnostic.* — D'après ce que nous avons dit plus haut des caractères du chancre, son diagnostic peut être très-difficile : c'est ce qui arrive s'il est simple, s'il est à son début, et quelquefois s'il tend vers sa terminaison. Cependant il est presque toujours important, pour le médecin consulté, de pouvoir dire si l'ulcération que présente le malade est ou non un chancre. Aussi les praticiens se sont-ils occupés, à toutes les époques, de la recherche d'un signe certain, pathognomonique du chancre. Tout récemment, M. Phil. Boyer a cru l'avoir trouvé dans l'engorgement des ganglions de l'aine, qui, d'après lui, est constant lorsqu'un chancre siége aux parties génitales. Avant lui, M. Ricord avait donné l'inoculation comme moyen infaillible de reconnaître le chancre.

Si M. Boyer ne s'exprimait en termes qui ne peuvent nullement prêter à une fausse interprétation, nous n'oserions croire à sa doctrine sur ce point contesté, et nous nous garderions bien de la combattre ; mais qu'on en juge. «....... Des recherches de tout genre, dit cet » auteur, m'ont conduit à reconnaître qu'un symptôme » concomitant du chancre était, par la constance de sa » présence, un signe diagnostique certain, et j'ai établi, » le premier, ce point de doctrine dans le *Traité pra-* » *tique de la syphilis* que j'ai publié en l'année 1836.

» Avant cette époque, aucun chirurgien ni aucun mé-
» decin s'occupant de la syphilis n'avaient indiqué le *bubon*
» comme *signe constant* et comme *signe pathognomo-*
» *nique* de cette maladie. Dans cet ouvrage, j'ai émis ce
» principe, je l'ai prouvé, et il a été adopté. Long-temps
» avant, quelques praticiens avaient dit que les chancres
» étaient souvent accompagnés de l'engorgement des gan-
» glions lymphatiques voisins ; mais ils n'avaient pas
» regardé cet accident comme une conséquence *nécessaire*
» du chancre. *L'engorgement inflammatoire des gan-*
» *glions lymphatiques, dans lesquels se rendent les*
» *vaisseaux lymphatiques de la partie malade, doit*
» *donc être regardé comme le signe pathognomonique du*
» *chancre.* »

Une opinion aussi énergiquement exprimée doit être
positivement basée sur des faits ; aussi croyons-nous que
les malades observés par M. Boyer se trouvaient dans
des circonstances particulières. Mais nous sommes obligé
de dire que généralement les choses ne se passent pas
ainsi. M. Boyer dit avoir fait dans un hôpital la découverte de ce caractère important du chancre. Pour nous,
nous avons été chargé, pendant trois ans et demi, d'un
service d'interne dans les salles de vénériens des hôpitaux de Montpellier ou de celui d'Avignon, nous avons
pu observer les maladies syphilitiques chez des individus de tout âge, de tout sexe et de toute condition,
et nous pouvons avancer que l'engorgement des gan-
glons de l'aine manque très-souvent chez des malades
dont les parties génitales sont infectées de chancres. Si
nous étions persuadé que M. Boyer dût croire plutôt à
des observations détaillées qu'à notre affirmation, nous
pourrions en citer ici un grand nombre dans · lesquelles

on verrait l'absence de l'engorgement ganglionnaire coïn-
cider avec la présence d'ulcérations évidemment chancreuses; il s'en trouverait même plusieurs dans lesquelles la nature de la maladie a été démontrée par l'inoculation.

Mais il y a plus : pourra-t-on conclure, comme le pense
M. Ph. Boyer, que toute plaie s'accompagnant d'engorgement ganglionnaire est chancreuse par ce seul fait? Il s'en
faut bien. Il n'est pas nécessaire d'insister sur cette négation
que tout praticien trouve à chaque instant dans l'observation clinique. Il s'ensuivrait que les ganglions ne s'en-
gorgeraient sympathiquement qu'à la suite du chancre!
Et que sont alors les engorgements de l'aine qui surviennent à la suite des écorchures de l'épiderme des pieds
et des orteils, etc.?

M. Boyer dit que « ce point de doctrine qu'il a établi
» et fait connaître le premier a été adopté. » Ceci n'est
pas à notre connaissance, et plusieurs autres auteurs
modernes que nous avons consultés ne parlent pas de la
constance de l'engorgement des ganglions, comme conséquence nécessaire du chancre. Il est vrai que M. Baumès, beaucoup moins exclusif que M. Boyer, dit que
les ganglions de l'aine s'engorgent souvent à la suite
du chancre; mais il ajoute que ce phénomène n'est
pas constant, et qu'il s'observe bien plus rarement
lorsque les chancres s'accompagnent « de douleurs, d'inflammation ou de symptômes violents d'éréthisme. » Et
d'ailleurs, comment M. Boyer peut-il donner comme
signe pathognomonique du chancre l'adénite ganglionnaire, lorsqu'il dit lui-même que celle-ci peut accompagner beaucoup d'autres maladies?

M. Ricord, de son côté, a prétendu que l'inoculation

était le *criterium* du diagnostic du chancre. Comme
M. Boyer, il a exagéré la valeur d'un signe qui ne doit
pas être négligé. Sans opposer à M. Ricord les cas dans
lesquels l'inoculation est mal faite ou ses résultats com-
promis par une cause quelconque, telle que la disposition
réfractaire du sujet, le frottement des habits contre la
piqûre, etc., nous ferons remarquer qu'il peut être
induit en erreur, d'après les faits même qui servent
de base à sa théorie. Lorsqu'il soutient que le chancre
précède fatalement les symptômes consécutifs, il ne fait
pas difficulté d'avancer que certains malades peuvent
porter des chancres sans s'en douter : c'est ainsi qu'il
explique les cas dans lesquels on observe des symptômes
secondaires ou tertiaires, sans que l'histoire du sujet
prouve qu'il ait eu des chancres. D'un autre côté, il avance
que le pus chancreux n'est inoculable que tout autant que
l'ulcère qui l'a fourni n'a pas dépassé la période d'*état*.
Or, supposons qu'un malade, peu soigneux de lui-
même, ne s'aperçoive qu'il a des chancres que lorsqu'ils
sont en voie de réparation ; dans cet état, il s'adresse
à vous ; il est difficile d'établir la nature des solutions
de continuité qu'il présente : pour plus de sûreté, vous
en inoculez le pus à plusieurs reprises, et toujours sans
résultat : vous conclurez nécessairement que les ulcères
que présente le malade ne sont pas syphilitiques.....

On a élevé une objection qui n'est pas moins importante que celle qui précède. On a dit à M. Ricord : vous
soutenez que l'on ne doit croire à la nature syphilitique
du chancre que lorsque le pus de celui-ci a pu en produire un semblable. Mais, pour savoir si le dernier est
chancreux, il faut en inoculer le pus qui devra, lui aussi,
le reproduire, et ainsi de suite jusqu'à l'infini.

D'après cela, on peut voir que l'inoculation, dont nous négligeons encore ici les inconvénients (1) à dessein, n'a pas toute la valeur que M. Ricord lui accorde au point de vue du diagnostic. Aussi, tout en appréciant ce moyen à sa juste valeur, ne doit-on pas croire à son infaillibilité.

D'après ce qui vient d'être dit, on peut conclure qu'il n'y a pas de signe certain au moyen duquel on puisse reconnaitre le chancre. Il faut donc asseoir son diagnostic sur l'ensemble des caractères qu'il présente, sur les circonstances commémoratives, et sur toutes les données dont on peut s'entourer. Ici, comme dans tous les cas où l'on a un diagnostic à porter, il faut se rappeler qu'on ne doit pas se contenter d'un symptôme, mais bien les envisager tous et peser leur valeur.

D'ailleurs, comme nous le verrons en nous occupant de ses diverses espèces, le chancre présente quelquefois des caractères qui ne sauraient laisser long-temps dans le doute.

V. *Variétés.* — Nous admettrons quatre variétés de chancre, négligeant de faire une espèce du chancre gan-

---

(1) Nous savons parfaitement qu'on peut prévenir les dangers de l'inoculation, en cautérisant, avec la pâte de Vienne, la pustule dont on empêche ainsi le complet développement; nous l'avons souvent vu mettre en pratique par M. Broussonnet, et nous-même nous avons souvent fait ainsi avorter la pustule ; mais, même dans ce cas, il résulte, surtout pour les femmes, un grand désagrément de cette cautérisation à cause de la cicatrice peu gracieuse qui la suit. Nous ne parlons pas des malades chez lesquels la pustule se cicatrise beaucoup plus tard que les symptômes pour lesquels on a pratiqué l'inoculation.

gréneux. La gangrène, en effet, n'est qu'un accident, un épiphénomène qui peut s'ajouter à toutes les variétés du chancre, mais n'en constitue pas une par elle-même.

Les quatre variétés du chancre sont : 1° le *simple* ; 2° l'*élevé* (*ulcus elevatum*); 3° l'*induré* ; 4° le *phagédénique* ou serpigineux. Chacune de ces variétés peut se confondre avec les autres : c'est ainsi que le chancre simple peut devenir induré, phagédénique, etc.

A. — *Du chancre simple.* — On appelle ainsi celui dont la base n'est pas indurée, qui se présente sous la forme d'une ulcération superficielle, forme qui l'a fait souvent confondre avec une ulcération simple de nature quelconque. Aussi le malade peut-il, dans certains cas, ne pas s'apercevoir qu'il en est porteur. Un homme, par exemple, qui aura le prépuce trèslong et qui n'aura pas l'habitude de se tenir proprement, pourra ignorer qu'il a eu un chancre simple de la face interne du prépuce. Tel autre qui verra un phymosis se développer, pourra en même temps avoir un écoulement par l'urètre, une balano-posthite et des chancres que l'on ne pourra soupçonner faute de pouvoir mettre le gland à découvert. Dans ces circonstances, on peut tomber dans deux erreurs graves en fait de principe. Ainsi on peut, le malade assurant de bonne foi qu'il n'a pas eu de symptômes primitifs, croire au développement de symptômes consécutifs tout d'abord et sans qu'ils soient précédés des premiers, ce qui cependant sera une erreur.

En second lieu, si vous inoculez le pus que vous croirez blennorrhagique et dont vous ne soupçonnerez pas la nature chancreuse parce que vous ne pourrez découvrir les chancres à cause du phymosis, vous pourrez en con-

clure, légitimement d'après vous, que le muco-pus blennorrhagique donne lieu à la pustule d'incubation, tandis
qu'il sera la suite de la déposition du pus chancreux sous
l'épiderme.

Comme nous l'avons vu, il est très-difficile de reconnaître le chancre simple, de le distinguer d'une ulcération
ordinaire. Il n'y a qu'un moyen de diagnostic : ce moyen,
c'est l'inoculation du pus de l'ulcère dont on veut établir
la nature. En effet, le pus chancreux peut donner lieu,
par l'inoculation, à un ulcère semblable au premier. Mais
cette propriété n'est pas constante, et il n'en jouit que
pendant une période de temps limitée. Or, pour connaître
cette période, voyons comment M. Ricord a divisé l'espace
de temps nécessaire au développement du chancre.

Ce syphilographe admet trois périodes que parcourt le
chancre : une première période qu'il appelle d'*ulcération*
ou de *progrès*, une seconde ou de *statu quo*, une troisième
ou de *cicatrisation*. La première et la dernière sont bien
distinctes, bien marquées ; celle qui est intermédiaire l'est
moins ; on peut la regarder comme un temps de transition
que l'on ne reconnaît qu'à l'absence des signes qui caractérisent les deux autres.

Dans la période de progrès, l'ulcère chancreux gagne
en surface, en profondeur ; il conserve les caractères
spécifiques de l'ulcère vénérien : c'est pendant cette
période seulement que le pus chancreux est inoculable.

Dans la période de cicatrisation, les caractères vénériens s'effacent peu à peu et finissent par disparaître ;
l'aspect de la plaie change ; il survient des bourgeons
charnus. Dans celle-ci, l'inoculation ne donne aucun
résultat. M. Ricord a tâché d'assigner un espace de temps
particulier à chacune de ces périodes ; il a dit que la pre-

mière ne durait jamais moins de quinze jours. Mais c'est une chose bien difficile à déterminer, impossible même ; et d'ailleurs elle peut induire en erreur, d'après sa manière de voir. En effet, d'après lui, le malade peut porter un chancre sans s'en douter; il le gardera ainsi un temps indéterminé; lorsqu'il s'en apercevra pour la première fois, il croira qu'il date du moment où il l'a observé; le médecin consulté, indécis sur la nature de l'ulcère qu'il a sous les yeux, essaiera l'inoculation, persuadé, d'après le rapport du malade qui sera de bonne foi, que s'il a affaire à un chancre, il est dans la période d'inoculation; il ne verra pas survenir la pustule parce que le chancre se trouvait, à l'insu du malade, beaucoup plus ancien, et tout naturellement il croira que l'ulcération, qui n'a aucun des caractères du chancre et dont le pus n'est pas inoculable, est un ulcère ordinaire, et se conduira en conséquence, quoique à tort.

M. Baumès donne un autre caractère au chancre; il prétend que l'engorgement des ganglions inguinaux qui accompagne le plus souvent le chancre ne prend pas, dans ce cas, un développement correspondant à l'intensité de l'irritation du chancre; tandis que cet engorgement est, au contraire, très-considérable si la plaie qui y a donné lieu n'est pas syphilitique. En d'autres termes, si l'ulcère qui précède un engorgement inguinal est syphilitique, celui-ci sera peu considérable; il le sera, au contraire, beaucoup s'il n'est pas syphilitique. Eh bien, ce caractère n'a que peu de valeur. En effet, d'abord l'engorgement inguinal n'accompagne pas toutes les plaies sur la nature desquelles on peut être indécis; et, en second lieu, les remarques de M. Baumès ont besoin d'être appuyées de nouvelles observations.

M. Broussonnet qui, en appréciant l'inoculation à sa juste valeur comme moyen de diagnostic, ne croit pas à son infaillibilité comme M. Ricord, ajoute : Il est naturel qu'on tienne compte des caractères assignés au chancre tant par M. Ricord que par M. Baumès; mais s'ils ne suffisent pas, comme cela peut arriver, si on est indécis, on doit avoir recours à la méthode d'exclusion ; se rappeler toutes les maladies qui peuvent simuler le chancre, voir si elles ont les caractères, les causes, la source de celle que l'on a sous les yeux, et en tirer la conclusion convenable. En dernière analyse, on a pour ressource l'essai d'un traitement approprié et que l'on continuera ou suspendra suivant qu'il amènera de bons ou de mauvais résultats.

B. — *Du chancre élevé.* — Le chancre élevé (*ulcus elevatum*) affecte la forme d'une petite tumeur portée sur une large base et présentant dans son centre une ulcération chancreuse.

Le chancre élevé a son siége sur des tissus lâches ou résistants, et il prend une forme différente dans ces deux cas. Il est souvent à l'orifice du prépuce : alors sa base est étroite au lieu d'être large.

Au début, le chancre élevé peut être pris pour des porreaux, ou bien il peut être confondu avec la pustule plate à laquelle il ressemble d'abord; mais, plus tard il se creuse, gagne en largeur et s'ulcère. C'est ce qui a induit en erreur ceux qui ont prétendu que la pustule plate est inoculable; ils ont pris un chancre élevé pour une pustule, et ayant obtenu des résultats par l'inoculation, ils en ont conclu que les plaques muqueuses pouvaient fournir des symptômes primitifs. Le chancre élevé peut s'enflammer quelquefois dans son pourtour.

C.—*Du chancre induré.*—C'est celui que Hunter a décrit. Il se présente sous la forme d'un ulcère grisâtre, arrondi, supporté par une base dure. La plupart des auteurs ont copié ce tableau donné par Hunter, et, comme lui, ils l'ont appliqué à tous les chancres qui, d'après eux, devraient présenter tous ces signes. Non-seulement tous ces signes ne conviennent pas aux diverses espèces de chancre, mais celui qui est induré même peut ne pas les présenter tous. C'est ainsi que la forme arrondie qui lui est généralement applicable ne s'observe pas si le chancre siége sur le frein, à la marge de l'anus, à la base du gland, en s'étendant sur le prépuce : dans ce dernier cas, en effet, il gagne sur le tissu lâche du prépuce plus que sur le tissu résistant du gland.

La couleur grisâtre qu'il a le plus souvent peut être remplacée par la couleur lie de vin.

L'induration s'observe presque toujours à la base ; mais elle peut se trouver sur les côtés ; la sensation qu'elle fait éprouver peut être comparée à celle d'une moitié de pois enveloppée de linge qu'on comprimerait dans les doigts.

Tous les chancres peuvent s'engorger et avoir l'aspect du chancre induré ; mais la pression de la base éclaire le diagnostic. Le chancre induré d'ailleurs gagne peu en profondeur ; cependant je l'ai vu une fois mettre à nu le canal de l'urètre et le perforer. La cicatrice qui suit la guérison de cette espèce de chancre est toujours indurée comme lui, et s'ulcère souvent pour bien peu de chose : le coït, de très-légères frictions suffisent pour cela. Tant

que l'induration persiste, on ne doit pas se croire guéri,
et on doit toujours craindre les symptômes consécutifs.
Le pus du chancre induré est inoculable et donne lieu à
la formation du chancre simple de même que celui du
chancre phagédénique. Ce résultat prouve évidemment,
pour le dire en passant, que le virus syphilitique est
toujours le même quant à sa nature, et que si telle ou
telle forme de chancre se manifeste chez tel ou tel individu, cela tient à la disposition particulière dans laquelle
se trouve le sujet. Une preuve de plus en faveur de
cette manière de voir, c'est qu'une femme qui aura un
chancre communiquera à des personnes différentes qui
l'auront connue à très-peu d'intervalle des symptômes
divers : l'une aura des chancres, l'autre un écoulement
urétral, l'autre une balano-posthite, etc. On connaît
l'observation si curieuse de Vigarous sur ce sujet.

Tous les chancres peuvent-ils être suivis de symptômes
secondaires, ou ce triste privilége est-il réservé à la forme
qui nous occupe? M. Ricord conclut en faveur de cette
dernière opinion, et un de ses internes distingué,
M. Mac-Carty, a soutenu, dans sa thèse, cette manière de
voir par un grand nombre de faits qui sont en faveur
de cette opinion. M. Broussonnet croit que cette règle
ne peut encore être admise faute de preuves satis-
faisantes et recueillies par divers observateurs. Généralement on croit, au contraire, que tout chancre peut
être suivi de symptômes secondaires, et pour moi je n'en
doute pas, au moins pour ce qui est des trois premières
variétés de chancre que j'ai vu donner lieu à des symptômes consécutifs.

D. — *Du chancre phagédénique.* — Le chancre phagédénique est celui qui a ordinairement une large étendue

en surface; qui gagne, en affectant la marche serpi-
gineuse, tantôt dans un sens et tantôt dans un autre,
qui présente des trajets fistuleux allant aboutir à des
clapiers d'un pus ichoreux, mal lié, sanguinolent,
fétide et de mauvais aspect; le fond en est rempli d'une
matière grisâtre, pultacée, que l'on ne peut enlever en
l'essuyant avec du linge ; il ressemble à un ulcère compliqué de pourriture d'hôpital. Le pus du chancre phagédénique est toujours inoculable tant que sa forme
persiste. Ce caractère le distingue du tubercule ulcéré
de la peau avec lequel il a une ressemblance frappante
et qui ne donne jamais lieu à la pustule d'inoculation.

Ordinairement le chancre phagédénique s'étend peu
dans le sens de la profondeur; une fois cependant je l'ai
vu disséquer le corps caverneux. Quelquefois il s'engorge
et devient alors très-douloureux : dans ce cas, il peut
aussi donner lieu à une hémorrhagie.

Presque toujours il se déclare chez les individus
faibles, débilités par un état pathologique de tout l'organisme; par une diathèse scrofuleuse ou autre; par le
défaut de nourriture, etc. Il peut être dû à l'influence
d'un état gastrique, etc.

Certains pathologistes admettent comme une cinquième
variété du chancre celui qu'ils appellent *gangréneux*. Je
ne crois pas devoir le faire parce que la gangrène peut être
considérée comme une complication qui peut se joindre
à toutes les formes du chancre, de telle sorte qu'elle
doit être regardée comme un accident du chancre et non
comme une variété. Le plus fréquemment elle se joint à
la forme phagédénique.

Elle survient, en général, par excès d'inflammation,
surtout dans les cas où les parties sont étranglées. Dans

le phymosis, par exemple, l'inflammation atteignant avec trop d'intensité telle ou telle partie du prépuce, il se forme une escarre gangréneuse qui tombe ; le gland qui était étranglé fait saillie et vient au dehors. Dans des cas plus rares, la gangrène peut survenir sans inflammation ; on voit alors des lambeaux grisâtres se détacher par parties sans que la plaie qu'ils laissent à découvert ait un meilleur aspect.

Enfin tous les chancres peuvent se compliquer d'hémorrhagie.

VI. *Siége.* Le chancre se développe sur toutes les parties du corps ; il suffit qu'un organe soit mis en contact avec le pus chancreux pour que, dans des circonstances données, le chancre se manifeste. Cependant, plus les tissus sont délicats, plus ils sont perméables, plus ils sont exposés au contact du virus syphilitique, et plus souvent ils sont affectés. Les muqueuses sont plus perméables que la peau, et elles sont plus souvent le siége du symptôme qui nous occupe. Les organes génitaux, qui sont le plus souvent souillés du pus chancreux, sont aussi ceux sur lesquels le chancre se manifeste le plus souvent. Cela ne tient pas, comme le dit M. Cazenave, à un privilége spécial dont on ne trouverait pas la raison dans ces organes, mais par leur exposition naturelle à l'inoculation.

L'anus et la bouche sont ensuite les parties qui sont souvent affectées. Ces parties sont recouvertes d'une muqueuse ; elles sont exposées au contact du virus syphilitique, soit par la malpropreté du malade, soit par l'habitude de contracter des rapports contre nature.

Astruc prétend que le chancre primitif ne se développe

pas sur la peau ; mais cette opinion, déjà combattue par Lagneau, n'est pas l'expression de la vérité. Les raisons que Lagneau oppose et l'observation qu'il cite d'un chancre survenu à l'ombilic ne seraient pas une preuve contre Astruc, puisque la peau de l'ombilic est souvent d'une ténuité qui la rapproche des muqueuses et qu'elle en a. même la couleur ; mais aujourd'hui on pourrait fournir une foule d'observations qui ne permettent plus de douter que la peau peut être le siége du chancre : du reste, n'est-il pas vrai que l'on développe ce symptôme partout où l'on veut par le moyen de l'inoculation.

L'ouverture des narines est aussi une partie sur laquelle le chancre se manifeste souvent, parce que cette partie, recouverte d'une muqueuse, est mise en contact avec le virus vénérien, le malade portant fréquemment ses doigts contaminés sur cette région qui est souvent le siége de démangeaisons. Pour certains médecins qui ne tiennent pas compte des caractères qui distinguent les divers symptômes vénériens, et qui fondent leur distinction sur leur siége seulement, tous ceux qui se manifestent sur les organes génitaux sont des chancres, et ceux qui se manifestent loin de ces organes sont des symptômes secondaires. Ces deux manières de voir sont également éloignées de la vérité et de l'observation clinique.

Chez l'*homme*, les parties des organes génitaux qui sont le plus souvent le siége du chancre, sont : la face interne du prépuce, la couronne du gland, le méat urinaire, la peau de la verge et du scrotum, le canal de l'urètre.

On conçoit que la face interne du prépuce et la couronne du gland sont dans des conditions tout-à-fait favorables à l'infection, surtout si les individus ne se tiennent pas propres, s'ils n'ont pas le soin de laver ces parties, soit après le coït, soit les jours suivants.

Les chancres du méat et du canal de l'urètre sont la base des objections qu'oppose M. Ricord à ceux qui prétendent que le muco-pus blennorrhagique est inoculable et peut donner lieu à des symptômes consécutifs. Pour lui, le muco-pus blennorrhagique n'est inoculable et la blennorrhagie ne donne lieu à des symptômes consécutifs que lorsqu'au pus blennorrhagique se mêle le pus d'un chancre du canal; et, dans ce cas, c'est le pus chancreux seul qu'on doit accuser. Mais M. Ricord fait évidemment une pétition de principe : en effet, il ne peut démontrer que la blennorrhagie n'est pas syphilitique que par l'inoculation ; et c'est par l'inoculation seulement qu'il démontre la présence du chancre. C'est toujours sur une chose à prouver qu'il s'appuie pour démontrer l'autre. On pourrait lui objecter encore qu'il est peu probable que le virus syphilitique pénètre si avant dans le canal.

Chez la *femme*, les parties des organes génitaux qui sont le plus souvent atteintes sont les grandes et les petites lèvres, le clitoris, la fourchette, la fosse naviculaire, le méat, enfin le col utérin sur lequel on observe rarement le chancre. Cependant nous avons pu l'observer deux fois dans cet endroit pendant ce quadrimestre.

Chez la femme, il peut se trouver quelques difficultés pour établir le diagnostic du chancre, surtout si on observe superficiellement les organes génitaux internes. C'est ainsi que le chancre de la cavité du col utérin n'est pas facile à apercevoir. Pour celui de l'orifice, nous avons pu remarquer, chez une femme qui était au No 9 de la salle

Ste-Félicité, qu'en plongeant le spéculum dans le vagin, le museau de tanche se présentait sain à l'orifice de l'instrument, et que ce n'est qu'en pressant sur le portour du col qu'on écartait une languette charnue venant comme un opercule recouvrir un chancre de mauvais aspect qui occupait tout l'orifice de cet organe. Des chancres élevés peuvent être pris pour des porreaux, et on peut considérer comme chancres élevés des débris de l'hymen qu'on aurait sous les yeux. Nous avons pu remarquer, chez une femme qui occupait le N° 13 de la salle *Ste-Agathe*, que des chancres élevés étaient masqués par les caroncules, de telle sorte qu'on ne pouvait pas les apercevoir si on n'avait pas le soin de renverser ces replis muqueux.

Le mamelon est encore souvent le siége du chancre chez la femme. Celles qui en sont atteintes prétendent toujours avoir été infectées par le nourrisson. J'ai entendu M. Broussonnet dire qu'elles induisent le plus souvent en erreur. En effet, sur cinq femmes qu'il a pu observer avec des chancres au sein, il a pu s'assurer, par des recherches, que trois étaient infectées avant de donner à téter : quant aux autres deux, on n'a pu avoir des renseignements positifs sur elles. La nommée Lauze, qui était au N° 6 de la salle *Ste-Félicité*, était dans ce dernier cas.

Nous avons dit que le chancre siégeait souvent à l'anus : dans ce cas, il peut être facilement confondu avec les fissures. Les symptômes qui l'en distinguent sont : l'aspect grisâtre de son fond, la découpure à pic de ses bords, la couleur violacée de toute sa surface, la douleur moindre que dans la fissure pendant la défécation, enfin les résultats fournis par l'inoculation. Si tous ces signes sont insuffisants, il faut, avant d'en venir à l'incision, avoir recours aux lavements de ratanhia qui guérissent les fissures simples, et qui, dans le cas où on aurait affaire à un chancre, n'auraient pas l'inconvénient d'agrandir la plaie qui ne manquerait pas de s'inoculer.

Le chancre de l'anus peut être situé profondément et se trouver au-dessus du sphincter; il faut alors l'application du spéculum pour le découvrir.

Il peut avoir été contracté par la déposition du pus chancreux qui, surtout chez la femme, peut couler du vagin dans le sillon des fesses, ou y être déposé par les doigts du malade; il peut aussi avoir été contracté directement. Si l'individu auquel on a affaire s'est livré à des rapprochements contre nature, l'anus présente un aspect particulier qui met sur la voie : il est lâche, ouvert en *infundibulum*. Tous ces signes peuvent servir pour le diagnostic.

Le chancre de l'anus est le plus souvent *simple*.

La bouche est peut-être encore plus souvent le siége du chancre que l'anus. On l'observe sur la face interne de la lèvre supérieure et inférieure, et sur la langue. La commissure, le voile du palais, la luette, sont, au contraire, fréquemment le siége des symptômes consécutifs.

Le chancre de la bouche peut être confondu avec les ulcérations déterminées par l'usage du mercure, qui se manifestent souvent pendant le traitement de ce dernier. Ce qui les distingue l'un de l'autre, c'est que les ulcérations mercurielles ont une coloration grisâtre, uniforme dans toute leur étendue; leurs bords ne sont pas taillés à pic; leur pourtour est marqué par une rougeur érisypélateuse diffuse. Un autre caractère qui se joint à ceuxlà, c'est l'odeur *sui generis* de l'haleine du malade. Enfin un dernier moyen de diagnostic serait l'administration du chlorate de potasse, qui agit si bien contre les ulcérations mercurielles, et qui serait sans effet contre la nature spécifique du chancre. Je l'ai vu excessivement efficace à la dose de 4 grammes dans 120 grammes de julep gommeux.

Le chancre de la bouche affecte le plus souvent la forme simple aussi bien que celui de l'anus ; cependant M. Broussonnet a pu souvent observer l'*ulcus elevatum* dans cette région.

Ni lui ni moi n'avons jamais été à même d'observer le chancre de l'œil. Au dire des auteurs, il aurait une marche extrêmement rapide et une gravité qui compromet l'organe en bien peu de temps. Tout le monde sait que Cullerier oncle perdit rapidement un œil à la suite d'un chancre contracté par la souillure du pus d'un bubon qu'il ouvrait et qui rejaillit sur lui.

Les chancres de l'oreille sont rares ainsi que ceux du tissu cutané, et ne présentent rien de particulier.

On a dit que les plaies et particulièrement les piqûres de sangsues pouvaient prendre l'aspect chancreux pendant une maladie syphilitique. M. Ricord ne le croit pas et a soutenu d'une manière très-claire que si les plaies devenaient chancreuses, c'était parce que le pus des ulcères primitifs portés par le malade était transporté ou coulait jusqu'à ces plaies. Il y a quelques années, il soutenait cette doctrine, lorsque plusieurs élèves, qui suivaient sa visite, lui opposèrent l'exemple d'une femme qui avait eu à une cheville des sangsues dont les piqûres devinrent chancreuses. M. Ricord, pour répondre à cette objection, fit mettre de nouvelles sangsues à l'autre jambe, recouvrit les piqûres, et en inocula cinq ou six : celles-ci seules devinrent chancreuses, et celles

qui n'avaient pas été inoculées guérirent promptement.
(*Voir* Maladies vénériennes , Ricord.) Ceci est loin d'être
une preuve péremptoire ; cependant, il est vrai de dire
que généralement les plaies que porte un malade atteint
de chancre ne s'infectent pas nécessairement, et qu'elles
peuvent très-bien suivre le cours de leur marche régulière. Il est encore vrai d'avancer que si les plaies ordinaires deviennent syphilitiques , cela tient à l'incurie des
malades qui les inoculent avec le pus des chancres. D'un
autre côté, il est vrai d'affirmer que des plaies ordinaires
peuvent très-bien prendre le caractère syphilitique sous
l'influence de l'affection générale qui résulte de l'infection
de l'organisme.

VII. *Traitement.* Le traitement du chancre est *général*
ou *local* : le premier a pour but d'attaquer la nature
même de la maladie; le second s'adresse spécialement à
sa manifestation symptomatique.

Le traitement *général* du chancre est le même que celui
de tous les symptômes vénériens primitifs. Il ne saurait
être modifié que par des circonstances tout en dehors
de ce symptôme et ayant trait spécialement à l'individu,
à l'état dans lequel il se trouve, à son tempérament, à
sa constitution, etc. Le traitement général du chancre,
comme celui de tout symptôme primitif, repose sur l'administration des remèdes antisyphilitiques dont le mercure est le principal, comme tout le monde le sait.

Je ne veux pas entrer, dans cet article, dans les considérations générales et de détail qui doivent présider à
l'administration de ce puissant agent médicamenteux,
qui a mérité le nom de *spécifique* de la syphilis. Je n'indi-

querai ni la préparation mercurielle qui convient le mieux, ni le mode d'administration qu'il faut choisir, ni les précautions qu'on doit prendre pour que le remède soit efficace et non nuisible. Je n'ai pas l'intention de traiter ici cette question très-importante, mais indiquée dans tous les ouvrages qui s'occupent de maladies vénériennes et dans tous les traités de thérapeutique, tant anciens que modernes.

Mon intention est d'insister seulement sur le traitement local plus négligé par les anciens et sur lequel l'expérience a jeté dans ces derniers temps quelque lumière.

Avant de l'exposer, qu'il me soit permis d'avancer qu'on ne doit le considérer que comme adjuvant, secondaire, et qu'il est bien entendu que tout symptôme syphilitique proprement dit exige au préalable ou concurremment un traitement spécifique.

Le traitement *local* peut avoir pour but de prévenir le développement du chancre, ou de hâter sa guérison lorsqu'il est développé.

Les moyens employés pour prévenir le développement du chancre constituent la *méthode* appelée *abortive;* ce sont : l'*excision* et la *cautérisation*.

1º Par l'*excision*, on enlève les tissus occupés par le chancre, on veut substituer une plaie simple à une plaie de nature syphilitique. On conçoit que, pour que l'excision ait un résultat avantageux, il faut que toutes les parties infectées soient enlevées : de là le principe de rigueur de couper toujours dans les parties saines ; de là le peu d'emploi de ce procédé, vu la difficulté de séparer exactement les parties malades, et souvent vu la grande perte de substance qu'on devrait faire subir. Aussi peut-on dire qu'il est très-peu de cas dans lesquels l'excision soit possible.

2° La *cautérisation* est plus convenable et a le même but. On la pratique avec le nitrate d'argent ou la poudre de Vienne : cette dernière substance remplit peut-être mieux le but qu'on se propose d'obtenir par la cautérisation. Il ne faut pas confondre la cautérisation qu'on fait avec le nitrate d'argent dans le but d'activer la marche de l'ulcère, avec celle qu'on pratique pour empêcher son développement.

L'emploi de la méthode abortive suppose établi le principe de la localisation primitive du virus syphilitique. On conçoit que les idées de M. Ricord sur le développement du chancre sont parfaitement en rapport avec l'emploi avantageux de cette méthode. Il la regarde comme tellement utile, qu'il cautérise dès l'abord toute ulcération douteuse, seulement pour prévenir la marche de la maladie dans le cas où elle serait syphilitique. Il ne conçoit pas comment il peut se faire que quelques praticiens hésitent à pratiquer la cautérisation pour les ulcères syphilitiques lorsqu'ils la pratiquent tous les jours pour des morsures d'animaux enragés.

Hunter préférait l'excision ; M. Ricord préfère la cautérisation qui a le double avantage de ne pas être aussi douloureuse ni aussi effrayante, et de modifier avantageusement les tissus.

Les partisans de l'infection générale, M. Cazenave en tête, rejettent la méthode abortive ; ils ne la considèrent que comme un moyen de guérir le chancre dans certains cas ; ils l'accusent de laisser subsister la maladie qui est alors d'autant plus dangereuse qu'on ignore les ravages qu'elle est capable de faire. Cette manière de voir est une conséquence de leur doctrine.

Les idées de M. Ricord s'enchaînent naturellement ; et

en admettant celles qui ont trait au développement du chancre, on est porté à regarder la méthode abortive comme devant être utile dans certains cas ; mais comme rien ne désigne ces cas, comme rien ne dit jusqu'à quelle époque le chancre est local et à quelle autre l'infection a gagné l'économie, on ne saurait se tenir à cette méthode, et le traitement général est indiqué par la prudence, même sans admettre la doctrine ancienne de l'infection générale primitive. Si l'on a sous les yeux un chancre à son apparition, c'est-à-dire deux ou trois jours après le coït impur qui y a donné lieu, si on le cautérise profondément et qu'il disparaisse d'une manière rapide et sans laisser de traces, il est possible que le malade n'ait jamais d'autre symptôme vénérien qui puisse être attribué à ce traitement. Et cependant je conseillerais toujours, dans le doute, de faire un traitement général spécifique. D'un autre côté, si j'ai affaire à un chancre développé sur une surface dénudée, présentant une largeur considérable, je crois qu'il serait contraire à la saine raison de se borner à la cautérisation pour le faire disparaître, l'absorption étant très-facile et très-rapide dans ce cas.

La méthode abortive comme traitement du chancre n'a de valeur réelle que tout autant qu'elle dispense d'un traitement général. Or, comme nous l'avons dit, il faudrait pour cela que le temps pendant lequel le chancre reste une maladie locale fût connu, et c'est une chose impossible. M. Ricord fixe cette période à cinq jours : je crois que, même pour ceux qui accepteraient ses idées, il est trop exclusif en agissant ainsi.

On ne peut pas consciencieusement conseiller à un malade de s'en tenir à la méthode abortive, et d'être tranquille pour l'avenir lorsqu'il l'a employée ; cependant

il est des cas exceptionnels où on ne peut mieux faire
que de la mettre en usage. Lagneau cite l'observation
d'un officier supérieur que son devoir réclamait impérieusement, et qui ne pouvait pas faire un traitement général :
ce praticien se contenta de cautériser le chancre qu'il
avait sous les yeux, et de recommander au malade de se
soumettre, le plus tôt qu'il lui serait possible, à un
traitement général. Ce moyen pouvait convenir à une
époque où un traitement antisyphilitique exigeait des
dérangements considérables; mais aujourd'hui que, grâce
à la perfection des préparations pharmaceutiques mercurielles, à leur simplification, à la facilité que la civilisation nous a donnée d'avoir sous la main tous les
moyens complémentaires, on peut faire commencer le
traitement général au début; et cette précaution ne doit
pas être négligée, crainte de voir se développer les
symptômes secondaires ou tertiaires qui ne seraient que
plus difficiles à guérir.

D'après ce que je viens de dire sur la méthode abortive, on comprendra facilement que je n'engage guère à
pratiquer l'inoculation comme moyen de diagnostic. Je
devrais peut-être même la proscrire pour être conséquent
avec moi-même, puisqu'il n'existe pas d'autre moyen que
la cautérisation pour arrêter la pustule dans sa marche,
et prévenir le développement des symptômes consécutifs
auxquels elle peut donner lieu. Mais, d'abord, je dis
qu'on ne doit jamais inoculer du pus pris sur des symptômes douteux que sur l'individu porteur de ces derniers;
et si, plus tard, il se manifestait une syphilis secondaire,
il n'y aurait pas plus de raison de l'attribuer à la pustule
produit de l'inoculation qu'au symptôme dont le pus inoculé a donné lieu à la pustule. Aussi, quoique, depuis

14

que je pratique l'inoculation, je n'en aie jamais observé
de mauvais effet ; quoique je sois à peu près certain de
prévenir le développement du chancre qui serait la suite
de la pustule que je suis aussi certain que possible de ne
pas méconnaître, je ne conseillerais jamais l'inoculation
d'un individu malade à un individu sain, de crainte que
celui-ci n'eût à se repentir de s'y être prêté.

Cos paroles suffisent pour indiquer mon opinion sur
la syphilisation proposée dans ces derniers temps par
des novateurs trop enthousiastes, parmi lesquels se
distingue M. Auzias-Turenne.

Ceci nous mène tout naturellement à discuter la question relative au traitement local du chancre pendant le
traitement général.

Faut-il, pendant que le malade fait un traitement
spécifique, hâter la guérison du chancre par un traitement local? Faut-il s'abstenir de tout traitement local,
et attendre que les symptômes cèdent sous l'influence du
traitement général?

Lagneau et d'autres praticiens croient qu'il est dangereux de faire cicatriser le chancre avant que le traitement général n'amène lui-même ce résultat. Ce n'est pas
ce qu'on pense généralement : pour moi, plus j'avance
dans l'étude des maladies syphilitiques, et plus je me
confirme dans l'opinion qu'on doit faire disparaître les
symptômes le plus tôt qu'on le peut, afin de prévenir
l'infection générale si tant est qu'elle n'ait pas eu lieu, et
du moins afin de ne pas l'augmenter si cela est possible.

Il est des cas, rares à la vérité, où l'on aurait peut-être
raison de conserver les symptômes : c'est lorsqu'on a
affaire à un malade indocile qui ne conçoit pas sa position,
et qui ne continuerait plus le traitement général s'il ne
voyait plus de symptômes.

Comme je l'ai dit, le traitement local est indépendant du traitement spécifique ; et, dans aucun cas, le premier ne doit dispenser du second : c'est peut-être pour ne pas avoir tenu compte de ce principe fondamental que Lagneau en était venu à redouter autant qu'il le faisait les symptômes constitutionnels après la disparition précoce du chancre.

Lorsqu'on a dit qu'en laissant le chancre se guérir par le traitement spécifique seul on était à l'abri des symptômes constitutionnels, on a émis une assertion sans preuves. Que de fois n'a-t-on pas vu le chancre se guérir sans traitement aucun, et ne pas être suivi de symptômes consécutifs ! Et, d'un autre côté, quelles preuves a-t-on en faveur de ce qu'on avance ?

En résumant ce que nous venons de dire, nous verrons que la méthode abortive n'a pas de valeur en ce sens qu'elle ne saurait dispenser d'un traitement général ; que cependant elle peut être utile pour arrêter le développement des symptômes ; qu'autant que possible il est bon de faire disparaître ces derniers dès qu'on les a sous les yeux, sans que cela dispense d'un traitement contre l'affection générale.

Après avoir établi ainsi l'utilité du traitement local, voyons en quoi il consiste :

Le traitement *local* du chancre varie suivant la forme de ce dernier ; ainsi :

A. Le *chancre simple* se guérit assez souvent sans qu'on ait recours à aucun moyen curatif, ou sous l'influence d'un traitement antiphlogistique : c'est ce qui a porté les partisans de la doctrine de l'irritation à dire que le chancre est une ulcération simple n'ayant rien de spécifique et ne réclamànt pas d'autres moyens que les émollients locaux.

Comme nous l'avons dit lorsque nous avons étudié le chancre simple, il peut prendre différentes autres formes si on le laisse à lui-même, et c'est une raison de plus pour qu'on lui applique un traitement local. Or, le traitement local consiste dans l'application raisonnée de la charpie sèche, des lotions émollientes, narcotiques, du vin aromatique ou de la cautérisation. Le talent du praticien consiste dans le choix méthodique de celui de ces agents qui est indiqué, et dans l'emploi raisonné de leur combinaison.

La *charpie* fine, quelquefois celle qui est râpée, conviendra lorsqu'on aura affaire à des chancres dont la suppuration est peu abondante, qui sont un peu atones, et que l'on a besoin de stimuler pour les conduire à la cicatrisation. On ne manquera pas d'en mettre un peu sur la plaie après avoir pratiqué la cautérisation pour empêcher le caustique de s'étendre sur les parties voisines qui n'en ont pas besoin. Dans les deux cas, il ne faut pas l'enlever brusquement; il faut l'humecter si on ne veut pas agrandir la plaie. On ne doit la changer que toutes les vingt-quatre heures.

La *cautérisation*. On promène légèrement un crayon de nitrate d'argent sur le fond du chancre; on le lave ensuite avec de l'eau froide, et on le recouvre avec un peu de charpie fine. Vingt-quatre heures après, vous procédez au pansement; ordinairement l'escarre se détache. On voit alors le fond de la plaie: s'il est détergé, on se borne à cette cautérisation; sinon, on peut en faire une seconde, à moins que l'ulcère ne gagne en surface ou en profondeur, ou qu'il ne soit enflammé. Dans ce dernier cas, on tâche de modérer l'inflammation.

Si le chancre a de la tendance à gagner en surface ou en profondeur, ou qu'il suppure beaucoup, la cautérisation est contre-indiquée.

Le nitrate d'argent est ordinairement indiqué pendant toute la période que nous avons appelée d'accroissement, pendant que le chancre peut donner lieu à la pustule d'inoculation. Il modifie la plaie et combat sa nature spécifique; mais même dans ce cas, il faut quelquefois suspendre la cautérisation, ne pas le toucher de plusieurs jours; une nouvelle cautérisation ainsi éloignée fait alors merveille. Dans la période de cicatrisation, le nitrate d'argent ne convient que rarement : en effet, il déchire les bourgeons charnus; il empêche les bords de la plaie de se rapprocher, et quelquefois il peut détruire les petits îlots de tissu inodulaire déjà formés. Cependant il est des cas où la cicatrisation, marchant de la circonférence au centre, en chasse une masse de bourgeons qu'elle étrangle; ceux-ci font saillie et proéminent au-dessus de la peau; il convient alors de les réprimer par le nitrate d'argent.

Les *décoctions émollientes*, quelquefois *narcotiques*, conviennent toutes les fois que le chancre s'accompagne d'inflammation et de douleur; si cependant il est situé sur un tissu lâche, on ne doit en faire usage que modérément et sans les prolonger long-temps pour prévenir l'infiltration qui suivrait leur application. On se sert le plus souvent d'une décoction de mauve et de pavot ou de racine de guimauve que l'on emploie en lotions, en bains locaux, en fomentations. L'application de cataplasmes, qui rempliraient le même but, gêne ordinairement par le poids, et M. Broussonnet les remplaçait avantageusement par un bain prolongé. Le malade reste deux et même quelquefois trois heures dans le bain.

Le *vin aromatique* est un remède précieux dans le traitement du chancre. Il jouit de propriétés astringentes et toniques qui sont très-utiles. Il est généralement indiqué toutes les fois qu'il y a une suppuration abondante sans trop d'inflammation. On l'emploie en lotions et en fomentations. Après les lotions, on peut appliquer un plumasseau imbibé d'une solution dans laquelle le vin aromatique sera en proportion modérée. Pour un pansement subséquent, on aura soin de baigner la charpie afin d'empêcher la plaie de se déchirer. Ce pansement diminue la suppuration, et la charpie, en s'imbibant du pus, empêche que la résorption ne s'en fasse aussi facilement.

Le vin aromatique s'emploie souvent seul ; cependant, s'il est trop irritant, on doit l'affaiblir en l'étendant d'eau. Si cela ne suffit pas, que la douleur qu'il détermine soit trop vive, on doit l'étendre d'une solution d'opium. On peut le mêler avec un liquide ainsi composé : 1 gramme extrait gommeux d'opium dissous dans 50 grammes d'eau, que l'on incorpore dans 120 grammes de vin aromatique.

Ce médicament peut encore être utile pour activer la cicatrisation du chancre : dans ce cas, on peut y ajouter du tannin.

Cette dernière substance était très-employée, vers 1845, par M. Ricord qui, à ce que je crois, n'en a pas obtenu tous les effets avantageux qu'il s'en était promis.

Les pommades, les onguents ne sont que très-rarement indiqués dans le traitement du chancre, surtout du chancre simple. L'axonge qui en fait la base rancit par la chaleur et acquiert une propriété irritante qui empêche la cicatrisation de la plaie.

La position du chancre peut faire varier les moyens locaux qui conviennent pour son traitement.

Ainsi , si l'on a à traiter des chancres situés dans une cavité à large ouverture comme le vagin , l'anus, etc., il faut empêcher que le pus stagne dans ces cavités où il donnerait lieu à la formation de nouveaux chancres: pour cela, on introduira jusqu'à lui une mèche de charpie imprégnée ou enduite d'une substance qui convient à l'état de l'ulcère que l'on a à traiter. Si , au contraire , l'ouverture de la cavité dans laquelle se trouve le chancre est étroite, il faudra remplacer la mèche par des injections, soit de vin aromatique seul ou étendu, soit d'une solution de nitrate d'argent. C'est ce que l'on fait chez les malades qui sont atteints de chancres siégeant à la face interne du prépuce dont l'ouverture, rétrécie par l'inflammation, ne permet pas de les mettre à découvert.

Dans des cas semblables, je me trouve très-bien d'un pansement très-simple qui consiste à introduire par l'ouverture du prépuce un crayon de nitrate d'argent auquel je fais décrire un cône tout autour de la surface du gland et de la face interne du prépuce. Les chancres sont ainsi heureusement modifiés quelquefois à la première, et dans tous les cas à la seconde ou troisième cautérisation ; et le phimosis, après avoir augmenté un peu pendant le premier jour qui suit ce pansement, cède bientôt et en éprouve les bons effets. Il est rare qu'après quelques jours le prépuce et son ouverture antérieure ne reprennent pas leurs proportions normales. Dans tous les cas, les chancres prennent les caractères des plaies simples et marchent vite vers la cicatrisation que quelques injections émollientes activent encore.

Que le phimosis soit la conséquence de l'inflammation, ou qu'il soit naturel, on a proposé d'inciser le prépuce; mais cette opération amène un résultat fâcheux; en effet, les bords de l'incision infectés par le pus qui s'écoule des chancres deviennent chancreux eux-mêmes, et on a une large plaie syphilitique dont le moindre inconvénient est d'amener la difformité des parties. Pour obvier à ce résultat fâcheux, MM. Ricord et Vidal ont proposé de pratiquer l'opération du phimosis d'après un procédé qui a pour but d'opérer la réunion immédiate dès l'instant même de l'opération. Cette méthode est bonne en ce qu'elle hâte la cicatrisation lorsque la plaie ne s'inocule pas ; mais si celle-ci est infectée, le gonflement des bords qui survient en amène la déchirure si on n'a pas le soin de la prévenir en coupant les fils qui concouraient à la réunion immédiate. Or, dans le cas où il existe des chancres aux environs de la plaie, il est très-rare que celle-ci ne s'inocule pas, parce qu'il suffit d'un petit point qui ne soit pas soudé, et que les chancres sont presque toujours à la période d'accroissement lorsqu'ils s'accompagnent d'inflammation.

Si le chancre que l'on a à traiter se trouve situé au méat urinaire, on peut introduire une petite mèche ; il faudra avoir soin d'empêcher qu'elle glisse jusqu'à la vessie, surtout chez la femme dont le canal est si court. S'il est situé plus avant dans l'urètre, il faudra souvent appliquer des sangsues au périnée, employer des bains locaux, des bains généraux prolongés ; prescrire des tisanes mucilagineuses et rafraîchissantes en abondance ; faire usage du camphre, soit en pilules à l'intérieur, soit en frictions sur la face interne des cuisses, à la dose de 3 décigrammes tous les soirs. Ce médicament agit d'une manière très-favorable en prévenant les érections qui retardent la cicatrisation et empêchent la guérison du chancre. Leur mauvaise influence sur le chancre du canal de l'urètre est évidente ;

mais elle s'étend aussi aux chancres qui siégent ailleurs. M. Broussonnet soignait un jeune homme qui suivait un traitement général d'une manière régulière, faisait des applications locales convenables; et cependant les chancres qui étaient à la racine de la verge ne se cicatrisaient pas. Cet état dura quelque temps après lequel M. Broussonnet, soupçonnant quelque raison qu'il ne connaissait pas, questionna le malade, et en apprit qu'il avait des érections fréquentes. Il les fit cesser au moyen du camphre, et, dès lors, les chancres marchèrent rapidement vers la cicatrisation. La masturbation a encore été signalée par M. Baumès comme une cause qui retarde beaucoup la guérison des chancres.

Si le chancre est profondément situé dans le canal, on peut, en cas de besoin, porter des topiques jusqu'à lui au moyen d'une sonde en gomme élastique dont on oint le bout, si ce sont des pommades, qui sont maintenus dans sa cavité par la pression exercée par le doigt sur le pavillon, s'ils sont liquides. Une fois qu'on a atteint le point malade, on n'a qu'à lever le doigt pour permettre leur écoulement. On pourrait encore se servir d'une petite seringue à injection.

Si les chancres sont à l'anus, on en obtient difficilement la cicatrisation à cause du passage des matières fécales. On devra faciliter autant que possible la défécation en conseillant un régime approprié, en donnant quelques laxatifs si cela est nécessaire. La cautérisation par le nitrate d'argent sera surtout très-utile. On fera usage de mèches, enduites de pommades, ou sèches; et, si elles ne peuvent être supportées, on se contentera d'appliquer localement des gâteaux de charpie trempés dans une décoction calmante.

Si le chancre occupe le nez, le conduit auditif, la peau, il ne réclame pas de traitement particulier. Cependant, comme il se forme dans ces régions des croûtes qui recouvrent la plaie et empêchent de voir le pus qui croupit au-dessous d'elles et tend à agrandir celle-ci, il faut se tenir en garde contre elles.

B. *Chancre élevé*. — Le chancre simple prend souvent la forme élevée sous l'influence d'un mauvais traitement, mais surtout par l'emploi de remèdes irritants, et par la malpropreté. Dans ces cas, il faut changer le traitement, employer les lotions émollientes, et surtout entretenir toujours la propreté. C'est la forme du chancre dans laquelle le vin aromatique convient le moins; ce n'est que dans les cas où la suppuration est très-abondante qu'on doit en faire usage. Les émollients sont les topiques qui conviennent le plus contre le chancre élevé.

C. *Chancre induré*. — Quand même elle serait adoptée, la méthode abortive n'est pas applicable dans cette forme du chancre. Pour enlever tout le mal, il faudrait enlever l'induration dans toute son étendue; et celle-ci étant ordinairement assez considérable, la perte de substance irait trop loin. C'est la forme dans laquelle les pommades, les onguents conviennent le plus. Le cérat opiacé additionné de calomel est très-utile. La cautérisation ne peut pas être employée souvent; mais elle convient quelquefois pour changer l'aspect des parties, pour modifier la plaie. Il est des cas où l'on se trouve bien aussi d'une solution concentrée d'opium en lotions; d'autres où le cérat mercuriel en frictions convient beaucoup.

Dans le chancre induré, c'est l'induration qui est la

chose la plus importante ; lorsque le chancre est guéri,
l'affection ne l'est pas si l'induration persiste, et on doit
prolonger le traitement général si on veut éviter des symp-
tômes-secondaires. C'est pour la faire disparaître que l'on
emploie avec avantage les liquides astringents et résolutifs, et des frictions avec l'onguent mercuriel double.

D. *Chancre phagédénique.* — C'est celui dont on obtient
plus difficilement la guérison. Il se manifeste toujours à
la suite d'un état pathologique général dépendant de la
constitution, ou portant sur un organe principal ; aussi
ne peut-on le guérir que lorsque l'affection primitive est
guérie, lorsque la constitution est refaite. Les causes qui
donnent lieu à son développement sont toutes les causes
débilitantes : la mauvaise nourriture, une mauvaise habitation, la misère, les peines d'esprit, la fatigue, etc.

Les applications locales qui conviennent le mieux sont
une solution concentrée d'opium, ou le vin aromatique
additionné de tannin. Dans ces derniers temps, M. Ricord
employait le tannin en poudre. Les cautérisations conviennent quelquefois ici comme dans le chancre induré.
Si les bords sont frangés, irréguliers, blafards, on emploie avec avantage une décoction de quinquina ad-
ditionnée d'une solution d'opium. La carotte râpée, appliquée sous forme de cataplasme, rend quelquefois des
services. M. Ricord a aussi proposé contre ce chancre
l'application d'un vésicatoire, ou seulement de la poudre
de cantharides sur la plaie.

Le traitement local ne produit jamais que peu d'effet
si on ne l'a fait précéder d'un traitement spécifique
d'abord, et, en second lieu, d'un traitement dirigé contre

l'état pathologique sous l'influence duquel le chancre
phagédénique s'est déclaré.

Enfin, pour dire tout ce qui a rapport au traitement
local du chancre, j'ajouterai que toutes les formes qu'il
présente peuvent se compliquer de gangrène. Cet épiphénomène s'observe surtout lorsqu'il survient un phimosis par l'inflammation du prépuce due à l'irritation
déterminée par les chancres. C'est alors, et seulement
alors, que l'opération du phimosis convient. En faisant
cesser l'étranglement, on pourra prévenir la gangrène.

DU BUBON.

Le bubon est le symptôme syphilitique qui a donné lieu
au plus grand nombre de discussions : c'est celui sur
lequel on a établi le plus grand nombre de théories.

Le bubon syphilitique est l'inflammation d'un ou plusieurs ganglions, due à l'action spécifique du virus syphilitique.

C'est dire qu'il existe des bubons non syphilitiques, et
qui sont dus à d'autres causes.

L'inflammation des ganglions peut attaquer ceux qui
se trouvent à l'aine, à l'aisselle, au pli du coude ou
ailleurs ; cependant ce sont les ganglions inguinaux qui
sont le plus souvent atteints ; aussi tout ce que nous
allons dire des bubons en général se rapporte-t-il à ceux
qui ont ce siége.

Le bubon inguinal a été divisé, au point de vue du
siége, en *sus-inguinal* ou abdominal, et en *sous-inguinal* ou
crural. Le sous-inguinal est rarement seul ; lorsqu'un ganglion crural est enflammé, il y en a presque toujours un

au-dessus du pli de l'aine qui s'enflamme aussi. Le bubon crural est ordinairement plus difficile à guérir que celui qui est au-dessus du pli. Il peut se faire que ce pli divise un ganglion engorgé en deux lobes, un supérieur et un inférieur.

Le bubon est encore superficiel ou profond suivant que le ganglion engorgé est sous-cutané ou sous-aponévrotique. Ce dernier est très-douloureux, et s'accompagne souvent de mouvements fébriles si on n'a pas le soin de pratiquer le débridement pour prévenir la douleur.

La position du bubon peut, jusqu'à un certain point, mettre sur la voie pour la découverte de son point de départ et partant de sa nature.

Ainsi les ganglions qui sont rapprochés du pubis reçoivent les vaisseaux lymphatiques des organes génitaux externes et de l'anus; ceux qui sont situés à la partie inférieure et externe de la région reçoivent les vaisseaux qui proviennent du membre abdominal.

Le vrai bubon syphilitique ne peut avoir pour cause que le virus syphilitique; mais il est des bubons qui doivent leur développement à d'autres causes, et ils ont un grand rapport avec ceux qui sont réellement vénériens; aussi devons-nous en dire un mot.

Ici se présente la question relative au mode d'infection. Le virus syphilitique peut-il arriver jusqu'aux ganglions sans avoir produit une ulcération préalable de la superficie du corps, mais principalement des organes génitaux? Cette ulcération précédant le bubon est-elle nécessaire? Nous reviendrons sur cette question en parlant du bubon d'emblée; pour à présent, nous remarquerons 1° que ceux-là même qui admettent que le virus syphilitique peut pénétrer l'économie sans lésion primitive, reconnaissent que le bubon

est le plus souvent lié à la présence du chancre ; 2º que
le bubon se développe le plus souvent du côté qui correspond à celui des organes génitaux sur lequel se
trouve l'ulcère primitif : ainsi, si on a un chancre sur la
petite lèvre droite, c'est à l'aine droite que le bubon se
développe ; et, bien plus, si le chancre occupe l'une
des parties qui se trouvent sur la ligne médiane, le frein
du prépuce, par exemple, le bubon se montrera tantôt
à droite, tantôt à gauche, quelquefois des deux côtés ;
3º que le bubon ne se manifeste que vingt ou trente jours
après le coït infectant ; ce laps de temps, que l'on a dit
être nécessaire pour l'incubation, ne serait-il pas celui
pendant lequel le pus chancreux parcourt l'espace qui
le sépare de l'endroit sur lequel il se développe, du
siège du bubon ?

M. Baumès classe les bubons en huit genres qu'il
désigne de la manière suivante : 1º engorgement ganglionnaire ; 2º bubon phlegmoneux non fluctuant ; 3º bubon
phlegmoneux fluctuant ; 4º bubon phlegmoneux suppuré
chancreux (c'est le seul syphilitique pour M. Ricord) ;
5º bubon phlegmoneux suppuré simple ; 6º bubon non
phlegmoneux induré ; 7º bubon non phlegmoneux fluctuant ; 8º bubon non phlegmoneux suppuré (1).

Il est inutile de dire ici ce que M. Baumès entend par
ces dénominations, et d'énumérer les caractères qu'il
donne à chacune d'elles. Cette division, utile à certains
points de vue pratiques, multiplie trop les difficultés
et les doutes. Plusieurs des classes, en effet, peuvent
être comprises les unes dans les autres, et caractérisent

---

(1) Baumès, *Précis théorique et pratique sur les maladies vénériennes*, tom. II, p. 323.

seulement la période plus ou moins avancée d'une seule et même espèce de bubon. Les seconde, troisième et cinquième, par exemple, n'expriment-elles pas les divers états à travers lesquels passe un même bubon avant d'atteindre un de ses modes de terminaison, la suppuration ?

M. Ricord n'admet que trois espèces de bubon : 1o le bubon phlegmoneux simple, qui n'est autre chose que l'inflammation du ganglion sans cause spécifique : c'est le bubon ordinaire ; 2o le bubon syphilitique, qui est toujours précédé du chancre qui lui donne lieu, qui suppure infailliblement, dont les bords, lorsqu'il est ouvert, se renversent, deviennent chancreux; dont le pus inoculé donne lieu au chancre ; 3o le bubon idiopathique, qui est l'engorgement lymphatique dépendant d'une diathèse strumeuse, ayant l'aspect des plaies scrofuleuses, lorsqu'il suppure, et ne pouvant jamais être inoculé.

De ces trois classes de bubons, les deux premières peuvent être confondues avant qu'ils soient ouverts ; mais plus tard les résultats de l'inoculation et l'aspect que prend la plaie viennent éclairer le diagnostic. Quant au bubon idiopathique, on le reconnaît facilement d'après la constitution de l'individu, et, s'il s'ouvre, il prend aussi des caractères particuliers.

A. *Du bubon syphilitique ou virulent.* — Dans le bubon syphilitique, plusieurs ganglions, le plus souvent un seul sont enflammés; la base de l'engorgement est mobile; la suppuration survient toujours, d'après M. Ricord, qui regarde le bubon virulent comme la suite de l'ulcération chancreuse du ganglion qui en est le siége : le chancre se développerait ici de dedans en dehors, au lieu d'aller du dehors au dedans. Les bords du bubon ouvert sont toujours chancreux et par conséquent renversés; enfin le pus inoculé donne lieu au chancre. Si, dans le bubon qui présente tous les autres caractères, l'inoculation ne réussit pas, c'est qu'on aura trempé la lancette du premier pus qui suit l'ouverture du bubon : or, le plus souvent ce pus étant fourni par l'inflammation du tissu cellulaire qui environne le ganglion, ne participe pas au caractère vénérien du pus ganglionnaire qui est seul chancreux. En effet, l'infection a été communiquée au ganglion seul par le transport du virus par les lymphatiques qui aboutissent de l'ulcère primitif des parties génitales au ganglion enflammé; mais il n'est pas passé de celui-ci dans le tissu cellulaire environnant. C'est ce qui explique pourquoi le premier pus fourni par le bubon vénérien peut ne pas donner lieu à la pustule d'inoculation.

B. *Du bubon phlegmoneux.* — Le bubon phlegmoneux a les mêmes caractères que le précédent; seulement il ne suppure pas d'une manière fatale comme lui : s'il tombe en suppuration et qu'il soit ouvert, les bords de l'ouverture, au lieu de se renverser se recollent. D'ailleurs, le pus ne donne jamais lieu au chancre. D'un autre côté, il est facile de remonter à la cause de ce bubon, et on trouve quelque ulcération superficielle et non vénérienne des parties génitales ou des membres inférieurs; ou bien le malade accuse un excès de coït, de travail, de fatigue dans la marche, surtout avec une chaussure étroite, etc.; tandis qu'il est certain qu'il n'a pas eu ou ne s'est pas exposé à contracter de maladie syphilitique.

C. *Du bubon idiopathique.* — Cette troisième classe de bubon n'a rien qui le rattache à la syphilis; il est la manifestation d'une diathèse autre que la diathèse syphilitique; il dépend de la diathèse scrofuleuse qui est la principale cause de son développement; cependant l'excès de coït, l'irritation des organes génitaux peuvent être des causes déterminantes, et c'est pour cela qu'il a été regardé comme vénérien (*post hoc, ergò propter hoc*). C'est ce qui pourrait être démontré par l'exemple d'un malade qui se trouvait en 1845 au No 24 de la salle St-Roch, chez lequel le coït et l'habitude qu'ont les gens de sa profession (tailleur de pierre) d'appuyer le manche de leur marteau sur l'aine, peuvent avoir favorisé la prédisposition lymphatique qu'il portait. Ce bubon, lorsqu'on le laisse à lui-même, s'ouvre par plusieurs ouvertures, et, comme on l'a dit, en *pomme d'arrosoir*. A son début, il semble s'enfoncer profondément dans la fosse iliaque et communiquer avec plusieurs autres ganglions enflammés.

La cicatrice qui résulte de l'ouverture de ces trois sortes de bubons a des caractères qui permettent de les distinguer. Ainsi, dans le bubon virulent, elle laisse des traces irrégulières mais superficielles s'étendant en surface comme l'ouverture qui y a donné lieu. Dans le bubon phlegmoneux simple, la cicatrice est linéaire, à peine perceptible. Dans le bubon scrofuleux, elle est enfoncée, irrégulière, froncée, faisant godet, et, comme on dit, en *cul de poule*.

Cette classification de M. Ricord est simple, raisonnée, basée sur des faits et sur une interprétation logique s'accordant avec ses principes. Cependant, en pratique, elle n'est pas établie sur des bases assez certaines pour qu'on y adapte le traitement. Ainsi, bien qu'il paraisse rationnel de ne pas admettre le bubon vénérien sans chancres primitifs, je ne crois pas que, dans un cas où le malade atteint de bubon s'est exposé à contracter la syphilis, on doive s'abstenir d'un traitement spécifique.

Le bubon peut être confondu avec beaucoup de maladies; cependant un peu d'attention dans son origine, sa marche, etc., le feront facilement reconnaître. Nous signalerons, comme pouvant être confondus avec lui, la hernie, l'abcès par congestion, l'anévrysme.

On connaîtra la hernie à la différence de volume qu'elle aura dans la station ou la position déclive, dans la toux ou l'action de l'effort, etc., dans sa disparition opérée par le taxis. Dans la hernie encore, la peau ne change pas de couleur; la sensation qu'on éprouve au toucher n'est pas la même : celle produite par l'anse intestinale est plus diffuse, plus molle, plus mobile; lorsque les doigts s'appliquent sur une glande tuméfiée, on sent que toute la masse qui la constitue fait corps, et que les molécules sont attenantes les unes aux autres.

L'abcès par congestion se reconnaîtra par la constitution particulière de l'individu qui en est porteur, par la forme et l'indolence de la tumeur, par sa marche lente, par les lésions qui le précèdent d'ordinaire, etc.

L'anévrysme peut plus souvent induire en erreur, surtout si le bubon siége sur l'artère crurale qui pourra lui imprimer des mouvements en rapport avec ceux du pouls : dans ce cas, il faut déplacer la tumeur, et on voit alors cesser les battements : du reste, la lenteur du développement, le défaut de coloration de la peau dans l'anévrysme, le distingueront du bubon dont la marche est plus aiguë, plus douloureuse.

D. *Bubon d'emblée.* — Peut-il se manifester un bubon vénérien sans ulcération primitive des organes génitaux?

Telle est la question que l'on doit résoudre par l'affirmative si on admet les bubons d'emblée. M. Ricord, conséquent avec ses principes, est ici en opposition avec la plupart des praticiens, qui généralement admettent les bubons d'emblée. Pour M. Ricord, tout symptôme inoculable est primitif; tout symptôme primitif est transmis par voie d'inoculation; et nous savons comment ce praticien entend la transmission par inoculation.

En faisant l'application de ces principes, s'il se présente un bubon, de deux choses l'une, ou il est syphilitique, ou il ne l'est pas. Dans le premier cas, cherchez minutieusement, interrogez avec soin le malade, vous verrez qu'il a eu ou qu'il a encore des symptômes primitifs aux parties génitales, à l'anus, à la bouche, etc. Si vous ne trouvez pas de symptômes précurseurs, le bubon ne sera pas syphilitique. C'est par ce moyen que M. Ricord répond aux adversaires de sa doctrine. On lui a opposé des faits, mais aucun n'est à l'abri de controverse. Voyons ceux de M. Baumès : ils sont au nombre de huit. Quant aux cinq premiers, M. Ricord les rejette en disant que les bubons n'étaient pas vénériens : en effet, dit-il, deux n'ont pas suppuré; on n'a donc pas pu s'assurer, par l'inoculation, qu'ils étaient syphilitiques; pour les trois qui ont suppuré, le pus de deux n'a pas été inoculé, celui du dernier a été inoculé sans résultat.

Restent les trois derniers dont le pus a donné lieu à la pustule d'inoculation. Mais, pour la première observation, M. Baumès n'a pas observé l'anus du jeune homme qui en fait le sujet. Pour la seconde, le malade ne se présente à M. Baumès qu'un mois et demi après le début de sa maladie; les chancres peuvent s'être cicatrisés. Enfin, pour la dernière, le jeune homme qui en fait le sujet avait une blennorhagie. M. Baumès dit bien qu'il s'est assuré

que le malade n'avait pas un chancre du canal; mais il
ne peut l'affirmer, attendu qu'il n'a pas inoculé le muco-
pus blennorrhagique. Voilà comment M. Ricord réfute les
huit observations que M. Baumès regarde comme si pro-
bantes. C'est à peu près de la même manière que le médecin
de l'Hôpital du Midi répond à M. Castelnau, qui, dans la
Gazette Médicale de Paris du 4 Mars 1843, lui oppose
dix observations de bubons d'emblée contre lesquelles -
il a autant de fins de non-recevoir.

On comprend facilement que cette manière de procéder exclut la possibilité de démontrer, surtout dans la
pratique civile, l'existence du bubon comme symptôme
de début.

Cependant personne n'oserait s'affranchir du devoir
de conseiller un traitement antisyphilitique dans certains
cas où une inflammation des ganglions de l'aine a été
la suite d'un coït impur, quoique ce dernier n'ait pas
donné lieu à des chancres qui aient précédé l'apparition
de l'engorgement ganglionnaire, quoique le pus de celui-
ci n'ait pas été inoculé. Ce n'est pas toujours facile
d'inoculer les malades dans la pratique civile. Doit-on le
faire sans les prévenir? Et, si on les prévient des vrais
dangers qu'ils ont à courir, l'un d'entre eux se soumettra-
t-il à l'expérience?

Quant à ce qui est de la terminaison fatale par suppuration
que M. Ricord attribue au bubon virulent, il n'est pas douteux pour moi qu'elle peut être modifiée par le traitement
local, et encore mieux lorsque celui-ci marche de pair avec
le traitement général. Il n'y a pas encore bien long-temps
qu'un Monsieur d'une très-bonne santé, d'une constitution et d'un tempérament à l'abri de toute crainte de
disposition non-seulement à la scrofule, mais même à

une affection lymphatique, n'ayant jamais eu de symptômes vénériens d'aucune sorte, connut une femme qui donna quelques jours après des chancres à une autre personne. Quant à lui, malgré ses recherches et les miennes, il n'eut rien qui pût paraître tant soit peu douteux du côté des organes génitaux; mais, malgré cela, il eut bientôt à l'aine gauche un bubon qui prit un volume considérable, et qui, après avoir résisté à un traitement antiphlogistique sévère, fut guéri par les frictions mercurielles à haute dose.

Environ un mois après, il eut une adénite cervicale et une tuméfaction des amygdales qui ne cédèrent qu'à l'iodure de potassium long-temps continué. On comprend que je dus ensuite lui faire faire un traitement par les préparations mercurielles.

Cette observation suffit à elle seule pour détruire toutes les assertions de M. Ricord. Cependant j'en pourrais puiser bien d'autres dans ma pratique seulement. Et combien de confrères qui en fourniraient de pareilles !

Ne doit-on pas appeler virulent un bubon qui est survenu à la suite de rapports avec une femme qui a communiqué des chancres quelques jours plus tard? qui lui-même a été suivi de symptômes secondaires, et qui a été guéri par un traitement antisyphilitique? Il me semble que ces données valent bien celles fournies par la suppuration, qui elle-même ne peut être qu'un signe douteux; car on sait très-bien que toute inflammation des ganglions peut se terminer par là. Nous en avons déjà dit assez sur ce sujet en parlant du diagnostic du chancre.

Ainsi donc, tout en admettant que le bubon d'emblée, ou le bubon virulent développé sans symptômes pré-

curseurs du côté des organes génitaux est très-rare, et
que les observations de M. Ricord sur la fréquence de
symptômes primitifs du côté des organes génitaux ou
de l'anus sont fondées et ont fait reléguer dans les bubons consécutifs beaucoup d'adénites qui auraient passé
pour primitives' dans d'autres temps, je dois dire que
le bubon d'emblée est possible; qu'il s'observe de temps
en temps, et qu'il convient de le combattre par un
traitement mercuriel, comme tous les autres symptômes
syphilitiques de début. On aurait tort de se tenir dans
une sécurité trompeuse qui aurait pour conséquence le
développement de symptômes constitutionnels.

En Août 1856, j'ai été consulté par M. X... qui, à la
suite d'un coït suspect, avait un engorgement ganglionnaire de l'aine droite. Quoiqu'il se fût scrupuleusement
surveillé avant de me voir, il n'avait rien observé, sur
les organes génitaux ni ailleurs, qui pût lui donner des
soupçons sur une infection vénérienne. L'engorgement
de l'aine portait sur les ganglions moyens; trois d'entre
eux étaient tuméfiés. Un traitement antiphlogistique ne
pût enrayer leur marche. Je fis inutilement encore employer pendant assez long-temps l'onguent mercuriel en
frictions. Le bubon vint à suppuration, et je fus obligé
de l'ouvrir par la lancette.

La plaie, très-régulière au début, devint frangée, ulcéreuse, chancreuse enfin. Il en fut de même d'une contre-
ouverture que je fus obligé de pratiquer plus tard. Cela
suffira-t-il à M. Ricord pour lui prouver que ce bubon
était syphilitique quoique d'emblée? J'en doute. Il ré-
clamera le *criterium* indispensable pour lui, l'inoculation. Mais mon malade ne tenait guère à s'exposer à
avoir une autre plaie chancreuse pour éclairer une ques-

tion de science ; et quoique sa position et son intelligence lui permissent de comprendre très-bien l'importance de l'inoculation dans ce cas , il aima mieux se soumettre à un traitement antisyphilitique dont l'utilité eût pu passer pour douteuse aux yeux de ceux qui nient le bubon d'emblée, et dont les effets rapides modifièrent bientôt l'aspect des plaies, tarirent la suppuration et firent résoudre l'engorgement, en même temps qu'ils mirent le malade à l'abri de symptômes constitutionnels.

Le traitement du bubon, comme celui du chancre, est *général* ou *local*.

Je ne dirai rien du traitement général qui est le même que celui de la syphilis primitive. Il doit marcher de pair avec le traitement local, et il a plus d'importance que lui. C'est sur le traitement général que repose l'avenir sanitaire de l'individu que l'on traite. J'ajouterai qu'il convient de le conseiller même dans les cas douteux. Administrées avec prudence et mesure, les préparations mercurielles n'ont aucun mauvais effet. Elles conviennent dans tous les cas où on peut avoir des soupçons sur la nature du bubon. Je dis les préparations mercurielles, parce que l'iodure de potassium, si efficace contre les symptômes secondaires de la syphilis, est à peu près sans effet contre les symptômes primitifs. J'ajouterai, dans l'intérêt de la pratique, que l'iodure de potassium ne peut pas être considéré comme un remède antisyphilitique proprement dit. Il fait disparaître à merveille les symptômes secondaires et constitutionnels lorsqu'il est convenablement administré; mais si on s'en tient à lui seul, on voit bientôt reparaître les mêmes phénomènes morbides qu'il avait chassés. Aussi doit-on faire suivre un traitement par cet agent pharmaceutique de l'administration raisonnée des mercuriaux ou des préparations d'or. Puisque le nom de ces dernières m'est venu sous la plume, j'ajouterai que c'est un puissant moyen à employer contre l'affection syphilitique qui se manifeste par des engorgements ganglionnaires. Son action si énergique contre la scrofule, son efficacité contre la syphilis, en font une arme à deux tranchants qui ne doit pas être dédaignée dans les cas douteux pas plus que dans ceux où la vérole s'est entée sur une constitution scrofuleuse ou un tempérament par trop lymphatique.

Je n'entrerai pas dans des détails sur la manière d'administrer les préparations d'or dans ces cas. Outre qu'elle est parfaitement connue, mon intention a été, pour le bubon comme pour le chancre, de ne pas m'étendre sur le traitement général, qui, pour ces deux symptômes, est le même que pour tous les autres accidents syphilitiques, et dont l'exposition m'entraînerait trop loin. Je noterai seulement que le chlorure d'or et de sodium, qui est la préparation la plus employée, convient mieux en frictions sur la langue, et agit ainsi plus que de toute autre manière.

Le bubon exige toujours un traitement local.

Dans le traitement de tout bubon, on doit se préoccuper de prévenir la suppuration.

Or, certains engorgements sont purement passifs ; le travail fluxionnaire est terminé, n'existe plus chez eux. Au contraire, chez d'autres, la fluxion continue et augmente constamment leur volume.

Dans le premier cas, le traitement local réclame l'application immédiate des résolutifs. Les cataplasmes froids de riz, de pulpe de carottes, ceux de farine de lin arrosés d'eau blanche ou d'eau de Goulard, les emplâtres de Vigo, ou ceux avec l'extrait de ciguë ou d'aconit ; enfin les frictions avec la pommade d'hydriodate de potasse simple ou iodurée, celle d'iodure de plomb, tels sont les médicaments qui conviennent.

Dans le second, tous ces remèdes ne sauraient convenir de prime abord ; ils ne feraient qu'augmenter l'engorgement en stimulant la fluxion. Il faut d'abord faire disparaître toute irritation locale, faire cesser tout état fluxionnaire, et alors seulement vient le tour des résolutifs que l'on peut même prendre dans un autre ordre.

Dans les deux espèces de bubons, mais surtout dans celui-ci, le repos absolu et prolongé est nécessaire. On appliquera, en outre, non sur la tumeur mais dans son voisinage, un nombre de sangsues proportionné à son volume ou à la force de la fluxion. On favorisera leur action déplétive par des cataplasmes émollients ou l'immersion prolongée dans un bain général. Ce traitement local pourra être favorisé par des moyens généraux qui agiront ou directement ou comme dérivatifs. Ainsi la saignée générale pourra être employée chez les malades jeunes, robustes, pléthoriques. On ne négligera pas la diète et les purgatifs répétés. Enfin les bains généraux tempérés et prolongés pendant une heure et même une heure et demie seront d'un grand secours.

On trouve un remède très-énergique et qui rend de grands services dans les frictions mercurielles à haute dose. J'emploie ordinairement 4 grammes de cet onguent chaque quatre heures. Je fais faire des onctions prolongées pendant sept ou huit minutes, et les fais suivre de l'application d'un cataplasme que je ne fais refaire que chaque vingt-quatre heures, afin qu'il conserve l'onguent qu'il a pris sur la peau. Ces onctions sont continuées jusqu'à résolution, ou jusqu'à imminence de salivation, quelquefois jusqu'à la salivation elle-même. Il est convenable de favoriser leur action par les bains et les purgatifs, comme je l'ai dit plus haut, à la suite des agents antiphlogistiques avec lesquels les frictions mercurielles ont tant d'analogie au moins pour leurs effets.

Si la résolution est rapide, on peut continuer l'usage des frictions jusqu'à la fin. Si elle tardait et qu'on craignît la salivation ou ses conséquences, on pourrait les discontinuer dès que l'inflammation aurait cessé dans la tumeur ganglionnaire; les pommades résolutives ou les emplâtres mentionnés plus haut achèveraient de la résoudre. Dans le cas où on jugera à propos d'employer l'onguent mercuriel et les pommades d'hydriodate de potasse d'une manière successive et sans intervalle, on aura soin de faire, sur la partie, des lotions avec l'eau de savon afin de la bien nettoyer; le mélange de ces deux pommades étant très-irritant, et pouvant, sans cette précaution, donner lieu à la formation de boutons très-douloureux semblables à ceux qui suivent les frictions avec la pommade stibiée. Si, à cause de l'état inflammatoire des ganglions engorgés, on ne peut pas songer aux moyens précédents, on continuera les frictions mercurielles qui en général ne donnent pas lieu à la stomatite tant qu'elles sont indiquées et qu'elles produisent de bons effets sur l'endroit où elles sont faites. Mais encore si l'engorgement gingival et la sécrétion salivaire augmentaient, il resterait un excellent moyen de les prévenir : c'est le chlorate de potasse administré en potion. J'ai pu par lui, en Mars 1857, arrêter une salivation commençante, et continuer l'emploi de l'onguent mercuriel chez deux malades qui sont pourtant d'une sensibilité exagérée, et conduire leurs bubons à résolution.

Lorsque ce moyen est impuissant, on peut avoir recours à un autre qui est très-efficace, lui aussi, mais qui est très-douloureux : je veux parler du traitement appelé *abortif*, et conseillé par M. Malapert. Je l'ai employé au Dépôt de police en 1845, et dans quelques cas rares depuis lors, dans ma pratique. Il consiste à appliquer au centre du bubon préalablement dénudé par un vésicatoire, un plumasseau de charpie dont le volume est proportionné à celui de la tumeur, trempé dans une solution de sublimé corrosif à la dose de 1 gramme ou 1 gramme 50 centigrammes pour 30 grammes d'eau distillée. On laisse ce pansement pendant plusieurs heures jusqu'à ce qu'il ait produit une escarre qui atteint la peau. J'ai vu ce moyen produire d'excellents effets, et résoudre rapidement même des bubons dans lesquels j'avais constaté du pus. Il faut, pour l'employer avec succès, que la suppuration n'ait pas commencé ou du moins qu'elle soit peu abondante, et que la peau ait assez d'épaisseur pour que l'escarre gangréneuse ne la détruise pas en entier. Je me suis souvent demandé si un cautère avec la potasse caustique ou la poudre de Vienne qui, on le sait, a produit de bons effets, entre les mains de certains praticiens, contre les phlegmons du bras, ne donnerait pas le même résultat.

Le traitement abortif est très-douloureux. La souffrance causée par l'application du plumasseau caustique est excessivement vive, et exige de la part du malade une ferme résolution de guérir vite et une certaine énergie contre la douleur. Aussi ne conseillerai-je ce moyen que comme exceptionnel et dans des cas où la position du malade exige une prompte guérison.

Je viens de voir, à l'Hôpital-Général dans le service des vénériens, une modification heureuse de ce traitement que je crois devoir signaler ici. M. le Professeur Courty, actuellement chargé de ce service, pratique de la manière suivante le pansement au sublimé. Il proportionne la dose de la solution à l'état du bubon, et généralement il l'emploie à une dose plus faible que M. Malapert (1 gramme de sublimé pour 60 grammes d'eau distillée). Il ne laisse pas le plumasseau non plus aussi long-temps que nous. De cette manière la douleur est moins vive, l'escarre moins profonde; et si le résultat est moins rapide, il a au moins cet avantage qu'il peut renouveler le pansement à plusieurs reprises et à des époques peu éloignées. Il le fait faire quelquefois plusieurs jours de suite, et même plusieurs fois dans la journée, au besoin.

M. Courty obtient ainsi la résolution des bubons en peu de temps ; et, comme moi, il les a vus se résoudre quelquefois alors que la suppuration était établie.

Il est de ces bubons qui, soit par la disposition éminemment lymphatique du sujet, soit sous l'influence d'un traitement mal compris ou mal exécuté, restent stationnaires, et, sans présenter des symptômes inflammatoires, ne sont le siége d'aucun travail de résolution. On les appelle *indolents*. Les résolutifs ordinaires ne produisent sur eux aucun effet; et il est souvent difficile de leur donner une impulsion efficace vers une terminaison quelconque. Il convient, dans ces cas, de réveiller la vitalité en retournant en arrière, en provoquant un état inflammatoire. C'est ce qu'on fait, en général, par l'application d'un ou de plusieurs vésicatoires. On pourrait encore au besoin recourir au traitement conseillé par M. Malapert, où à la méthode de M. le Professeur Courty.

Enfin, il est des bubons qui suppurent, soit parce que le malade les a négligés trop long-temps, soit parce que les remèdes convenables ont été mal employés, soit enfin qu'ils aient été impuissants pour prévenir cette terminaison peu avantageuse, à cause de la durée de la maladie et des cicatrices qu'elle entraîne à sa suite.

Le pus une fois constaté, et sa résorption reconnue impossible, il faut lui donner jour au plus tôt afin de l'empêcher de s'étendre, et de prévenir le décollement de la peau. Le meilleur moyen, c'est la lancette ou le bistouri qu'on dirige transversalement et le long du pli de l'aine, afin que la cicatrice soit moins apparente. L'ouverture doit être proportionnée au volume de la tumeur, et être placée à la partie la plus déclive. Il est rare qu'on ait à interposer des objets entre ses lèvres afin d'empêcher leur recollement. Au besoin il suffirait de quelques brins de charpie. Le cautère potentiel, les caustiques qui étaient employés autrefois ne sont guère de mise. Ils feraient une plaie irrégulière dont les bords auraient de la peine à se recoller, et dont la cicatrice serait toujours visible. D'ailleurs ces moyens, qu'on propose en général pour les malades pusillanimes qui s'effraient de l'idée d'une opération, sont encore plus douloureux et plus désagréables que l'incision faite d'une main hardie et habile. Il faut quelquefois faire deux incisions : la plus superficielle pour donner jour au pus qui s'est formé autour du ganglion, la plus profonde pour ouvrir ce ganglion lui-même. On comprend qu'il est possible de les combiner de telle sorte qu'une seule ponction produise ce résultat.

La plaie qui résulte de l'ouverture de l'abcès de l'aine se recolle quelquefois facilement dès que le pus est tari ; mais, dans d'autres circonstances, elle prend l'aspect chancreux, et exige des soins particuliers qui sont les mêmes que ceux que j'ai indiqués en parlant du traitement du chancre.

Il arrive qu'on n'est consulté que lorsque la suppuration est très-considérable et que la peau est décollée dans une large étendue. Il faut alors empêcher les clapiers, faire des contre-ouvertures, et favoriser le recollement de la peau par une position convenable, et quelquefois par une légère compression exercée au moyen d'un corps mou comme la charpie.

Enfin, on est quelquefois obligé de cautériser des parties exubérantes, ou d'exciser des lambeaux de peau qui ne peuvent plus se recoller. On panse alors à plat la plaie découverte, et on a le soin de lui conserver une forme qui hâte la cicatrisation. Il est souvent utile de stimuler la plaie au moyen du crayon de nitrate d'argent, et même, dans d'autres cas, de faire des cautérisations profondes afin de modifier la nature de la solution de continuité, ou de déterminer dans une cavité anormale une inflammation adhésive capable d'en rapprocher exactement les parois.

DES

DÉGÉNÉRESCENCES

DE LA RÉGION PAROTIDIENNE.

DES

DÉGÉNÉRESCENCES

DE LA RÉGION PAROTIDIENNE.

Partie anatomique.

Les parotides (1) forment les deux extrémités de ce chapelet glanduleux étendu d'une oreille à l'autre autour du maxillaire inférieur. C'est la plus volumineuse de ces glandes qui ont pour fonction de sécréter la salive. Pourquoi cette distribution ainsi répartie? pourquoi pas une glande salivaire seule? Ne peut-on pas trouver une autre raison que la difficulté de loger une masse volumineuse auprès de la cavité buccale, sans altérer la régularité de la face, qui devait être la partie la plus parfaite du corps? Il nous semble que de la disposition des orifices des divers conduits salivaires,

---

(1) De παρα, οὖς, ὦτος : comme les autres glandes salivaires, la parotide tire son nom de sa position. Seulement, pour elle, la désignation est empruntée à la langue grecque, tandis que les autres sont désignées par des mots appartenant en propre à notre langue.

on peut conclure que c'est afin que la fonction soit plus parfaitement accomplie que ces glandes sont ainsi disséminées. En effet, si l'embarras du volume avait été la seule cause de cette division, les conduits auraient convergé et se seraient terminés par un seul orifice. Mais n'est-ce pas afin que toute la cavité buccale participe en même temps, s'il le faut, à la distribution de la salive? N'est-ce pas afin que le bol alimentaire puisse être baigné par cette humeur, en quelque partie de la bouche qu'il se trouve? Les glandules accessoires, réparties sur tous les points de la muqueuse buccale, viennent confirmer cette opinion. Et d'ailleurs, s'il n'y avait qu'un seul conduit salivaire, que d'inconvénients n'entraînerait pas son obstruction, malheureusement assez fréquente !

Ces considérations doivent nous faire pressentir que les maladies de la parotide, dont nous allons esquisser les traits, n'ont pas une influence excessivement fâcheuse sur la sécrétion salivaire en général, et que celle-ci peut se continuer, et être même suffisante, quoique la parotide soit malade. Et puis, n'est-il pas vrai que lorsqu'une fonction à laquelle concourent plusieurs organes est privée de l'un de ces derniers, les autres redoublent d'activité pour la remplir? Ce sont des principes trop vulgaires en physiologie pour que nous insistions.

La situation de la parotide est indiquée par son nom; mais cette glande a une forme beaucoup trop irrégulière pour que cette position soit facilement limitée. On ne saurait d'une manière exacte comparer cette forme à rien autre qu'au creux qui la contient. En effet, il semble qu'elle se moule sur lui. Étudions-le.

Squelette. — Il est formé en avant par le bord postérieur de la branche de la mâchoire, qui est arrondi, comme on sait, et s'élargit en haut pour former le condyle ; en arrière, nous avons le bord antérieur de l'apophyse mastoïde qui concourt au même but, et, sur un plan plus profond, la saillie de l'apophyse transverse de l'atlas et de l'axis ; en dedans se trouve en haut l'apophyse vaginale, de la partie externe de laquelle sort l'apophyse styloïde qui se dirige en avant et en bas. On doit remarquer que celle-ci est plus ou moins longue, plus ou moins solide ; on devra aussi tenir compte de l'âge du sujet, et savoir que, jusqu'à 25 ou 30 ans, cette apophyse n'est fixée au rocher que par un ligament qui s'ossifie plus tard. Enfin, en haut, la racine postérieure de l'apophyse zygomatique, et la lame externe du conduit auditif, prolongée par la partie de la conque qui vient s'y implanter, complètent cette charpente osseuse. D'après cet exposé, on voit que la région parotidienne n'est pas tout-à-fait limitée par des parois osseuses. En effet, elles manquent totalement en bas et en partie en dedans.

Parties molles. — Ces parois sont complétées par des parties fibreuses plus ou moins épaisses. Ainsi, en dedans, une lame fibreuse née de la partie postérieure du canal carotidien, et se portant en bas pour séparer la carotide interne de la veine jugulaire profonde, l'isole du premier de ces vaisseaux et de la face externe de la paroi latérale du pharynx ; la face interne du muscle ptérygoïdien interne, qui est presque fibreuse, complète la partie antérieure de cette paroi, dont la partie postérieure est formée par les tendons des muscles styliens, et surtout le ligament stylo-maxillaire : celui-

ci, improprement désigné, et qui est plutôt une aponévrose qu'un ligament, s'épanouit avant d'arriver à l'angle
de la mâchoire, et est continué en arrière par la gaîne
du digastrique qui l'avoisine, et celle du sterno-cléido-
mastoïdien. Ces deux aponévroses, denses et résistantes,
sont en contact, en arrière et en bas, avec la parotide ;
ce qui explique pourquoi, dans l'extirpation de cette
glande, on a emporté quelquefois des portions de ces
muscles (1). En dedans et en arrière, la gaîne du digastrique va se rattacher à l'apophyse transverse de
l'axis.

En bas, nous n'avons pas de limites saillantes ; ce qui
peut en tenir lieu, c'est une ligne fictive oblique de haut
en bas, et d'arrière en avant, partant de la partie postérieure de l'apophyse mastoïde, et venant tomber à quelques
millimètres au-dessous de l'angle de la mâchoire. D'ailleurs,
dans cet endroit se trouve, au-dessous de la peau, un
plan fibreux moins dense que ceux que nous avons
signalés, il est vrai, mais établissant parfaitement la
séparation de la glande parotide et de la glande sous-
maxillaire, quoique le contraire soit avancé par M. Velpeau,
qui prétend que ces deux glandes se continuent (2). Ce
plan, né de la gaîne fibreuse de la glande, se confond en
arrière avec l'aponévrose d'engaînement du digastrique ;
au milieu, il se continue avec le *fascia cervicalis*, et, en
avant, il va former la partie postérieure de la gaîne de
la glande sous-maxillaire (3). Ce qu'il y a de remarquable

(1) Voyez, dans le Journal de médecine de Montpellier, rédigé par
Baumes, l'extirpation de la parotide, pratiquée par Pamard.
(2) Anatomie chirurgicale, 2e édit., 1833, t. I, p. 395.
(3) Nous avions déjà écrit ces lignes d'après la conviction que nous

et qu'il est important de noter, c'est que, par sa face interne, ce plan aponévrotique envoie un dédoublement au bord inférieur du ligament stylo-maxillaire. C'est ce dédoublement qui sert de cloison entre la région parotidienne et la région sus-hyoïdienne. Nous devons dire que nous avons vu cette cloison également respectée par le pus accumulé, soit au-dessus, soit au-dessous d'elle. Les abcès parotidiens fusent plutôt en arrière qu'en bas : entre autres exemples, nous en avons vu un chez un malade dans les salles de la clinique médicale, et dont nous parlerons plus loin. Chez un homme placé, en Février 1849, au n° 40 de la salle St-Éloi, qui portait un abcès très-large de la paroi latérale du pharynx, le pus fusa sous le sterno-mastoïdien et en arrière, tandis qu'il ne dépassait pas en haut le niveau de la lame fibreuse dont nous parlons.

La paroi externe, ou, si l'on veut, l'opercule de la région que nous venons de décrire, est formée, en allant de dehors en dedans : par la *peau* qui est fine, mince, ténue en arrière, et couverte de poils chez l'homme en avant; le *tissu cellulaire* sous-cutané à mailles lâches et contenant peu de graisse; il ne présente jamais des ganglions lymphatiques qui sont tous au-dessous du peaucier (1); le *muscle peaucier* qui ne recouvre que la partie inférieure, et l'*aponévrose* massétérine, qui, après

---

nous étions faite après avoir disséqué minutieusement cette région, lorsque nous lisons dans l'*Anatomie descriptive* de M. Cruveilhier : « elle (l'extrémité inférieure de la parotide) avoisine la glande sous-maxillaire, *dont elle est séparée par une cloison fibreuse très-épaisse.* »

(1) M. Cruveilhier. Ouvrage cité, t. II, p. 98, 1re édit.

avoir recouvert la plus grande partie de la face externe
du masséter, se rejette en dehors et vient former une
espèce de tente pour abriter la parotide se prolongeant
sur le muscle. C'est à cette aponévrose qu'on attribue
l'heureux résultat des tentatives de réunion immédiate,
faites à la suite de plaie de la peau avec perte de
substance.

De la description qui précède, on doit conclure que la
région parotidienne est un creux composé de deux plans,
l'un superficiel, et l'autre profond, réunis par un rétré-
cissement qui correspond à l'espace compris entre le
bord postérieur de la mâchoire et l'apophyse mastoïde.
Si l'on veut, c'est une espèce de gouttière creusée en
avant, dont l'axe de longueur est à peu près vertical et
correspond au bord postérieur de la branche du maxillaire,
et dont le côté externe est plus épais que l'interne. Aussi
ne saurions-nous trouver exacte la comparaison que l'on
fait entre la parotide et une pyramide *dont la base serait*
ovalaire ; nous aimons beaucoup mieux la manière de
voir de M. Cruveilhier, qui dit : que « sa forme est irré-
» gulière et déterminée, à la manière d'une cire molle,
» par celle des parties environnantes sur les anfractuosités
» desquelles la glande se serait moulée. »

Glande. — La glande parotide est un amas de grains
glanduleux aboutissant chacun à un conduit excréteur
qui se jette dans celui qui l'avoisine. Chaque grain glanduleux est séparé de ceux qui l'entourent par une cloison
fibreuse mince. Plusieurs grains ramassés ensuite par une
enveloppe commune plus dense constituent un lobule. La
réunion de tous les lobules constitue la glande qui, à la
manière des lobules et des grains glanduleux, a une
enveloppe fibreuse plus dense que celle des précédents,

et formant ce qu'on appelle sa coque. Celle-ci ne présente pas la même densité ; inextensible et résistante en dedans et en dehors, elle l'est moins en bas où elle se dédouble. La lame superficielle de ce dédoublement a été décrite comme limite inférieure de la région ; la plus profonde se porte en dedans pour aller tapisser la face interne de la glande. En avant, en arrière et en haut, où elle sépare la glande du bord postérieur de la mâchoire, de l'apophyse zygomatique, du conduit auditif, et de l'articulation temporo-maxillaire, elle est lâche, mince, plutôt celluleuse que fibreuse, et ressemble à une membrane synoviale à laquelle plusieurs auteurs l'ont comparée. C'est de sa paroi interne que se détachent les prolongements fibreux qui vont cloisonner les lobules et séparer les grains de la glande.

Vaisseaux. — Il n'est peut-être pas un autre point de l'économie, sujet à des opérations, où l'on trouve un aussi grand nombre de vaisseaux importants ramassés dans un si petit espace. En bas, la carotide externe qui se termine au haut de la région par la division en temporale et maxillaire interne, qui fournit en bas l'auriculaire postérieure, et, dans son trajet, un grand nombre de branches pour la glande ; plus haut, la transversale de la face et plusieurs parotidiennes nées de la temporale : telles sont les artères qui siégent dans l'intérieur de la parotide même, et sur un plan plus rapproché de sa face profonde que de sa surface. Au-dessous de la glande, et séparée d'elle par une lame fibreuse déjà signalée, la carotide interne et la veine jugulaire. Nous devons ajouter que la veine carotide externe offre exactement les mêmes rapports que l'artère du même nom, présente les mêmes divisions qu'elle, et, de plus, une branche de communication qui la met en rapport avec la jugulaire profonde.

Nerfs. — La parotide est coupée obliquement de bas en haut par la branche auriculaire du plexus cervical. Beaucoup plus profondément, elle est traversée de bas en haut, et d'arrière en avant, par le nerf facial qui ne la quitte que sur son bord antérieur. Enfin elle reçoit quelques filets du nerf maxillaire inférieur.

Vaisseaux lymphatiques. — Très-nombreux, extrêmement ténus, les vaisseaux lymphatiques de la région parotidienne communiquent avec ceux du crâne et de la face ; ils se rendent à deux ou trois ganglions placés à la superficie de la glande et à quelques autres cachés dans son intérieur. Les uns et les autres sont petits, et ne se distinguent du tissu propre de l'organe que par leur couleur d'un rouge plus foncé, et par l'absence de gaîne fibreuse. Ils communiquent avec ceux de la région sus-hyoïdienne.

Maintenant que nous avons étudié les diverses parties qui entrent dans la région parotidienne, et leurs rapports, et que nous avons établi ses limites, il nous sera plus facile d'apprécier les maladies qui prennent siége dans cette région, et de préciser le tissu altéré. Si nous ne les étudions pas toutes, c'est qu'elles sont trop nombreuses et présentent trop d'intérêt pour qu'on puisse les ramasser dans le cadre naturel d'un travail comme celui-ci.

Partie pathologique.

La position de la parotide, ses fonctions, et surtout sa structure, exposent cette glande à un grand nombre de maladies.

La plus fréquente est, sans contredit, celle désignée sous le nom d'*oreillons* ou *ourles*. Nous en avons observé, dans le courant de l'année 1848, un grand nombre de cas, dans le service de la clinique médicale.

Elle se présente souvent sous forme épidémique, dépend en général de l'influence d'une atmosphère humide et froide, et se termine facilement par résolution. Les diaphorétiques, les évacuants qui agissent le plus souvent comme dérivatifs, et des applications chaudes, guérissent facilement ces tumeurs. Cependant il n'est pas rare de les voir se terminer par métastase sur les organes génitaux, et par suppuration. Dans le premier cas, l'orchite exige un traitement basé sur l'état catarrhal du sujet; et, dans le second, il est souvent difficile de tarir le pus qui détruit tout le tissu cellulaire de la glande et même le tissu propre.

Viennent ensuite les engorgements scrophuleux. Nous avons dit plus haut que, par une disposition sans exemple dans l'économie, quelques ganglions lymphatiques se trouvent placés dans l'épaisseur même de la glande, des grains glanduleux, de laquelle on les distingue par leur couleur rougeâtre et leur tissu plus serré. Ces ganglions peuvent acquérir, sous l'influence d'une prédisposition morbide, ou des causes ordinaires de la scrophule, un développement considérable. Le plus souvent alors cet engorgement coïncide avec celui des ganglions cervicaux supérieurs, et il en résulte une tumeur plus ou moins volumineuse située à l'angle de la mâchoire et devant l'oreille.

Les tumeurs de ce genre prennent pour ainsi dire droit de domicile, et ne disparaissent qu'à mesure que le malade prend une constitution plus forte et se soustrait à l'influence de l'affection scrophuleuse, chose difficile à obtenir.

Quelquefois l'engorgement de ces ganglions prend lc caractère inflammatoire , s'accompagne de symptômes d'acuité qui les conduisent à la suppuration : c'est ce qu'on observe dans les fièvres graves, telles que la fièvre typhoïde. Nous avons vu un grand nombre de faits de ce genre, et il nous a paru que c'était surtout dans la forme de cette fièvre, dite abdominale, qu'on voyait le plus souvent survenir des abcès parotidiens.

Dans le courant de l'été de 1847 , il s'est présenté quelques cas pareils à la clinique médicale, et c'était toujours chez des militaires atteints de fièvre typhoïde dont les symptômes se rapportaient surtout à des lésions abdominales. Le développement de ces abcès est indiqué dans les auteurs, qui les regardent même ordinairement comme un signe de bon augure, et les attribuent à un effort critique favorable de la force médicatrice. Notre expérience ne nous permet pas de nous associer à cette manière de voir. En effet, nous avons observé, en 1842, à l'Hôtel-Dieu d'Avignon , dont nous étions alors Chef-interne, un grand nombre de femmes atteintes de fièvre typhoïde grave, chez lesquelles il se développait des abcès parotidiens vers la fin de la maladie : un grand nombre qui présentèrent ce phénomène succombèrent ; quelques-unes sortirent encore en convalescence , et d'autres traînèrent très-long-temps dans l'hôpital. Parmi ces dernières, il y en eut plusieurs chez lesquelles il était impossible de tarir la suppuration provenant d'ouvertures que nous avions été obligé de faire à la région parotidienne, ce qui les affaiblissait extraordinairement. Une, entre autres , ne put jamais se relever, et succomba à cette suppuration après avoir échappé à la fièvre typhoïde, et avoir été long-temps convalescente. Un fait que nous avons observé dans le courant de Décembre dernier nous a confirmé dans notre manière de voir sur la coïncidence des abcès parotidiens avec les fièvres abdominales graves. Chez une domestique que nous avions soignée, en ville, pour des accès pernicieux, et qui eut ensuite une irritation gastro-intestinale grave pour laquelle elle fut traitée à l'hôpital, salle Ste-Marie, no 17, par M. Dupré, remplaçant alors M. le Professeur Caizergues, il est survenu deux abcès, l'un en avant et l'autre au-dessous de l'oreille.

Les auteurs ne disent pas que le siége de ces abcès soit dans le tissu des ganglions parotidiens. Ils sont même généralement portés à croire que c'est, au contraire, le tissu de la glande ou le tissu cellulaire qui sont enflammés. Nous avons pu nous convaincre, par des recherches attentives, que, dans ces cas, le tissu de la parotide est intact, et que le pus ne provient pas du pourtour de la glande, comme cela devrait être s'il était fourni par le tissu cellulaire, mais qu'il vient par deux ou trois trajets fistuleux aboutissant chacun à un foyer plus ou moins profond, situé dans l'épaisseur de la parotide. Chez la femme dont nous avons parlé, il existait deux de ces trajets, et, malgré toutes nos recherches, nous ne trouvâmes pas de ganglions dans le tissu de la glande salivaire, tandis que les granulations de cette dernière étaient parfaitement intactes, ce dont nous pûmes nous convaincre en l'enlevant et la soumettant à un jet d'eau. Cependant, d'après M. Velpeau, on aurait trouvé quelquefois du pus dans l'enveloppe des grains glanduleux.

La puissance vitale qui préside à la nutrition de la

parotide ne saurait la soustraire aux anomalies qui constituent l'hypertrophie et l'atrophie. Ces maladies sont assez rares. L'hypertrophie s'observe surtout moins fréquemment parce qu'elle ne peut être produite que par un trouble fonctionnel dû à une cause interne. L'atrophie, au contraire, peut être déterminée par une cause matérielle. C'est ce qui arrive souvent, soit que la glande soit comprimée par un produit de nouvelle formation, soit qu'un obstacle mécanique à l'écoulement de la salive retienne cette humeur dans le conduit, et gêne par sa compression le développement de la glande. Nous n'avons jamais vu de fait pareil pour la parotide ; mais, sur un sujet qui a servi dans le temps à nos leçons particulières d'anatomie, nous avons observé un rein atrophié par l'accumulation de l'urine dans le bassinet et l'uretère. Cette accumulation était due à la compression exercée sur l'uretère par l'ovaire correspondant qui avait acquis un développement anormal. Nous fîmes part de ce fait à M. le Professeur Dubrueil, qui approuva notre manière de voir. Dans des cas pareils, il y a deux causes qui agissent conjointement pour produire l'atrophie : ce sont la pression du liquide accumulé, et la cessation des fonctions ordinaires de l'organe.

Le fait le plus curieux d'hypertrophie de la parotide est peut-être celui qu'a observé Tenon. Nous l'empruntons au grand Dictionnaire des sciences médicales (1). « Un enfant d'un an avait sur la joue gauche une tumeur presque aussi grosse que le poing, et qui s'étendait depuis l'oreille jusqu'à l'angle des lèvres. Cette tumeur, qui avait crû, pour ainsi dire, depuis la nais-

---

(1) Tom. IX, p. 368.

sance de l'enfant , était molle , blanche, indolente, mobile , et comme composée de grains glanduleux ; elle
paraissait de plus parsemée de gros vaisseaux sanguins
qui formaient çà et là , sur la peau , des lacis en spirale
ou des tourbillons rougeâtres. Cet enfant étant mort ,
mais par une cause étrangère à cette maladie, M. Tenon
eut recours à l'autopsie cadavérique : après avoir enlevé
les téguments qui recouvraient la tumeur , et séparé les
parties environnantes , il trouva qu'elle n'était autre
chose que la glande parotide qui , sortie de ses limites
ordinaires , avait pris un accroissement considérable ;
de grosses artères qui venaient des carotides et des
maxillaires externes se rendaient à cette glande , et y
entraient par la partie inférieure. Il y a tout lieu de
penser que la quantité de sang que ces artères portaient
à la parotide fut la cause de son prodigieux accroissement. Si on eût connu la véritable nature de la maladie,
on aurait pu tenter d'en borner les progrès au moyen
d'une légère compression qu'on aurait pu augmenter par
degrés , selon les circonstances. »

La position superficielle de la parotide et de son canal
les expose aux plaies, qui peuvent être simples ou s'accompagner de fistule avec écoulement de la salive.

Ses fonctions peuvent amener la formation de calculs
salivaires dans le canal de Sténon ou dans ses divisions
vers la glande. On en a observé de très-volumineux :
M. Bégin en a vu un de la grosseur d'une noix, qui avait
été extrait par M. Fardeau de Saumur. Ces concrétions
sont, en général, petites, et ne sont pas très-fréquentes.
Il paraît qu'elles ne sont pas rares chez le cheval.

Enfin la parotide est sujette, comme toutes les parties

du corps, et surtout les organes glanduleux, à être le
siége de produits de nouvelle formation. C'est surtout de
ces derniers que nous avons voulu nous occuper.

Les oreillons, les plaies, les fistules, l'inflammation,
l'hypertrophie et l'atrophie, ne doivent qu'être mentionnés
ici. Notre but n'est pas de nous en entretenir.

La parotide peut être le siége de productions graisseuses, fibreuses, tuberculeuses et cancéreuses.

§ I. — *Productions graisseuses.*

Les productions graisseuses sont rares dans cette région ; la peau est mince ; le tissu cellulaire sous-cutané
contient peu de graisse, il ressemble, de ce côté, à celui
des paupières et du pénis ; la coque de la glande est
fibreuse ; elle ne contient pas de tissu adipeux ; les parties voisines sont dans le même cas : toutes ces conditions
s'opposent au développement de la graisse et à son agglo-
mération dans la région. Cependant on ne doit pas complètement exclure l'idée de l'existence de tumeurs graisseuses dans la région parotidienne. Murat en a vu des
exemples, et Siebold dit que de la graisse remplit aussi
quelquefois le tissu cellulaire de la parotide : tellement
que cette glande dégénère en lipome, et acquiert un volume considérable (1). Malgré nos nombreuses recherches,
nous n'avons pas pu trouver d'autre fait. En général, les
auteurs ne parlent pas des lipomes de la parotide. Nous
n'en avons vu qu'un qui n'avait pas plus de volume
qu'une noisette. Il fut enlevé par M. Busquet, chirurgien

---

(1) Siebold, *historia systematis salivalis*, p. 75.

en chef de l'hôpital d'Avignon, chez M. de *****. Son extirpation fut très-simple.

§ II. — *Productions fibreuses.*

Dans les nombreux auteurs que nous avons consultés en peu de temps, nous n'avons rien trouvé sur les corps fibreux de la parotide. Les auteurs anciens ne parlent pas de la nature des tumeurs, soit qu'ils ne les aient pas extirpées, soit qu'ils ne les aient pas disséquées. D'autres fois ils disent quelques mots qui ne peuvent caractériser les tumeurs d'une manière précise. Ainsi, ils se servent de désignations vagues qui s'appliquent à des tissus que l'anatomie pathologique a démontrés bien différents. Généralement on trouve, dans les recherches sur la nature des nombreuses tumeurs parotidiennes dont on lit les observations chez les anciens, on trouve, disons-nous, les expressions de tumeur *squirrheuse* qui se rapporte à toute tumeur ayant plus de consistance que celle des parties molles; ou bien celle de *cancéreuse*, qu'on attribue à toutes celles de mauvais aspect, à celles qui sont molles, ulcérées. L'anatomie pathologique, qui a fait tant de progrès dans ces derniers temps, est venue classer les tissus pathologiques, établir leurs différences comme leurs analogies; et alors on a pu conclure que le squirrhe et l'encéphaloïde ne sont que des variétés d'une même affection, l'affection cancéreuse qui siége souvent à la région dont nous nous occupons. Elle est venue analyser les tissus affectés, et alors ont été reconnues les productions diverses dans leur siége, et quelquefois dans leur nature, qui peuvent se développer à la région parotidienne. C'est alors qu'on a séparé les engorgements ganglionnaires des engorgements et de l'hypertrophie du tissu propre de la parotide; c'est alors qu'on a distingué le dépôt de la matière cancéreuse, entre les mailles de la glande, de l'altération de même nature que peuvent subir les grains glanduleux. Enfin on a confirmé le dépôt de matières calcaires, de matières cartilagineuses et même osseuses dans l'épaisseur de la parotide (1).

C'est donc peu à peu que le champ de l'anatomie pathologique s'est agrandi pour cette région comme pour bien d'autres. Eh bien ! nous croyons que c'est à tort qu'on a voulu poser des limites à son agrandissement. Il nous a semblé qu'on devrait ranger, dans l'anatomie pathologique des tumeurs de la parotide, une espèce de tumeur dont les auteurs ne font pas mention.

En 1842, nous avons vu extraire, chez un homme de 30 ans environ, une tumeur bosselée, dure, du volume d'un œuf de poule, et située en avant de l'oreille, dans le tissu fibreux de la région parotidienne. Sa surface externe et antérieure fut facile à énucléer, et une incision verticale suffit pour cela. Le manche du scalpel et les doigts détachèrent facilement les enveloppes extérieures du tissu propre de la tumeur. Il n'en fut pas de même lorsqu'il s'agit de détacher la base : elle avait des prolongements comme des racines qui s'enfonçaient dans les

---

(1) Morgagni, dont l'immortel ouvrage peut être regardé comme le premier traité *ex professo* d'anatomie pathologique, et qu'on ne saurait confondre avec ceux de ses prédécesseurs ou de ses contemporains qui se sont occupés d'anatomie morbide d'une manière beaucoup moins distinguée, avait déjà signalé, dans le tissu de la parotide, une matière tartreuse qui, par la suite, acquit la consistance osseuse. (Voir lettre XI, no 15.)

interstices de la membrane fibreuse qui sert de gaîne à la parotide. Ces espèces de racines étaient très-difficiles à détacher, et ressemblaient à des tubercules surmontant certaines pommes de terre. Nous ne saurions mieux comparer cette tumeur enlevée qu'à un crabe. Elle s'était développée très-lentement, était restée deux ans complètement stationnaire, et n'avait jamais causé la moindre douleur. La personne qui la portait ne l'aurait pas fait enlever sans la difformité qu'elle lui occasionnait, et l'obstacle qu'elle mettait à un mariage projeté. Aucun symptôme n'indiquait que cette maladie fût due à l'expression d'une diathèse : rien de pareil n'avait existé ni n'existait dans la famille. La section de la tumeur dans divers sens nous fit voir que son tissu était bien différent de celui du squirrhe : il n'était pas du tout étoilé, brillant, rayonné ; mais, au contraire, il était composé de filaments minces qui, coupés et frottés avec un linge, donnaient, à la section, un aspect velu. On pouvait en détacher quelques-uns qui suivaient un trajet assez long, et s'arrêtaient ensuite à des espèces de cloisons divisant le corps de la tumeur en plusieurs compartiments. Comprimé, le plan de la section ne fournissait aucun suc comme on en voit quelquefois à la surface d'une tumeur squirrheuse dont on a enlevé une tranche. La cicatrisation de la plaie se fit très-rapidement et ne laissa que peu de difformité. Environ quatre ans et demi après, nous avons reconnu le malade dans la rue, mais nous n'avons pas aperçu la cicatrice qui était peut-être masquée par la barbe : ce dont nous nous sommes assuré, c'est que la reproduction n'avait pas eu lieu.

Long-temps nous avons essayé de rattacher cette tumeur à un tissu pathologique décrit, et long-temps il nous a été impossible de le classer; car il nous répugnait de le rapporter au tissu squirrheux, comme certains médecins qui virent la tumeur ne manquèrent pas de le faire. L'idée nous venait bien de la rapprocher des tumeurs fibreuses du maxillaire inférieur, de l'utérus et de la dure-mère; mais cette comparaison, dont les termes présentent quelques différences, ne nous satisfaisait pas complètement. Plus tard, nous eûmes connaissance du travail de M. Cruveilhier sur les corps fibreux de la mamelle, et de la discussion qu'il souleva à l'Académie de médecine (1); nous ne doutâmes plus alors de la nature de cette tumeur. Nous trouvons dans nos notes que les auteurs consultés alors ne fournissent pas d'exemples de tumeur pareille dans cette région. Nos recherches, étendues davantage lors de la première édition de ce travail, nous ont conduit au même résultat. Nous devons dire cependant que Murat, dans sa dissertation inaugurale sur *la glande parotide sous les rapports anatomiques, physiologiques et pathologiques* (2), et dans l'article *Parotide* du grand Dictionnaire des sciences médicales, indique les caractères de certaines tumeurs qui, à notre avis, étaient fibreuses. « Dans l'un et dans l'autre cas, dit-il, on voit se dessiner une petite tumeur entre l'oreille et la branche de la mâchoire : cette tumeur, qui, d'abord égale à peine le volume d'une moyenne châtaigne, est située profondément; elle est dure, rénitente, indolente, immobile, sans inégalités à sa surface, et sans changement de couleur à la peau qui la recouvre; quelquefois elle reste

---

(1) Voir Bulletin de l'Académie royale de médecine, t. IX.
(2) Murat, thèses, Paris, an XI.

long-temps dans le même état..... (1). » Dans cet endroit,
il confond, comme on l'a toujours fait, les corps fibreux
de la parotide avec le squirrhe : c'est pour cela que
certains des caractères qu'il ajoute ensuite ne sauraient
convenir ; mais il faut remarquer que, quoiqu'il ne connût
pas les différences fondamentales des deux tissus, il établit visiblement deux catégories qui ont certains caractères communs, tels que la dureté, la rénitence, etc., et
des caractères qui ne conviennent qu'à certaines d'entre
elles, comme l'accroissement rapide et les élancements
qui surviennent. Peut-être nous sommes-nous aveuglé
sur l'appréciation de la nature de la première de ces
catégories dont nous avons emprunté la description à
Murat ; mais il nous semble que cette description, qui
ne saurait convenir au squirrhe, s'applique de tout point
à des tumeurs semblables à celle que nous avons observée. Nous serions aussi porté à croire que la tumeur
extraite sur l'individu qui fait le sujet de la seconde
observation du mémoire de Pamard d'Avignon, était de
nature fibreuse. Cependant la description anatomique,
qui est incomplète, ne saurait lever tous les doutes.

Nous devons ajouter que l'anatomie de la région vient
encore nous confirmer dans notre manière de voir, à
cause des analogies nombreuses qu'elle présente avec
celle de la région mammaire, où des tumeurs fibreuses
siégent le plus souvent.

Ainsi, même abondance de tissu fibreux, soit au
pourtour, soit dans les intervalles de la glande; grains
glanduleux ramassés dans un moindre espace, il est vrai,

---

(1) Dict. des sciences médicales, t. XXXIX, p. 384.

mais ayant la même disposition en grappe; peau présentant la même finesse; vaisseaux et nerfs nombreux dans l'un et l'autre point. Peut-être trouverions-nous, dans les fonctions des deux organes, des rapports d'analogie : en effet, tous deux sont le centre de mouvements vitaux de causes diverses, mais qui n'en ont pas moins pour but de déterminer sur ces organes des fluxions sanguines auxquelles M. Cruveilhier a attribué une grande importance dans le développement des corps fibreux de la mamelle. Il est vrai que, dans ce dernier organe, les fluxions sont périodiques, tandis que, dans la parotide, elles peuvent se produire à tout instant et sous l'influence de causes bien différentes.

De tout ce que nous venons de dire, nous conclurons que la région parotidienne est quelquefois le siége de corps fibreux dont on n'avait pas encore signalé l'existence dans ce point de l'économie. Nous nous appuyons sur l'analogie de fonctions et de tissu de la glande parotide avec la glande mammaire; sur la description que certains auteurs ont donnée de ces corps sans les connaître, et enfin sur l'anatomie pathologique d'une tumeur que nous avons pu examiner. Pour nous, comme pour ceux qui liront ces lignes, il manquera quelque chose pour confirmer sans réplique l'existence des tumeurs fibreuses : c'est l'inspection microscopique de celle que nous avons observée. Il eût fallu s'assurer que son tissu ne présentait rien de la trame cancéreuse des tumeurs squirrheuses, encéphaloïdes ou colloïdes : nous regrettons que les études microscopiques, moins avancées à cette époque qu'elles le sont aujourd'hui, et surtout le peu d'habitude que nous avions du microscope, nous aient empêché de songer à ce moyen de diagnostic. Il est certain qu'il ne doit jamais être négligé dans l'étude d'un produit de nouvelle formation, et surtout lorsque l'on veut établir l'existence d'un nouveau tissu, comme nous tenions à le faire dans ce cas.

Depuis la première édition de ce travail, M. Donnissel a publié une thèse sur *les tumeurs de la région parotidienne et sur celles de nature fibreuse en particulier* (1). Dans ce travail, l'auteur, après avoir rappelé l'inutilité de nos recherches sur les tumeurs fibreuses de la parotide, donne deux observations qu'il prend à tort pour des exemples de cette maladie, puisque les écrivains auxquels il les emprunte disent eux-mêmes qu'ils ont eu affaire à des tumeurs squirrheuses. Il cite ensuite notre propre observation, tout en disant que ses recherches n'ont pas été plus fructueuses que les nôtres.

Il rapporte enfin une observation de tumeur fibreuse dont l'extirpation a donné suite à des complications de toute sorte. Pourtant le malade se rétablit complètement.

Cette observation réunit un bon nombre des caractères qu'on invoque pour établir la nature fibreuse de la tumeur.

Il est excessivement important, au point de vue pratique, de savoir que les tumeurs fibreuses peuvent siéger à la région parotidienne. En effet, bien des tumeurs que l'on pourrait laisser sans opération si on ne savait pas qu'elles sont de nature fibreuse, devront être opérées dans ce cas. Et, après l'opération, n'est-il pas excessivement utile de pouvoir rassurer les parents et les personnes intéressées, en leur garantissant que le mal ne se reproduira pas! Car on sait que l'un des caractères

---

(1) Voir : thèses de Montpellier, 1853, n° 10.

donnés à cette maladie par M. Cruveilhier, c'est qu'une
fois extirpée, ses germes sont détruits, et elle ne reparaît
plus; distinction qui l'éloigne énormément du cancer.
On sait aussi que le Professeur d'anatomie pathologique
de Paris a prouvé, contre M. Roux, que ces tumeurs ne
dégénéraient pas. On peut, dès lors, croire à l'ablation
d'une affection purement locale. Certainement nous n'avons
pas intention de dire pour cela qu'il peut se développer
dans l'organisme un tissu qui n'en dépend pas : c'est un
principe établi en médecine pour ceux qui veulent le voir,
que tout est solidaire dans l'économie humaine, et qu'une
lésion organique spontanée dépend d'une affection générale
de l'organisme. Nous ne faisons, d'ailleurs, que traduire
ici la pensée du Professeur Dubrueil, lorsqu'il dit, à l'occasion d'une rupture du cœur (1) : « L'altération du
» cœur n'a été probablement que consécutive à une
» affection générale de l'organisme; et sans essayer de
» remonter jusqu'au premier chaînon auquel se rattache
» la lésion organique locale, ne peut-on admettre une mo -
» dification morbide portant primitivement sur le dyna-
» misme, ou la force nerveuse? *N'est-ce pas là, d'ailleurs,*
» *l'histoire de la plupart des maladies organiques consi-*
» *dérées à leur origine?* »

A l'avantage de pouvoir rassurer les personnes intéressées, on doit joindre celui d'être prévenu d'avance
qu'on va faire une opération plus facile, plus expéditive.
Les tumeurs fibreuses, en effet, se détachent aisément;
on a dû remarquer combien fut simple l'énucléation de
celle que nous avons vu extraire. Les prolongements de

---

(1) Voyez journal de la Société de médecine pratique de Montpellier,
tom. VI, p. 13.

sa base durent ralentir un peu l'opération, mais ne retin-
rent pas long-temps. En outre, l'hémorrhagie est excessivement peu abondante.

Mais quels sont les symptômes qui indiquent qu'on
aura affaire à une lésion de ce genre ? Il est bien difficile, à
la simple inspection extérieure, de diagnostiquer les tumeurs fibreuses ; cependant, si on se rappelle la description
tion que nous avons donnée de celle que nous avons vue,
et celle empruntée à Murat, on pourra arriver à certaines
conclusions qui jetteront une vive lumière sur le diagnostic. Ainsi, elles n'acquièrent pas un volume très-
considérable ; elles sont mobiles, bosselées ; elles n'altè-
rent pas la peau qui les recouvre, qui, distendue, s'a-
mincit un peu et devient plus lisse. Elles se développent
lentement, et restent quelquefois long-temps stationnaires.
Elles ont une dureté assez considérable, ne sont point
douloureuses à la pression, se montrent chez des individus ordinairement bien portants et exempts de symptômes diathésiques. Le caractère principal, celui qui
servira à les distinguer des tumeurs squirrheuses, qui
sont celles qui s'en rapprochent davantage, c'est qu'elles
ne sont jamais le siége de douleurs lancinantes, comme
ces dernières. On doit, avant de se prononcer, faire bien
expliquer les malades sur ce point.

Il nous semble qu'avec ces caractères et l'absence de
toute diathèse à l'influence de laquelle on puisse rapporter
la tumeur, on peut conclure que celle qu'on a sous les
yeux est de nature fibreuse.

§ III. — PRODUCTIONS TUBERCULEUSES.

Le tubercule peut se développer dans tous les tissus,
Ceux qui composent la région parotidienne ne sauraient

donc en être à l'abri. Cependant il atteint de préférence certains d'entre eux. Ainsi le tissu fibreux ne pré
sente pas isolément de la matière tuberculeuse; ce n'est
que lorsque les ganglions parotidiens et les granulations
glanduleuses sont affectés que celui-ci prend part à l'altération. Il en est généralement de même pour la peau.
Cependant le tissu cellulaire sous-cutané peut, dans cette
région comme dans bien d'autres, présenter des foyers
tuberculeux. Les faits de ce genre ne sont pas rares ; on
les observe surtout chez les individus qui présentent une
diathèse tuberculeuse avancée.

En 1849, nous avons ouvert, par ordre de M. Serre,
à un militaire placé au n° 33 de la salle St-Côme, un
abcès superficiel situé à la région parotidienne ; il s'en
est écoulé un peu de matière crétacée nageant dans
un liquide séreux. L'inspection de cette matière nous
a prouvé qu'elle était tuberculeuse. D'ailleurs, la poche
ne s'est pas vidée complètement, comme elle n'aurait
pas manqué de le faire si l'abcès avait été purulent;
et, quelques jours avant, M. Serre avait vidé une
collection un peu plus volumineuse ramassée sous la
peau qui recouvre le milieu du sterno-cléido-mastoï-
dien. Elle donna issue à des tubercules bien constatés.
Ce malade est d'un tempérament éminemment lymphatique; il a la peau blanche, couverte de taches de rous-
seur; ses cheveux sont roux, ses yeux bleus; ses paupières sont rouges sur les bords ; et il a eu, dans son
enfance, un grand nombre de glandes engorgées. Il y a
déjà long-temps qu'il porte des engorgements ganglionnaires multiples à la région cervicale. Les abcès tuberculeux de la région parotidienne sont surtout fréquents
chez les enfants, chez lesquels ils peuvent acquérir un
volume considérable. Nous en avons vu d'énormes sur

deux enfants d'un village des environs de Béziers. La famille à laquelle ils appartenaient occupait le rez-de-chaussée d'une maison humide dans laquelle manquaient beaucoup de conditions de salubrité. Ordinairement ils sont peu volumineux et multiples. Quelquefois ils sont tolérés facilement par l'économie, et ils sont même utiles à la santé du malade. Dans le mois d'Octobre 1848, nous avons vu, avec M. Martin, médecin d'O-largues, un de ses malades qui avait porté pendant vingt-cinq ans un chapelet d'abcès semblables, allant d'une région parotidienne à l'autre en passant sous le maxillaire. Le malade ayant supprimé l'écoulement habituel qui se faisait par ces abcès, en s'exposant au froid, il s'est produit une métastase sur les poumons, et ceux-ci ont subi une altération grave qui a amené la mort.

Mais les tubercules ne suppurent pas immédiatement ; ils peuvent rester à l'état cru pendant très-long-temps. D'ailleurs ils siégent ordinairement à une profondeur plus grande. On peut dire, en effet, que trois fois sur quatre ils occupent les ganglions qui, comme on le sait, sont situés dans les interstices de la parotide, ou au moins à sa superficie. Nous avons dit qu'il n'en existait pas en dehors du muscle peaucier. Les ganglions paro-tidiens, ordinairement si petits, acquièrent du volume lorsqu'ils deviennent tuberculeux. Dans les premiers temps, il est bien difficile de reconnaître l'existence des tubercules : en effet, l'augmentation de volume qu'ils déterminent ne se distingue, par aucun caractère bien important, des engorgements simples. Cependant le défaut de symptômes inflammatoires, l'espèce de lenteur et d'in-dolence avec lesquelles cette augmentation se fait, seront des indices capables de mettre sur la voie. On y joindra les symptômes tirés de l'état général.

Enfin les tubereules peuvent envahir la parotide. Ici, nous ne pouvons pas nous appuyer sur notre expérience; nous devons avouer que nous n'avons jamais vu de dégénérescence tuberculeuse du tissu propre de la glande. Mais les auteurs en rapportent des exemples nombreux. Murat, Junker, A. Bérard, Samuel Cooper, M. Vidal et autres, en ont observé. D'ailleurs, pourquoi la glande parotide ne serait-elle pas sujette aux tubercules comme les autres? Le pancréas, qui a avec elle tant d'analogie de structure et de fonctions, nous en a montré deux fois : le 4 Février 1849, nous avons présenté, à la Société de médecine et de chirurgie pratiques, une prostate et une vésicule séminale offrant des masses tuberculeuses considérables; le canal déférent et l'épididyme du testicule correspondant à cette vésicule séminale contenaient aussi des tubercules. Ce serait sortir de notre sujet que de parcourir tous les tissus dans lesquels le tubercule peut se développer : on sait les belles recherches de Delpech sur les tubercules des os; on connaît les beaux travaux publiés dans ces derniers temps par M. Nélaton sur ce sujet. Qu'il nous suffise de dire que toute l'économie peut prendre part à la tuberculisation. La glande sous-maxillaire, qui peut presque être considérée comme une dépendance de la parotide, est souvent le siége de masses tuberculeuses.

Les tubercules peuvent être plus ou moins nombreux; ils peuvent être à l'état de crudité ou en suppuration ; ils peuvent n'occuper qu'un lobule, ou être répandus sur toute la glande. Ou bien ils se sont développés seulement dans la région, ou bien ils coïncident avec d'autres qui ont paru dans les autres organes en même temps que dans la glande, ou long-temps avant. Chacune de ces distinctions a son importance; elles doivent être faites

surtout au point de vue pratique; elles sont d'un grand
poids lorsqu'il s'agit d'établir le pronostic, et d'indiquer
le traitement.

§ IV. — PRODUCTIONS CANCÉREUSES.

Les productions cancéreuses sont sans contredit celles
qu'on observe le plus souvent à la région parotidienne.
Si elles ont leur point de départ dans la parotide même,
ou si elles débutent dans les divers tissus qui l'avoisinent,
c'est ce qu'il est souvent difficile d'établir. Cependant il
est des cas dans lesquels on ne peut douter, et où le siége
est parfaitement précisé. Nous citerons l'exemple de la
tumeur extirpée par Boyer et Sabatier, chez cette demoiselle de Bruxelles, et où ces deux chirurgiens distingués reconnurent parfaitement la glande intacte au
fond de la plaie. Dans le courant de cet article, nous
aurons l'occasion de mentionner des faits qui prouveront
que les tumeurs cancéreuses survenues à la région parotidienne peuvent occuper divers plans. Ainsi la seconde
observation du mémoire publié par Pamard (1) était
complètement en dehors de la parotide. Il en était de
même d'une tumeur squirrheuse, du volume d'une orange,
située dans la région auriculo-carotidienne droite, chez une
fille du Cantal, opérée à St-Éloi, en 1842, par M. Serre.
Un grand nombre des tumeurs observées dans cette région
sont dans le même cas. Nous entrerions dans des détails
inutiles en citant tous ceux que rapportent Scultet,

---

(1) Voir le Journal de la Société de médecine pratique de Montpellier,
année 1807, tom. IX et X. C'est un recueil des plus précieux dans
lequel les élèves de Montpellier ne puisent pas assez souvent, et que
les autres Écoles ignorent ou font semblant d'ignorer.

Heister, Manget, S. Cooper, Boyer, Sabatier, A. Bérard, Velpeau, etc. Mais quelquefois le mal n'est pas renfermé ainsi entre l'enveloppe de la glande et la peau. A. Bérard et autres l'ont vu débuter par les téguments, soit sous forme d'ulcération, soit sous forme de tubercule. Dans ce cas, il gagne en général en surface, et marche vers la joue ou vers l'oreille qu'il atteint quelquefois. Cette variété gagne lentement en profondeur.

Les cancers de la parotide, qui débutent par son tissu propre, sont moins fréquents qu'on ne l'a dit ; le plus souvent ils ont leur point de départ dans le tissu cellulo-fibreux qui l'entoure : nous avons parlé de ces cas. M. Velpeau les regarde comme très-nombreux, et il croit que, parmi les faits rapportés par les anciens, beaucoup doivent être rangés dans cette catégorie. Quelquefois le cancer débute par les ganglions lymphatiques, et il se propage ensuite à la glande. Quant aux dégénérescences propres des grains glanduleux, elles sont heureusement assez rares. Cependant il est des cas où l'on ne saurait en douter : tel est celui que nous avons observé dernièrement chez un homme de Nice qui était venu pour se faire opérer. M. Serre reconnut l'altération de la glande : il vit, du reste, que la diathèse cancéreuse était établie, et il se garda bien de toucher au mal qui avait envahi toute la région parotidienne, se prolongeait sur la joue, et s'était communiqué aux parties profondes et jusqu'au maxillaire.

Il ne faut pas oublier qu'il est bon nombre de ces tumeurs qui ne respectent pas tel ou tel tissu, mais qui se propagent à tous ceux qui les avoisinent ; il en est d'autres, au contraire, qui se développent au dedans de ces tissus, mais sans qu'ils prennent part à la lésion.

Les tumeurs cancéreuses de la région parotidienne ne

sont pas en général multiples; quelquefois elles sont bien divisées en plusieurs lobes ; mais nous n'avons jamais vu de cas , et nous n'en avons trouvé aucun dans lequel on ait enlevé plusieurs tumeurs isolées.

Leurs formes sont très-variables ; mais il en est trois bien tranchées qui se rattachent aux trois divisions établies plus haut en parlant du siége. Ainsi, les tumeurs cutanées se distinguent des autres par une forme peu circonscrite, par une saillie peu considérable; celles qui sont entre la peau et la glande sont arrondies, ovoïdes, bosselées, proéminentes, facilement limitées; elles s'étendent souvent en longueur du côté du cou, où elles trouvent moins de résistance, et du côté du lobule dont elles dédoublent la peau; rarement elles sont pédiculées. Enfin celles de la glande font une saillie peu circonscrite, plus diffuse, plus uniforme; elles tendent à envahir toutes les parties voisines. Cependant la tumeur est circonscrite tant que la lésion porte sur la partie profonde de la glande, celle qui est renfermée dans l'arrière cavité du creux parotidien.

Rien de plus variable que le volume de ces tumeurs, depuis celui d'un pois, jusqu'à celui de la tumeur extirpée par Goodlad, de Bury (Lancashire), qui avait 28 pouces anglais de circonférence, et qui s'étendait de l'œil à la clavicule : il y a des variétés sans nombre. Nous en avons vu de la grosseur d'un œuf, d'autres comme une orange; enfin une des plus volumineuses est celle que nous avons observée, dans le mois dernier, à la clinique chirurgicale. Comme nous aurons occasion d'en parler plus tard, nous allons en donner l'observation.

Pierre Dellaux, âgé de 26 ans, laboureur, né à Montpézat (Lot-et-Garonne), d'une bonne constitution, d'un tempérament bilieux lymphatique, s'est toujours bien

porté ; ses parents n'ont eu aucune maladie héréditaire.
Il nous fait remarquer que sa grand'mère a eu une loupe
au cuir chevelu.

Il y a cinq ans que, sans cause connue, il sentit se
développer, au-dessous du lobule de l'oreille gauche, une
petite tumeur adhérente dans laquelle il éprouvait des
élancements passagers. D'abord du volume d'un pois, elle
grossit peu à peu, de telle sorte qu'après un an, elle
ressemblait à un œuf de poule. Il se la fit enlever alors
par un médecin d'Agen. Il paraît que la plaie, résultat
de l'opération, ne se cicatrisa pas, et qu'il s'établit une
fistule salivaire, et en même temps il survint dans ce
point une induration qui augmenta peu à peu d'étendue,
se prolongea en bas et en avant, et acquit tous les jours
du volume ; des élancements semblables à ceux de la
première tumeur s'y firent sentir. Le malade fit alors
plusieurs remèdes plus ou moins insignifiants ; vers la
fin, il appliqua quelques cautères autour de la tumeur,
et fit des frictions avec la pommade iodurée. Il ne retira
aucun effet de ces agents, pas plus que des eaux minérales qu'il alla prendre en Afrique, et entra à St-Éloi, le
29 Décembre 1848.

Voici son état : la tumeur, occupant la région parotidienne, s'étend sur la région massétérine ; elle est comme
appendue à l'oreille qu'elle chasse en haut, et qui semble
implantée sur sa partie supérieure. Elle dépasse en bas
le bord inférieur du maxillaire de 3 centimètres environ ; en arrière, elle est limitée en haut par l'apophyse
mastoïde qu'elle déborde cependant un peu par sa partie
externe qui, du reste, est plus développée dans ce sens,
que par sa partie adhérente. En haut, elle dépasse un
peu l'apophyse zygomatique. Elle est inégale, bosselée,
dure, peu mobile ; les mouvements qu'on lui imprime ne

la déplacent qu'en avant; en haut, en arrière, en bas, elle ne cède que peu à la pression; il est impossible de la détacher de sa base qui paraît adhérer par des prolongements profonds. Son volume est plus considérable que celui de deux grosses oranges réunies; sa forme peut être comparée à un segment d'ovoïde dont le grand diamètre serait vertical et la grosse extrémité en haut. Dans la partie culminante, là peau se confond avec la tumeur, et se trouve ulcérée sur plusieurs points. Les ulcères, à fond rouge, laissent couler une matière ichoreuse et fétide. Le malade éprouve de temps en temps des élancements douloureux. Les ganglions du cou ne sont pas engorgés, et le malade ne semblerait pas fâcheusement influencé de l'existence de cette maladie, si ce n'était une légère coloration de la face en jaune, qu'il dit être sa couleur habituelle. La tumeur n'augmente pas d'une manière appréciable.

Le volume de toutes ces tumeurs n'est que temporaire, et change tous les jours. L'accroissement se fait plus rapidement dans certaines d'entre elles, plus lentement dans d'autres.

Jusqu'à présent nous nous sommes servi du mot vague *tumeur cancéreuse*, parce que nous ne nous sommes pas encore expliqué sur la nature du tissu qui les compose. Les unes sont formées de matière squirrheuse, d'autres de matière encéphaloïde. Il est à noter que presque toutes celles de la peau et du tissu fibreux sous-cutané sont squirrheuses. Il est inutile de citer des exemples à l'appui de cette manière de voir, qui résulte de l'observation générale. Celles qui débutent par la parotide sont plus souvent encéphaloïdes que squirrheuses. Il n'est pas à dire par là que l'on ne puisse observer des tumeurs encéphaloïdes dans les tissus qui avoisinent la parotide, ni des tumeurs squirrheuses de la glande : seulement chacune de ces espèces s'observe plus souvent dans le tissu signalé. Dans l'exposition rapide des symptômes, nous indiquerons ceux qui sont propres à chacun de ces ordres de tumeurs. Signalons d'abord ceux qui leur sont communs.

La peau, plus ou moins distendue par la tuméfaction, étant adhérente aux aponévroses qui lui sont sous-jacentes, surtout vers la région massétérine, applique la tumeur contre le creux parotidien, ce qui fait qu'elle est fixée dans cette région. Cette pression est bien plus forte si le mal se trouve au-dessous des aponévroses, qui ont beaucoup de densité : c'est une des raisons pour lesquelles les cancers de la parotide sont peu mobiles, vont difficilement, soit en haut, soit en bas. Mais ce qui les tient surtout dans cet état d'immobilité, c'est lorsqu'ils se prolongent jusques aux granulations qui sont en arrière du maxillaire. Alors, en effet, la branche de cet os et le bord antérieur de l'apophyse mastoïde s'opposent à tout déplacement, au moins en arrière et en avant. D'après cela, il est aisé de voir que les tumeurs dont nous nous occupons sont peu mobiles, et que cette mobilité est plus facile pour celles qui sont superficielles. Serrée en avant et en arrière, la tumeur se développe, surtout en haut et en bas : de là, la saillie considérable à la partie externe de la région sus-hyoïdienne ; de là, la projection en haut du pavillon de l'oreille, et quelquefois du conduit auditif qui, rétréci, entraîne l'affaiblissement de l'ouïe ; de là, le dédoublement de la peau du lobule, signalé par tous les auteurs, et que nous avons observé à un haut degré chez Dellaux. Elle presse en haut et en avant l'articulation temporo-maxillaire, dont les mouvements peuvent éprouver de la gêne : quelquefois celle-ci est assez forte pour que le malade ne puisse pas ouvrir la bouche; mais il nous semble qu'elle n'est pas due seulement à la pression de l'articulation : elle tient aussi à l'obstacle que la tumeur met à la projection en arrière de l'angle du maxillaire, qui accompagne tout mouvement d'abaissement de cet os. Si la tumeur n'est pas superficielle, si elle fait saillie en dedans, elle peut gêner l'inspiration et la déglutition, en projetant la muqueuse en dedans : c'est ce que nous avons observé chez le malade qui avait un abcès du pharynx, et dont nous avons eu occasion de parler. Chez lui, la déglutition, sans être très-difficile, parce que la tumeur, dépressible, s'affaissait pendant le passage du bol alimentaire, était cependant pénible, et le passage de l'air rendait un son bruyant que l'on entendait à distance, et qui donnait à l'inspiration trachéale un caractère amphorique extrêmement prononcé, ce dont nous nous sommes assuré par l'auscultation.

Nous avons dit, dans notre partie anatomique, que la parotide était en rapport avec beaucoup de nerfs; leur distension ou leur compression par les tumeurs de cet organe, les altérations qui leur sont communiquées par l'effet du voisinage, se traduisent par des douleurs névralgiques extrêmement vives qui peuvent occuper des régions très-éloignées, à cause des anastomoses; par des paralysies partielles.

Le nerf facial est celui qui souffre le plus souvent; aussi est-ce celui dont les fonctions sont le plus fréquemment troublées. Il n'est pas rare, en effet, de voir les traits de la face déviés dans les tumeurs de la région parotidienne. Ce qu'on observe plus rarement, c'est la déviation de la langue : un militaire placé en Février 1849 au no 4 de la salle St-Côme, et qui avait un engorgement ganglionnaire

18

volumineux de la région parotidienne, en présentait cependant un exemple. Chez lui, la langue était déviée à
droite. L'engorgement occupait le côté gauche. Il nous a
semblé qu'on ne pouvait l'expliquer que par la compression du nerf grand hypoglosse sur lequel la tumeur
se prolongeait : à moins qu'on n'aime mieux supposer qu'il
existait une anomalie pareille à celle que M. Cruveilhier
a observée, et dans laquelle le nerf facial envoyait une
branche volumineuse à la langue (1). La cessation des
fonctions du nerf facial s'observe souvent dans les parotides catarrhales : en 1845, nous en avons vu deux
exemples, à l'Hôpital-Général, dans le service de
M. Broussonnet.

On peut avoir à décider si la tumeur qu'on observe
n'est pas due à un anévrysme de la carotide externe ou
d'une de ses branches ; les battements imprimés à la
tumeur par la carotide, qui lui est sous-jacente, peuvent
induire momentanément en erreur ; mais on distinguera
bientôt ces pulsations des bruits de souffle et du *susurrus*
anévrysmatique ; et si, au contraire, on a affaire à un
anévrysme, on pourra s'en convaincre en faisant cesser
ces bruits par la compression de la carotide.

Enfin, on peut croire à un cancer profond de la parotide, tandis que c'est un abcès de la paroi latérale du
pharynx qu'on a sous les yeux ; mais, dans ce cas, le
défaut de dureté, la saillie qu'on observe dans l'arrière-
bouche, la fluctuation qu'on peut déterminer dans ce
point, et la présence de la carotide, qui, ordinairement
profonde dans cette région, devient tellement superfi-

---

(1) Anat. descript., tom. II., p. 416.

cielle, qu'elle semble à nu (1), seront des symptômes qui ne permettront pas l'erreur.

Les caractères propres à chaque genre de tumeurs cancéreuses sont peu nombreux : cependant il faut savoir que l'encéphaloïde est rare d'une manière générale dans cette région ; qu'on l'observe plutôt répandu dans la parotide qu'à sa partie externe ; que, dans ce cas, la tumeur est moins globuleuse, plus diffluente, moins dure; qu'elle est plus facile à déplacer : en outre, on ne doit pas négliger les caractères propres au squirrhe et à l'encéphaloïde, si l'on tient a établir un diagnostic complet.

Le squirrhe peut rester très-long-temps sans occasionner de danger ; il ne détermine, en général, qu'un peu de gêne par le poids et le volume qu'il a. La difformité qu'il entraîne, pour si peu qu'il soit considérable, est encore un de ses inconvénients. Mais ils sont les mêmes dans le cancer encéphaloïde. Il n'influe pas souvent sur l'état général des malades : ce n'est qu'en dernière analyse, lorsque son volume est énorme, qu'il a été porté pendant long-temps, que l'économie manifeste, par des symptômes spéciaux, qu'elle prend part à l'altération locale. Alors surviennent la coloration jaune paille de la peau, l'affaissement des forces, etc. Enfin il se déclare des altérations particulières dans la tumeur: la peau, qui avait présenté une certaine mobilité, est adhérente ; bientôt elle s'ulcère, et cette ulcération, d'abord superficielle, devient profonde en même temps qu'elle s'étend en largeur; elle fournit une suppuration

---

(1) Nous avons constaté et fait constater par plusieurs élèves cette disposition chez le malade cité.

ichoreuse de plus en plus abondante, qui affaiblit le malade graduellement, et qui finit par l'entraîner.

Cette terminaison et les symptômes qui la précèdent sont les mêmes lorsque la tumeur est encéphaloïde : cependant il y a une distinction importante à faire en ce qui concerne la rapidité des progrès du mal. En effet, la tumeur encéphaloïde ne reste pas long-temps stationnaire, surtout lorsqu'elle n'est pas enkystée; elle déprime aussi beaucoup plus les forces du malade, soit à cause de la suppuration, qui est plus abondante, soit à cause des hémorrhagies, qui sont assez fréquentes. Enfin, son accroissement se fait beaucoup plus vite, et nuit d'autant plus à la nutrition.

Partie thérapeutique.

La thérapeutique des productions morbides de la région parotidienne est presque toute chirurgicale. Cependant il ne faut pas se borner à la considération de l'état local : il faut, au contraire, tenir grand compte de l'affection générale. C'est elle qui doit être le point de départ de tout traitement. Celui-ci sera général ou local, ou général et local à la fois.

Au point de vue de la thérapeutique, il faut distinguer les tumeurs de la région parotidienne en celles qui sont dues à l'influence d'une affection générale préexistante, et en celles dans lesquelles cette affection ne peut être constatée, et qui semblent plus manifestement locales.

A la première catégorie se rattachent les tubercules, beaucoup de tumeurs cancéreuses, et un nombre de tumeurs graisseuses.

La seconde catégorie est constituée par les lipomes,
les corps fibreux, certaines tumeurs squirrheuses, et un
petit nombre de tumeurs encéphaloïdes.

Cette seconde catégorie est complètement du ressort
de la chirurgie : nous dirons plus tard ce que nous pouvons faire contre elle. La première, sans exclure le secours de la chirurgie, est plutôt du domaine de la médecine. En effet, ce serait aller contre toutes les règles
de la saine pratique, que de tenter l'ablation d'une masse
tuberculeuse sans avoir exploré les organes internes,
s'être assuré que le malade n'est pas, chose ordinairement rare, sous l'influence de la diathèse tuberculeuse;
et même, dans ce cas, l'avoir préparé, par un traitement
interne, à la suppression d'une tumeur sur laquelle le
travail diathésique était concentré, et qui empêchait
peut-être que ce travail se portât sur un organe important
à la vie. Pour arriver à ce but, les préparations iodées,
administrées à l'intérieur, l'huile de foie de morue, qui
n'agit, dit-on, que par l'iode qu'elle contient, les préparations d'or, et plus tard les préparations de fer associées aux analeptiques, seront les remèdes qui offriront
le plus d'avantage. On ne manquera pas de faire prendre
au malade les bains de mer une ou deux saisons au
moins. S'il n'a pas dépassé l'âge de la puberté, il sera
prudent de ne pas tenter d'opération jusqu'à ce que la
constitution soit faite et consolidée. Une conduite contraire
pourrait être suivie de la reproduction du mal; et peut-
être aurait-on plus tard regret de l'avoir tenue, parce
qu'elle n'aurait pas empêché le malade de succomber à
la suite du travail physiologique qui se fait à cet âge :
on sait, en effet, que beaucoup d'enfants scrofuleux
meurent à la puberté. Il vaut donc beaucoup mieux

continuer l'usage des remèdes jusqu'après la terminaison de ce travail : on a quelquefois alors l'avantage de voir guérir le malade, soit par l'action de la médication, soit par celle de la révolution qui s'est opérée en lui.

La plupart des considérations précédentes s'appliquent à la dégénérescence graisseuse et cancéreuse. Ainsi, on ne doit pas toujours avoir l'instrument à la main. Quand on se résout à faire une opération, il faut qu'elle ait pour but le profit que le malade peut en retirer. On ne doit donc pas la tenter si elle ne peut enlever le mal dans son entier, et empêcher sa reprodution, et si le malade n'est pas dans des conditions telles qu'il puisse la supporter sans courir de grands dangers. Ici cependant nous avons bien peu de ressources médicales. Nul remède, en effet, ne saurait être dirigé avec quelque espoir de succès contre la dégénérescence graisseuse ; et nous pourrions en dire autant pour le cancer. Quels avantages retirons-nous de la ciguë, de l'extrait d'aconit, de l'opium, de l'acide hydrocyanique, qu'on a successivement préconisés ? Je m'en rapporte aux praticiens : quel est celui d'entre eux qui n'a pas employé ces remèdes contre le cancer, et quel est celui qui a obtenu une guérison bien constatée ? C'est désespérant à dire, mais cela n'en est pas moins vrai : nous sommes, en face du cancer, comme en face de bien de maladies, sans ressource positive. Heureux, lorsque nous pouvons enlever, par le fer, le mal que nous ne saurions faire résoudre par les médicaments internes !

Mais il est des cas où les produits pathologiques de la région parotidienne semblent ne tenir à l'économie que par des liaisons peu intimes : ce sont ceux que nous avons rangés dans la seconde catégorie. Alors, la médecine peut bien aider en indiquant des moyens qui agissent comme préventifs ; mais elle ne saurait combattre seule le mal. Que peut-on faire alors ? Il faut avoir recours à la chirurgie, qui peut rendre des services signalés. La destruction du mal est le but ; mais il faut choisir les moyens. Tous ne conviennent pas également. A ce point de vue, nous devons appliquer ici la division que nous avons établie pour les productions cancéreuses, suivant qu'elles sont cutanées, sous-cutanées ou glanduleuses.

Il n'y a que le cancer qui atteigne la peau parmi les maladies que nous considérons actuellement à la région parotidienne : ou bien il est ulcéré, ou bien il ne l'est pas. Dans le premier cas, on pourra quelquefois pratiquer l'ablation au moyen d'une incision elliptique qui circonscrira le mal, ou avoir recours à des caustiques divers : la poudre de Vienne, celle de Rousselot, la pâte de Canquoin, sont ceux que l'on doit préférer. Celle que nous avons vu le plus souvent employer, et qui rend des services réels et nombreux contre les lésions cancéreuses superficielles, c'est la poudre de Rousselot. On sait avec quelles précautions il faut s'en servir : composée d'arsenic, de cinabre et de sang-dragon, elle doit à la première de ces substances des propriétés toxiques qui font une obligation de l'appliquer avec mesure, surtout sur les surfaces ulcérées où l'absorption est plus rapide. Quelquefois il est nécessaire d'ébarber la tumeur avant d'y appliquer le caustique.

Si le cancer de la peau n'est pas ulcéré, il sera bon de l'enlever par l'instrument tranchant. On a remarqué que les cautérisations n'agissent pas assez, ou déterminent des ulcérations de mauvaise nature, et des irritations locales qui ne font que donner une nouvelle impulsion à la maladie.

Les productions sous-cutanées de la région parotidienne peuvent appartenir à chacun des quatre ordres que nous avons établis. On peut les traiter par des méthodes diverses dont l'application convient à toutes ou seulement à quelques-unes.

La première de ces méthodes est la *compression*. Elle ne nous paraît pas très-avantageuse ici. En effet, les lipomes, les corps fibreux, les tubercules, le cancer, ne sauraient être guère influencés par elle. Cependant elle a été employée par M. Bégin, qui dit avoir fait diminuer ou même disparaître, par ce moyen, des tumeurs squirrheuses de la parotide. On lui reproche de n'avoir traité que des engorgements simples, ou d'avoir refoulé la tumeur vers la glande, au lieu de la faire disparaître complètement. Quant à nous, nous n'oserions y avoir recours, crainte qu'elle ne déterminât dans les tumeurs des dégénérescences plus fâcheuses que celles contre lesquelles nous l'emploierions.

La *cautérisation* ne saurait convenir ici; elle ne pourrait guère être faite que par le fer rouge, et même encore faudrait-il qu'elle fût appliquée avec une énergie qui ne serait pas sans danger, à cause du voisinage de certains organes importants.

La *ligature de la carotide*, dans le but d'atrophier la tumeur, ne saurait convenir davantage : elle serait sans effet.

La *ligature de la tumeur* est aussi impraticable. Il faudrait qu'elle fût pédiculée, ce qui ne s'observe que très-rarement, et alors l'extirpation serait encore plus simple. Roonhuysen, Sabatier et Mayor, qui l'ont pratiquée, l'ont combinée avec l'incision tout autour du mal ; mais ne convient-il pas mieux de terminer celle-ci ? On évite par là les accidents d'une inflammation destructive nécessaire, et ceux d'une suppuration subséquente.

Ce qui convient le plus souvent, c'est l'ablation de la tumeur. Mais comment doit-on la pratiquer ? Quelquefois elle est très-simple : c'est lorsqu'on a affaire à une tumeur renfermée dans une poche cellulo-fibreuse à laquelle elle n'adhère nullement. Alors une incision verticale, et puis l'énucléation avec le manche du scalpel ou les doigts, la section, avec le tranchant du bistouri ou les ciseaux, de quelques brides plus denses qu'on trouve de temps en temps : tel est le manuel opératoire qui a le magnifique avantage d'enlever tout le mal, et d'empêcher la lésion de toutes les parties voisines, vaisseaux et nerfs. Quelquefois une simple incision verticale suffit, comme nous l'avons vu faire à M. le Professeur Estor, en 1845, chez une dame de la ville qui avait une tumeur cancéreuse de la grosseur d'un œuf de poule ; et à M. Busquet, pour la tumeur graisseuse mentionnée plus haut. D'autres fois il faut faire une incision cruciale, et détacher les quatre lambeaux : c'est ce que fit M. Serre, pour enlever, à une jeune fille du Cantal, une tumeur squirrheuse, du volume d'une grosse orange, qui fut détachée sans qu'on eût besoin de faire une seule ligature.

Cette méthode, qui paraît très-simple, exige cependant certains soins et des précautions indispensables de la part du chirurgien. Ainsi, on doit faire l'incision assez profonde pour qu'elle atteigne la surface extérieure de la tumeur. En lisant le mémoire de Pamard (1), on se convaincra que c'est pour avoir négligé cette précaution, comme il en convient lui-même, que ce chirurgien fut obligé de prolonger une dissection pénible et périlleuse, dans un cas où il aurait pu parfaitement énucléer la tumeur, comme il le fit ensuite chez lui avec le manche du scalpel. Il faut encore savoir qu'on a à craindre un accident terrible pour l'opérateur et pour le malade, lorsqu'on opère dans cette région : nous voulons parler de l'introduction de l'air dans les veines. On pourra le prévenir, si on a le soin de faire comme M. Serre chez la fille qu'il opéra en 1842. « Avez-vous remarqué, dit ce Professeur, l'attention scrupuleuse avec laquelle un aide a tenu constamment la main, pendant toute l'opération, sur le trajet de la veine jugulaire externe, dans le but d'empêcher la pénétration de l'air dans ce vaisseau, s'il venait à être lésé? Que ceux d'entre vous qui seraient tentés de considérer cette crainte comme chimérique, se rappellent les travaux récents qu'on a publiés sur cette matière; leurs doutes seront bientôt levés. Dans l'état actuel de la science, la question relative à la lésion des vaisseaux sanguins a changé de face : autrefois on redoutait principalement les blessures des artères; aujour-

(1) Nous sommes loin de vouloir blâmer en rien la conduite de ce chirurgien distingué, qui a rehaussé, par sa réputation, le nom d'une famille dans laquelle la célébrité en chirurgie semble héréditaire, et qui se continue dans la personne de l'un des chirurgiens en chef de l'Hôtel-Dieu d'Avignon, fils de celui dont nous parlons.

d'hui ce sont les lésions des grosses veines qu'on cherche à éviter (1). »

L'extirpation par énucléation convient pour les corps fibreux, pour quelques lipomes, pour la plupart des tumeurs squirrheuses, et quelques cancers encéphaloïdes ; mais on n'a pas toujours à enlever des tumeurs parfaitement circonscrites et ne se confondant pas avec les tissus voisins : dans ce cas, l'énucléation est impossible. Il faut les disséquer, c'est-à-dire les enlever par petites incisions, qui, sans détruire trop de parties saines, ne laissent pas de traces du tissu pathologique. On a alors plus de peine et plus de dangers. Il arrive quelquefois que la tumeur se prolonge en dedans, et va se mettre en contact avec des vaisseaux importants : c'est alors qu'il faut redoubler de précautions et de soins. Quelques auteurs, craignant les suites de l'usage du bistouri, ont laissé une partie du tissu malade, et l'ont cautérisée avec le fer rouge. M. Vidal dit, à ce propos, qu'il vaut mieux reprendre le bistouri : nous ne voyons pas qu'il ait apprécié, comme elle le mérite, la prudence de ces chirurgiens (Chopart, Desault). D'ailleurs, ce conseil, de la part de M. Vidal, n'a pas une grande portée, si l'on considère que, plus loin, il approuve la pratique de M. Goyrand, qui aima mieux laisser une partie du tissu malade. Nous avons vu, en 1844, M. Lallemand porter le cautère au fond d'une plaie résultant de l'ablation d'une tumeur semblable ; il n'y a pas eu d'inconvénient.

Un moyen très-ingénieux que ce chirurgien employa, dans la même année, pour une tumeur pareille, doit être

(1) Compte-rendu de la clinique chirurgicale pendant le 2ᵐᵉ quadrimestre de l'année 1842, p. 26.

signalé. Après avoir énucléé , avec une spatule ou le manche du scalpel, la plus grande partie de cette tumeur, il la saisit entre les mains et la tordit. Le tissu cellulaire, dont il l'avait dépouillée, commença à se rouler autour du pédicule , et, à chaque tour, il descendait vers sa pointe qui correspondait à la carotide. Après cinq ou six tours, la tumeur fut détachée, et il n'y eut pas d'hémorrhagie. La torsion a servi ici à détacher la tumeur et en même temps à prévenir l'effusion du sang (1).

Si ces tumeurs sont volumineuses et adhérentes , leur ablation présente beaucoup de difficultés au chirurgien et aux aides , en ce qu'il est difficile au premier de disséquer avec précaution dans le fond de l'angle rentrant formé par la paroi externe de la joue et la base de la tumeur détachée, et, à ceux qui font des ligatures, de saisir le bout de l'artère divisée et de porter un fil dessus. C'est ce que M. Serre avait prévu pour l'ablation de la tumeur de Dellaux. Or, voici comment il se proposait de surmonter ces difficultés. Il aurait disséqué la tumeur aussi largement que possible ; en l'attaquant par la partie antérieure ; mais , si un des inconvénients prévus s'était présenté , il l'aurait divisée verticalement, et aurait détaché rapidement un premier segment. Il se serait alors trouvé à l'aise pour attaquer la seconde moitié, qu'il aurait pu encore, au besoin, enlever en deux fois. Nous ne nous étendons pas sur les avantages de ce mode opératoire. Malheureusement, le malade, qui paraissait résolu, quitta l'hôpital au moment où M. Serre se disposait à l'opérer.

---

(1) Gazette Médicale de Montpellier. Février, 1844.

Mais tous ces procédés sont insuffisants lorsque le mal a envahi toute la parotide. Il faut alors en venir à l'extirpation complète de la glande.

Cette opération est-elle possible? voilà la question qu'on s'est faite souvent. Doit-on la faire ? voilà la question qu'on devrait toujours se poser.

L'extirpation de la parotide est-elle possible? Oui sans doute. Quoique cachée dans le creux que nous avons décrit en commençant, elle ne l'est pas tellement qu'on ne puisse l'atteindre. Autrefois on regardait cette opération comme simple et facile : cela s'explique si l'on tient compte de ce que dit Boyer, qui pense, avec tous les auteurs modernes, que les cas d'extirpation facile ne sont que des ablations de tumeur, faites sans que la parotide, chassée en dedans par la pression, ait été même intéressée. Après une extirpation de tumeur volumineuse qu'il fit avec Sabatier, ils virent, au fond de la plaie, la glande que, sans cela, ils auraient cru avoir emportée. Ceux qui regardent l'extirpation comme impossible se fondent sur ce que, si, comme l'a fait Burns, on injecte le canal de Stenon avec du mercure, il est impossible d'enlever la parotide sans que quelques globules de mercure se perdent. Ils vont plus loin, et ils disent que, quand l'opération serait possible, on ne devrait pas la tenter, à cause des suites qu'elle entraîne : lésion du facial et paralysie, hémorrhagie qui peut compromettre la vie du malade, même pendant l'opération, tels sont ces accidents. Enfin, ils soutiennent que les auteurs qui prétendent avoir extirpé la parotide n'en ont emporté qu'une partie.

Eh bien ! aujourd'hui cette question est jugée, et l'on

sait que l'hémorrhagie peut être empêchée en faisant
les ligatures immédiatement, comme l'a fait Béclard (1),
ou en pratiquant la ligature de la carotide, comme l'a
fait Goodlad (2), avant de commener l'extirpation.

Pour ce qui est de la paralysie des muscles de la face,
on ne doit pas la tenir en grand compte, puisque, le
plus souvent, elle existe avant l'opération. D'ailleurs, il
nous semble que la section du facial n'est pas une nécessité de l'opération : ainsi M. Lallemand qui, il est vrai,
n'avait pas enlevé toute la parotide, a pu le mettre complètement à découvert sans le couper (3). Pour nous,
nous avons essayé, sur le cadavre, d'enlever la parotide,
et nous avons pu y parvenir, sans couper le facial, lorsque
nous avons fait des incisions légères et peu étendues
jusqu'à ce que nous l'ayons découvert. Alors nous nous
sommes aidé de la sonde cannelée pour couper toute la
partie de la glande placée au-dessus. La partie postérieure, chassée ensuite en haut, a pu être retirée de sa
cavité. Cependant il est possible que l'on ne puisse pas
répéter sur le vivant ces détails opératoires, qui sont minutieux et exigent un temps très-long.

Enfin, A. Bérard a analysé les faits d'extirpation présumée de la parotide, et il est arrivé à les diviser en cinq
catégories : 1º ceux qui sont sans valeur, faute de détails;
2º ceux dans lesquels la tumeur recouvrait la glande
parotide, mais ne s'avançait que peu ou point dans
l'échancrure parotidienne ; 3º ceux où il y a eu ablation,

(1) Archives de médecine, t. IV ; 1824.
(2) Samuel Cooper, art. *tumeur*.
(3) Gazette Médicale de Montpellier, citée.

soit probable, soit certaine, d'une partie de la parotide ;
4° la glande a probablement été enlevée en totalité ; et
5° la glande a certainement été enlevée en entier. Chacun
des faits composant ces diverses catégories a été analysé,
et, par les détails de l'opération, ses suites, et l'inspection du fond de la plaie sur le vivant, ou l'autopsie, il
est parfaitement démontré que si toutes les observations
d'extirpation de la parotide, publiées, ne sont pas exactes,
il en est quelques-unes desquelles il est impossible de
douter.

De tout cela il faut conclure que l'extirpation de la parotide est une opération possible.

Mais doit-on la faire ? Les difficultés que nous avons
eues à vaincre sur le cadavre, les lésions graves qu'il
nous a été impossible d'éviter, nous en détourneraient
déjà ; mais ce que nous avons dit plus haut des affections
qui peuvent nécessiter cette opération, doit faire pressentir que nous la croyons inutile. En effet, lorsque
toute la glande est dégénérée, la diathèse est établie ; et
alors le mal ne se reproduira-t-il pas ? Une chose nous
a frappé dans nos lectures : c'est ce que dit Murat, dans
le Dictionnaire des sciences médicales, pour motiver son
éloignement pour cette opération : « Je n'ai pas toujours
professé cette opinion, dit-il ; jeune encore, privé de
l'expérience nécessaire, j'ai cru et publié que cette opération me semblait possible ; toutefois je ne me dissimulais
pas les dangers ; mais n'ayant pas de faits particuliers à
opposer aux auteurs qui assurent avoir extirpé ou vu
extirper la glande parotide, j'ai dû les croire sur parole.
Éclairé par quelques observations, par des recherches
d'anatomie pathologique, et par l'analyse critique de

quelques écrivains modernes , je m'empresse de faire ici l'aveu de mon erreur. »

Nous sommes jeune aussi , et nous ne voulons pas être obligé, si l'expérience nous éclaire, à faire le même aveu. Aussi, quoique les faits prouvent que l'extirpation de la parotide peut être pratiquée sans entraîner des accidents fâcheux, et même qu'elle peut être suivie de succès , nous dirons, avec M. Vidal, qui n'est pas habitué à prêcher une pareille réserve : « on ne la fera jamais par *préméditation* , mais seulement lorsqu'on y sera entraîné par des circonstances inprévues. »

Nous devrions maintenant décrire le manuel opératoire; mais nous ne pourrions que répéter ce qui se trouve tout au long dans les traités de chirurgie et de médecine opératoire, ce qui est au moins inutile.

ÉTABLIR LES RAPPORTS

QUI EXISTENT

ENTRE L'ANATOMIE ET LA PHYSIOLOGIE.

CES SCIENCES SONT-ELLES ACCESSOIRES A LA MÉDECINE ,

OU EN SONT-ELLES DES PARTIES INTÉGRANTES ?

19

ÉTABLIR LES RAPPORTS

QUI EXISTENT

ENTRE L'ANATOMIE ET LA PHYSIOLOGIE.

CES SCIENCES SONT-ELLES ACCESSOIRES A LA MÉDECINE,

OU EN SONT-ELLES DES PARTIES INTÉGRANTES ?

———◦———

Cette question est complexe. Elle se compose de deux parties que nous traiterons successivement. Mises en regard dans la première, l'anatomie et la physiologie sont réunies dans la seconde, où nous aurons à étudier leurs rapports avec la médecine. Au premier abord, on ne saisit pas le lien existant entre ces deux parties, qui semblent se succéder sans se déduire l'une de l'autre : cependant, après réflexion, lorsqu'on a étudié la première, et que l'esprit est arrivé à une solution logique, on voit que la réponse à la seconde partie de la question découle naturellement, et nous pourrions presque dire nécessairement de la première. C'est ce que nous croyons pouvoir avancer déjà, et ce qui sera prouvé par les détails dans lesquels nous allons entrer.

Les termes d'une question sont unis par un lien philosophique caché qui doit être découvert, expliqué , déroulé, pour arriver à sa solution. Ce lien est la partie intermédiaire entre la demande et la réponse ; c'est lui qui conduit de la première à la seconde. La découverte de celui-ci résulte de la connaissance parfaite des termes du problème. Il est donc important de commencer par l'étude de ces termes. Pour nous restreindre dans notre sujet, la signification du mot rapport étant connue , nous arriverons à la solution de notre question lorsque nous aurons établi ce qu'on doit entendre par anatomie et physiologie.

CHAPITRE Ier.

ÉTABLIR LES RAPPORTS QUI EXISTENT ENTRE L'ANATOMIE ET LA PHYSIOLOGIE.

§ Ier.

Si on étudie l'homme avec le soin et la saine philosophie qui doivent présider à la considération de quelque chose d'aussi important que sa constitution, on voit qu'il se compose de deux parties bien différentes l'une de l'autre dans leur nature : je veux parler de l'agrégat matériel et des forces qui le gouvernent.

La première , ou l'agrégat, est du ressort des sens ; elle appartient à la classe des objets de l'ordre physique ; c'est elle qui fait le sujet de nos études d'amphithéâtre.

La seconde , ou le dynamisme vivant et pensant, ne saurait être ni visible, ni tangible ; elle est de l'ordre métaphysique ; elle échappe à nos instruments, ne se manifeste que par ses effets, et ne peut être étudiée que par un travail tout-à-fait intellectuel.

Tous les médecins admettent une distinction entre le cadavre et l'homme vivant; ils sentent qu'il existe quelque chose de plus dans l'un que dans l'autre. Mais quel est cet élément? quelle est son origine? Ici, les organiciens ne sauraient être d'accord avec nous. Pour eux, le dynamisme n'est autre chose que l'effet immédiat de l'agrégat matériel disposé d'après des conditions particulières; *c'est le résultat de l'organisation,* disent-ils : donc la matière est la partie importante, fondamentale. Avant de nous occuper directement de cette dernière assertion, sur laquelle nous aurons à revenir en d'autres lieux, voyons s'il y a quelque chose de vrai, de juste dans cette admiration exclusive pour la matière. Dans le cas où la vie et les forces qui y président seraient dues à l'arrangement particulier de ses molécules, les partisans de cette doctrine devraient bien nous dire quel est cet arrangement particulier, en quoi consiste cette disposition moléculaire, et quelle est la cause qui l'a produite. Ils n'ignorent pas, en effet, que souvent nous ne saurions reconnaître aucun trouble apparent dans la matière qui cependant a cessé de vivre. Nous ne leur rappellerons pas même que des parties complètement semblables remplissent des fonctions tout-à-fait différentes. Ainsi, en plaçant dans l'agrégat matériel la raison d'être des forces vivantes, les organiciens n'ont que reculé la question. Ceux qui, en se rapprochant un peu de la vérité, ont supposé la matière douée de forces au moyen desquelles ils ont expliqué les phénomènes vitaux, ne sont pas plus heureux. L'*irritation* de Haller, l'*excitabilité* de Brown, les *propriétés vitales* de Bichat,

ne sont pas plus démontrées, et ne donnent pas mieux
la raison de la vie : ce sont des hypothèses qui sont détruites par cette considération que les propriétés attri-
buées par ces auteurs à certains tissus ne leur appartiennent pas exclusivement, et cessent quoique leur
composition anatomique ne soit pas altérée (1). Pour
les organiciens, donc, la vie est un attribut de la
matière.

Ce n'est pas ainsi que nous entendons la constitution
de l'homme : outre l'agrégat, que nous admettons comme
nos antagonistes, et que nous étudions comme eux et
avec autant de soin qu'eux, quoi qu'ils en disent, nous
admettons des puissances indépendantes de la matière,
échappant à l'observation de nos sens, mais que notre
intelligence étudie dans leurs effets. Ceux-ci, observés
avec soin, analysés par le raisonnement, nous démontrent que ces puissances sont au nombre de deux :
l'une, qui a conscience d'elle-même, et qui régit les
facultés intellectuelles et morales : c'est le sens intime ;
et l'autre, qui est automatique ou instinctive, et préside
aux actes purement vitaux : c'est la force vitale.

Telle est la manière dont nous comprenons la constitution de l'homme. On pourra nous reprocher de ne
présenter en cela rien qui nous soit propre, et de n'avoir
que puisé dans les écrits de nos Maîtres ; mais nous
serons satisfait, si on juge que nous n'avons pas altéré
une doctrine qui serait peut-être admise généralement,

(1) Parmi grand nombre d'exemples, nous ne citerons que ce qui
se passe dans l'apoplexie nerveuse, la syncope, les paralysies et
l'asphyxie générale et locale.

si elle n'avait pas tiré son origine d'une École qu'on craint et qu'on jalouse.

L'agrégat matériel et la force vitale, qui sont des parties constituantes de l'homme vivant, sont l'objet de deux sciences. Celles-ci, distinctes par cet objet, ont des rapports qui les unissent entre elles. L'une s'occupe de la matière : c'est l'anatomie; l'autre des forces : c'est la science du dynamisme.

Entrons dans quelques détails sur l'objet de chacune d'elles, et les moyens qu'on emploie dans leur étude.

I. Anatomie, d'ἀνὰ, *rursùs*, et de τέμνω, *seco*, signifie, à proprement parler, *dissection*. Cependant cette expression a acquis une acception plus large, et aujourd'hui elle désigne non-seulement l'art de faire des dissections, mais encore la science qui expose méthodiquement leurs résultats (1), et qui nous conduit à la connaissance de la texture et des rapports des organes. Nous ne pouvons ni ne devons dire ici les divers noms qu'elle prend suivant la classe d'êtres dont elle s'occupe, suivant le point de vue sous lequel elle les considère. Notre devoir est de nous restreindre dans l'anatomie humaine. Celle-ci a pour objet l'agrégat matériel, ou ce qui, dans la constitution de l'homme, est susceptible de tomber sous nos sens. Mais ici nous ne saurions la renfermer dans des limites étroites; au contraire, il nous semble légitime et même obligatoire d'attribuer à son ressort tout ce qui se rattache à l'observation de l'instrumentation.

---

(1) M. le Professeur Estor. Cours d'anatomie médicale, t. I, 1re partie. Montpellier, 1833.

Ainsi, ni solides, ni liquides, rien ne doit être négligé ;
tout doit être étudié avec soin. On ne doit pas non plus
se contenter d'envisager ces objets à un point de vue
seulement ; l'anatomie doit les considérer, comme nous
l'indique M. Lordat (1), sous trois côtés différents :
« comme système d'instruments, comme parties similaires, comme agrégat doué d'une crase spéciale ; »
nous trouverons ainsi exprimées dans un langage plus
moderne, mais non plus exact, l'anatomie descriptive,
l'anatomie générale, la constitution chimique de l'homme.
Et, dans cette étude, l'exploration immédiate des sens
ne suffit pas ; il faut encore avoir recours à l'emploi des
adminicules que la physique, la chimie et la microscopie
mettent à notre disposition.

Ainsi envisagée, l'anatomie prend une large part dans
l'étude de la constitution de l'homme : par la simple
application des sens, elle envisage l'ensemble de la matière ; elle étudie chacune des parties qui la composent ;
elle apprécie leur forme, leur couleur, leur consistance,
leur état liquide ou solide, leurs propriétés physiques
enfin. Si les sens sont insuffisants par eux-mêmes, ils
peuvent s'armer d'instruments qui les perfectionnent :
le scalpel vient prêter son secours pour pénétrer dans
la profondeur de l'organisme, faciliter l'étude de chaque
organe en l'isolant de ceux avec lesquels il a des con-
nexions, et dégageant les parties intrinsèques de ces
tissus ; l'insufflation, les injections, et tous les autres
procédés anatomiques, viennent en aide à la dissection.

---

(1) *Ébauche du plan d'un traité complet de physiologie humaine*,
p. 11.

Enfin, la chimie lui prête ses lumières : les réactifs nous indiquent la constitution moléculaire des éléments anatomiques. On nous objectera que cette dernière analyse est du ressort de la chimie, et non de l'anatomie ; lorsqu'on étudie la composition du sang ou de la lymphe, on ne fait pas de l'anatomie dans le vrai sens du mot. Cette objection est plus spécieuse que fondée ; c'est le procédé qui varie pour s'adapter à la forme de l'objet étudié, mais le but et le résultat sont les mêmes : c'est toujours la connaissance de l'une des parties de l'agrégat matériel.

En nous résumant, ce dont s'occupe l'anatomie, ce qui est de son domaine, son objet enfin, ce sont toutes les parties qui constituent le corps privé de la vie. N'oublions pas cet objet, et rappelons-nous surtout cette dernière circonstance ; elle est la base de la distinction entre cette science et celle du dynamisme.

Quels sont les moyens qui dirigent l'étude de l'anatomie? Toute science a son génie, sa marche, sa méthode, comme l'a dit un Professeur de cette École (1). Dans son discours préliminaire placé en tête de la première édition de ses principes de physiologie, le Professeur C.-L. Dumas, qui a concouru pour sa part à l'illustration de Montpellier, a tenté d'abord d'exposer solidairement, pour la physiologie et l'anatomie, la méthode qui doit présider à la constitution de ces deux sciences ; mais la difficulté de les astreindre aux mêmes procédés scientifiques l'a obligé de consacrer deux chapitres séparés

(1) M. Golfin. *Essai sur la méthode de vérification scientifique.*

à leur étude. En effet, ces deux sciences, distinctes par leur esprit et leur objet, et s'exerçant sur deux ordres de faits qui ne sont pas semblables, doivent avoir aussi leurs méthodes propres. La démonstration ressortira de ce que nous allons dire. Les objets dont s'occupe l'anatomie étant tous du ressort des sens, c'est dans l'*inspection* directe que nous trouverons la source de toutes les notions qui s'y rapportent. Nous devrons les examiner avec tout le soin dont nous sommes susceptibles. Ont-elles une étendue, une importance considérables, il convient de les diviser, sinon matériellement, du moins par un travail mental, et, plus tard, de réunir ces diverses divisions multiples. Dans cette inspection détaillée, il faut les considérer plusieurs fois, sous plusieurs jours, sous les différentes conditions d'âge, de sexe, de climats, etc., dans lesquelles le sujet peut se trouver. Dans cette inspection, qui est le travail principal de l'anatomiste, tenons-nous en garde contre les illusions de nos sens, et surtout contre les erreurs des adminicules que nous pourrons employer. Que de rectifications n'avons-nous pas à faire dans des découvertes microscopiques qui ont précédé celles que nous faisons! Que de fois n'est-il pas arrivé à la chimie de venir contredire aujourd'hui, produits en main, les produits qu'une analyse précédente avait semblé démontrer d'une manière irréfragable! Sans entrer dans des détails que nous évitons avec intention, nous citerons en passant les analyses diverses qu'on a faites de la substance cérébrale. Comparez les résultats de Fourcroy, de Vauquelin, de MM. Couerbe, Lassaigne, A.-Ed.

Frémy (1). Les dissidences d'hommes aussi compétents doivent nous faire présumer qu'il n'est pas aussi facile qu'on pourrait le croire de se prémunir contre les erreurs possibles, et malheureusement trop fréquentes, de sciences qui cependant n'hésitent pas à se dire exactes.

Mais, nous l'avons dit plus haut, l'anatomie ne se borne pas à étudier physiquement et chimiquement les parties constituantes de l'agrégat, prises isolément : elle compare ces parties entre elles ; allant plus loin, elle les rapproche de celles qui sont similaires dans les diverses classes d'animaux ; tandis que d'abord elle n'était que science d'observation, elle se range parmi les sciences conjecturales. Alors elle se rapproche, par sa manière de procéder, de la science du dynamisme. Elle emploie l'un des moyens familiers à celle-ci, l'induction. C'est peut-être à cause de cela que cette branche des sciences anatomiques s'est donné le titre de philosophique. « Elle comprend toutes les connaissances qui ont rapport au mode d'organisation des parties dont elle s'occupe ; elle recherche leurs relations, elle agrandit leur domaine, et porte ses vues bien au-delà des caractères individuels qui se rencontrent dans chacune. En observant un organe, elle ne cesse de le voir uni, assemblé avec d'autres. Elle détermine la place et l'importance qu'il doit avoir dans son système particulier et dans le système total..... Mais pour atteindre ce haut degré d'élévation, l'anatomiste a besoin de savoir appliquer une savante méthode de raisonner au sujet de ses recherches. Cette voie de

(1) Voir M. Longet, *Anatomie et physiologie du système nerveux*, t. I ; et Muller, *Physiologie*.

comparaison et d'induction le conduira bientôt à des
termes qu'il n'aurait jamais eu la faculté d'apercevoir par
l'inspection du seul corps humain (1). »

Ainsi, lorsqu'il sort de l'inspection simple, l'anatomiste a surtout recours à l'induction. Il en est de même
lorsqu'il observe les lésions cadavériques. L'anatomie
pathologique doit offrir le tableau des dégradations
aperçues dans le cadavre, et être secondée par l'histoire
exacte des maladies correspondantes. Il faut, en outre,
qu'elle établisse les rapports qui unissent ces maladies
à ces lésions. Elle exige une grande justesse dans la manière de recueillir les faits, de les rapprocher, et d'en
tirer des conséquences pour se mettre à l'abri des erreurs
auxquelles la considération des organes dégradés peut la
conduire. On ne parvient à un bon résultat que par de saines
notions anthropologiques et un bon jugement. Si nous
ne craignions de sortir de notre sujet, nous ferions voir,
avec M. le Professeur Ribes (2), les inconvénients qu'il
y a à négliger ces préceptes; nous ferions voir que la
philosophie que l'École de Montpellier apporte dans cette
étude est bien différente de celle des autres Écoles, et
nous verrions que le Professeur que nous citions tout à
l'heure a eu raison de dire :

« Les moins nombreux sont ceux qui, dirigés par un esprit
philosophique, examinent avec sagesse les résultats, quels
qu'ils soient des autopsies cadavériques, les comparent avec

---

(1) Voir L. Dumas, *Principes de physiologie*, 1re édit. Discours
préliminaire.

(2) *De l'anatomie pathologique considérée dans ses vrais rapports
avec la science des maladies.* Montpellier, 1828.

réflexion, regardent comme précises les conclusions qui
en dérivent, soit qu'elles confirment un principe utile,
appuient un principe nouveau, ou établissent un principe négatif (1). » Et un peu plus loin nous trouvons, à
l'adresse de ceux qui négligent ces préceptes, cette
phrase que nous ne pouvons nous dispenser de citer.
« C'est principalement cette classe d'hommes qui, confondant ce qui est du ressort de la main avec ce qui ne
l'est pas, a cru que la médecine n'était que la chirurgie,
et a introduit dans celle-là les sources d'erreurs dont
elle subit aujourd'hui les tristes effets. Le même vice de
philosophie a dû avoir les mêmes résultats. »

Que ce soit pour l'anatomie générale, pour l'anatomie
pathologique, ou même pour l'anatomie descriptive, les
déductions doivent être tirées avec toute réserve, comme
l'indique le Professeur Lordat : en effet, l'anatomie générale, qui repose sur l'étude des parties similaires, ne
saurait être certaine, parce qu'elle n'exige pas et ne peut
exiger, sous peine de se détruire, que « ces éléments,
considérés dans diverses régions, soient identiques :
c'est assez qu'ils aient une ressemblance générale qui
frappe au premier coup d'œil. Si l'on voulait apporter à
ces choses une exactitude scrupuleuse, on ne pourrait
faire aucun rapprochement. L'arachnoïde, membrane
séreuse du crâne, diffère beaucoup du péritoine, membrane séreuse du bas-ventre, par sa consistance, son
degré de transparence, l'odeur de son excrétion, etc. Le
parenchyme du foie est bien différent de celui de la rate,
des reins, etc. (2). » Ce dogme, professé déjà, en 1813,

(1) M. Ribes, *ouvrage cité*, préface, p. *xjv.*
(2) Lordat. *Conseils sur la manière d'étudier la physiologie*; 1813.

par un homme qui enseignait et l'anatomie et la physiologie, et qu'on trouve souvent reproduit dans ses nombreux ouvrages, est encore établi, d'une manière péremptoire, dans un écrit qu'il a publié en 1847 (1).
Seulement, dans ce dernier ouvrage, l'application en
est faite à l'anatomie descriptive. C'est à l'occasion du
beau livre de M. le Professeur Dubrueil (2), qui prouve
évidemment que l'anatomie est loin d'être aussi positive
qu'on l'a dit.

Ainsi, pour nous résumer, l'anatomie s'occupe de la
partie constituante de l'agrégat vivant qui tombe sous
les sens. C'est par ceux-ci qu'elle l'étudie le plus souvent.
Si elle emploie le raisonnement, ce n'est pas d'une manière générale : ce ne peut être qu'accidentellement ; et,
dans ce cas même, on doit se rappeler que, pour tant
que l'objet puisse, au premier abord, paraître positif,
on a besoin de ne pas oublier les lois d'une saine philosophie, sous peine de s'égarer et d'arriver à des conclusions trompeuses, à cause de la contingence.

II. La physiologie, de φυσις, nature, et λογος, discours,
est la science de la nature. Mais, prise dans une acception plus restreinte depuis Fernel, qui la sépara de
la physique, elle ne s'occupe que de la nature des êtres
vivants.

La physiologie *humaine,* qui nous concerne, se rap-

---

(1) Lordat. *Commentaire sur divers passages des discours pro-
noncés à la Chambre des Pairs, en 1847.*
(2) Dubrueil. *Des anomalies artérielles considérées dans leurs
rapports avec la pathologie et les opérations chirurgicales.*

porte à tout ce qui regarde la nature de l'homme : aussi
certains lui ont-ils donné le nom d'anthropologie, qui
peut très-bien lui convenir.

Cette manière d'envisager cette science nous indique
naturellement son étendue et ses limites. Tout ce qui
constitue l'homme, tout ce qui se passe dans ce *petit
monde* est de son ressort. Ainsi, elle suppose la connaissance de l'agrégat matériel et du dynamisme. A ce point
de vue, l'anatomie et la science des forces sont des
parties intégrantes de la physiologie. C'est de leur fusion
qu'elle résulte. Elle est, en d'autres termes, la *science de
la nature humaine*. Or, remarquez que nous ne disons
pas que la physiologie est la science de la nature humaine à l'état sain ; elle embrasse encore l'état pathologique. L'homme pouvant, pendant sa vie, passer de
l'état sain à l'état malade, il est clair que nous devons
l'étudier dans ces deux circonstances différentes, pour le
connaître dans son entier. Dès lors, la science qui s'occupe de sa nature doit comprendre les phénomènes et les
lois de la santé, en même temps que les phénomènes et
les lois de la maladie. Cette manière de voir a besoin
d'être expliquée pour deux raisons : d'abord parce que
tous les physiologistes ne s'entendent pas pour comprendre les phénomènes morbides dans le cadre de la
science que certains bornent à l'étude des actes hygides ;
et, en second lieu, parce que, dans la deuxième partie
de notre dissertation, nous devrons tirer, de notre manière d'envisager la physiologie, des conclusions qui
auront leur importance. Disons d'abord, pour notre jus-
tification, que les meilleurs physiologistes n'ont pas
hésité à comprendre dans leurs études les faits morbides :

ainsi Barthez(1), Dumas (2), F. Bérard (3), M. Lordat (4),
etc., rangent dans le domaine de la physiologie tous
les actes vitaux qui se passent dans l'homme en santé ou
en maladie. Il est même digne de remarque que ceux
qui ont le plus fait pour restreindre la physiologie, n'ont
pas pu s'empêcher, dans certains cas, d'entrer dans le
domaine de la pathologie. Nous trouverions beaucoup
de preuves de ce que nous avançons dans Bichat; celle
qui est la plus évidente se prend dans son *Anatomie générale*. Il ne se borne pas, dans cet ouvrage, à étudier
les *propriétés vitales* des tissus dans l'homme sain; il les
étudie aussi dans les maladies.

Mais les auteurs des traités de physiologie moderne,
Richerand, Adelon, Brachet et Fouilhoux, etc., et, dans
le dernier siècle, Prochaska, Grimaud (5), etc., limitent
son domaine à l'étude de l'homme en santé. Il est certain
que ces auteurs ne définissent pas la science comme nous;
aussi leurs études sont incomplètes; et il n'en est pas
moins vrai qu'on ne peut connaître la nature de l'homme
dans son entier, si on ne l'étudie dans les diverses
phases qu'il parcourt. On n'a pas plus de droit de négliger la maladie que l'enfance, la virilité ou la vieillesse.
Il est indispensable d'étudier toutes ces phases depuis

(1) *Nouveaux élém. de la sc. de l'hom.* Discours prélim.
(2) *Principes de phys.*, 1re édit. Discours préliminaire.
(3) *Doctrine médicale.*
(4) *Ébauche du plan*, etc., et dans tous ses écrits et ses leçons.
(5) *Cours de physiologie*; 1819. Cette date ne doit pas être tenue en
compte : en effet, l'ouvrage de Grimaud ne fut publié que trente ans
après sa mort. Il fut l'élève de Barthez et le maître de Dumas. Il
faisait ses leçons de 1781 à 1785.

le commencement de l'existence de l'homme jusqu'à sa destruction complète. « Il n'y a pas *un* fait, dans l'homme, dont elle (la physiologie) ne cherche à connaître la raison suffisante et les effets. Cette inquisition scrupuleuse n'est pas son droit : c'est son *devoir*. » (M. Lordat).

Quelles sont les bases de cette science, et quels sont ses moyens d'investigation? En première ligne nous devons placer l'anatomie qui fait connaître, comme nous l'avons dit et par les procédés que nous avons désignés, la partie matérielle de l'agrégat vivant. Celle-ci faisant l'objet spécial de l'anatomie en même temps qu'elle entre dans la constitution de la physiologie, il n'est pas étonnant que nous ayons à nous en occuper à l'occasion de ces deux sciences.

Mais la physiologie ne se borne pas là, nous l'avons dit, et c'est pour cela qu'elle a recours à des moyens d'investigation propres à lui dévoiler les phénomènes vitaux qui ont pour théâtre les organes que l'anatomie lui a fait connaître.

La seconde source d'investigation, qui serait sans contredit la première, si nous les classions par ordre d'importance, est la pathologie ou l'histoire des faits observés sur l'homme malade. Quoique Haller ne l'ait pas indiquée, comme le lui reproche M. Lordat, il n'a pas manqué de s'en servir; Barthez en fait remonter l'usage à Hippocrate; Sœmmering, Prochaska et autres, ne l'ont pas négligée : « Je me suis attaché, dit ce dernier, à faire une comparaison suivie des organes de l'homme malade avec ceux de l'homme sain. » Cette comparaison doit être bien plus importante pour nous, qui rangeons les faits morbides dans le domaine de la physiologie. On sait le profit qu'un Professeur de cette École, M. Lallemand, a retiré de cette source, dans sa thèse inaugurale, qui est toute consacrée à ce sujet. Pour en faire connaître l'esprit, nous citerons une phrase qui la résume : « Mon intention est de prouver par des faits que la pathologie est pour la physiologie une source aussi féconde mais beaucoup plus sûre que la zoologie et les *vivisections*, et d'attirer l'attention des physiologistes sur une mine inépuisable, jusqu'à présent trop négligée (1). »

Une autre considération qui en augmente la valeur à nos yeux, c'est que nous observons, dans ce cas, sur l'homme même, sur le sujet de nos recherches, et que, partant, nous sommes assurés que le résultat lui est applicable. En est-il de même pour celui que nous fournissent l'anatomie ou la physiologie comparées? Non. Comme ces sciences s'occupent d'êtres différents de l'homme, il faudrait d'abord prouver que le résultat en est réellement applicable à celui-ci.

La même observation se rattache à un moyen d'investigation dont nous devons parler, c'est-à-dire aux vivisections. De tout temps on a pensé qu'elles pourraient éclairer la physiologie humaine. Galien en fit dans ce but, et, dans ces dernières années, elles ont pris une vogue qui a conduit à l'abus.

On doit reconnaître que, pour éclairer certaines fonctions,

---

(1) *Observations pathologiques propres à éclairer plusieurs points de physiologie.* Thèses de Paris, 1818, n° 165. Introduct., pag. IX. Voir aussi la thèse inaugurale de M. Caizergues, intitulée : *Fragments de physiologie médicale,* collect. de Montpel., an VIII, et qui a pour épigraphe le même passage d'Hippocrate que celle de M. Lallemand. Ce passage, du reste, prouve que le Père de la médecine avait la même opinion.

les vivisections peuvent être utiles; elles nous fournissent l'occasion d'observer celles-ci par nous-mêmes. Elles peuvent encore servir pour dévoiler une fonction imparfaitement connue, lorsqu'on supprime l'organe qui en est censé l'instrument; la suppression de la fonction est un résultat qu'on peut apprécier. Et si on n'arrive pas à des conclusions meilleures, il en résulte au moins celle-ci : que l'organe était bien l'instrument de la fonction.

Mais arrive-t-on à cette vérification pour tous les organes? Non. Que de fois n'a-t-on pas enlevé la rate, sans que nous sachions mieux qu'auparavant, d'une manière précise, la fonction à laquelle ce viscère est destiné ! Bien plus, on courrait risque d'arriver à des conclusions fausses, si on acceptait ce moyen sans en peser la valeur. N'est-il pas vrai que les lésions qui permettent à certains animaux de vivre ne sauraient être tolérées impunément par l'homme? N'est-il pas vrai encore que, chez celui-ci, il existe, de plus que chez le sujet de ces expériences, une faculté dont l'influence sur l'économie se manifeste tous les jours et à tous les instants? De quel droit conclurions-nous que cette influence est nulle sur la partie que nous recherchons?

Ainsi, d'une manière générale, ce que nous apprenons par les expériences sur les animaux ne saurait convenir de tout point à l'homme. J'ai lu quelque part un dilemme, à l'adresse des vivisecteurs, auquel je ne sache pas qu'ils aient répondu. Si je n'en conserve pas le texte, j'en rappellerai au moins la pensée. Ou bien vous croyez que la bête est en tout semblable à l'homme, et alors vous n'avez pas le droit de la faire servir à vos expériences meurtrières; ou bien vous êtes persuadé du contraire, et, dans ce cas, vous ne devez pas regarder comme pareils les faits que vous observez dans l'un et dans l'autre.

Comme nous avons pu le voir en passant en revue les derniers moyens d'investigation de la physiologie, ils supposent toujours l'observation et le raisonnement. L'observation qui doit être exacte, minutieuse, attentive; le raisonnement qui doit être logique, réfléchi et vrai. Ce n'est plus, comme pour l'anatomie, à l'inspection seule qu'on a recours; c'est à l'observation; ce n'est plus à la mémoire, c'est au raisonnement; et celui-ci doit se servir constamment de l'induction, tandis que nous avons vu que cette méthode n'était que moins souvent applicable à l'anatomie. « Il est aisé de se convaincre que l'anatomie exige plus des sens et de la mémoire, tandis que la physiologie demande davantage à la réflexion et à l'esprit (1). »

Maintenant que nous avons défini l'anatomie et la physiologie, que nous avons vu leur domaine respectif, que nous avons précisé leur objet et indiqué les moyens d'investigation qui sont propres à chacune d'elles, il nous sera facile d'établir les rapports qu'elles affectent. Qu'on ne nous dise pas que ces considérations préliminaires sont un hors-d'œuvre; elles rentrent d'autant plus dans le sujet, que les appréciations qui vont suivre ne sont que les corollaires de ce qui précède; nos conclusions se déduiront naturellement des prémisses que nous avons établies.

(1) Dumas, *ouvrage cité*.

§ II.

Quels sont ces rapports ? quelle est leur nature ? sous quels chefs et dans quel ordre peut-on les classer ? Ce sont tout autant de questions que nous essaierons de résoudre.

1º L'anatomie et la physiologie ont entre elles des rapports de connexion. Ceux-ci consistent dans l'existence simultanée de ces deux sciences, et dans leur subordination mutuelle.

2º Elles ont entre elles des rapports d'influence réciproque : ce sont les rapports qui existent entre les objets de ces deux sciences et entre ces sciences elles-mêmes. Dans le premier cas, où nous trouverons en présence, d'un côté, l'instrument, et, de l'autre, la force qui l'anime, nous aurons à signaler des influences réciproques ; et, dans le second, envisageant l'anatomie et la physiologie dans leur ensemble, nous rechercherons comment les progrès de l'une ont pu servir à la marche ascendante de l'autre.

3º Enfin nous montrerons l'une de ces sciences livrant encore à notre observation l'objet de son étude ; tandis que l'objet des recherches de la seconde nous échappe lorsque la mort rompt d'une manière définitive le lien qui les unissait.

I. Nous avons dit que l'anatomie et la physiologie avaient des rapports de connexion. Nos préliminaires sur chacune de ces sciences nous dispensent de donner à cette idée tous les développements qu'elle comporte. Nous nous répéterions pour beaucoup de points. Il est

cependant une chose que nous devons rappeler : c'est
que nous avons prouvé que l'anatomie fait partie de la
physiologie. Cette manière de voir nous fera peut-être reprocher de rendre impossible l'exposition des rapports
qui existent entre ces deux sciences en n'en faisant qu'une,
et perdant ainsi un terme de comparaison. D'abord nous
les conservons tous deux; et, quoique englobés l'un dans
l'autre, ils peuvent être considérés face à face.

Et, en second lieu, nous répondrons que la logique ne
s'oppose nullement à ce qu'on compare un tout avec
l'une de ses parties constituantes, principalement en fait
de science, et que nul ne s'avise de trouver mauvais
qu'on étudie les rapports de la médecine opératoire avec
la chirurgie; et cependant celle-ci embrasse celle-là.
D'ailleurs, quoique à nos yeux l'anatomie fasse partie
intégrante de la physiologie, nous n'avons pas avancé
qu'elle n'ait de l'intérêt et de l'utilité par elle-même. Nous
serions fâché qu'on nous prêtât l'intention de laisser croire
que l'anatomie ne peut pas avoir une existence indépendante. Voici ce que dit le Professeur C.-L. Dumas, au
sujet de la connexion qui existe entre toutes les parties
d'une même science, telle que la médecine : « Ce rapprochement est surtout nécessaire par rapport à l'anatomie,
à la physiologie, entre lesquelles on découvre la plus
étroite liaison. Il s'est rencontré, parmi les physiologistes,
des scrutateurs sévères qui ont senti l'avantage de fonder
sur la connaissance des faits anatomiques celle de l'économie animale, et ils ont entrepris de réunir ces deux
études que les écrivains superficiels avaient séparées.
Cette excellente méthode s'est introduite dans les Écoles
de France, où l'on a enfin commencé de faire marcher

l'anatomie et la physiologie ensemble, et de les approfondir en même temps ; de sorte que le même Professeur fait servir l'une à la preuve de l'autre, en exposant les fonctions et les usages des parties dont il développe la structure et l'organisation (1). »

Il est bien positif, et nous nous plaisons à le reconnaître, qu'on peut étudier l'agrégat matériel en luimême et sans sortir des vues auxquelles il se prête. Mais s'arrêter à sa contemplation serait faire, au point de vue médical, une science inutile ; elle serait complètement stérile et sans but, dès l'instant qu'elle serait sans application. Nul ne voudrait être anatomiste à cette condition. D'ailleurs, accepterait-on la science ainsi faite, cela ne pourrait aller bien loin. « Comme l'esprit humain ne peut se contenter de la vue des objets sans y rattacher des idées, mais qu'il cherche à trouver la place et la destination de ces objets, l'union intime de l'anatomie avec la science des fonctions (physiologie dans le sens restreint du mot) ne peut être méconnue (2). »

II. Pour répondre à la seconde objection, nous nous garderons bien de mettre l'anatomie sous la dépendance de la physiologie : oui, nous le reconnaissons, la science de l'agrégat ne serait rien sans celle du dynamisme qui la vivifie ; mais, d'un autre côté, celle-ci ne saurait

---

(1) Dumas, *ouvrage cité*, tom. I, pag. 4.

(2) Jos. Hyrtl, *Lehrbuch der anatomie des meuschen* ; Prague, 1846. Je dois la connaissance de ce passage à M. le docteur Cornaz, qui a eu la complaisance de me le traduire.

exister sans l'anatomie. N'oublions pas qu'une force ne saurait nous être connue si elle ne se manifestait par ses effets. Seule elle ne peut produire d'acte ; elle ne possède que des aptitudes qui ont besoin, pour se traduire à nos yeux, de se réaliser sur quelque chose de matériel. Ce quelque chose est l'organe où surviennent les modifications qui la révèlent. Newton n'est remonté à la force d'attraction qu'après en avoir contemplé les effets sur les corps célestes. Dans l'homme, l'instrument sur lequel s'exercent les forces n'est autre que l'agrégat matériel ; donc il est vrai que la science de l'agrégat et celle du dynamisme doivent marcher de front, et l'on peut dire, d'une manière rigoureuse, que la physiologie ne peut pas exister sans l'anatomie (1). On voudra bien se rappeler que nous n'avons pas accepté la proposition réciproque à l'occasion de cette dernière. Sans doute l'anatomie est susceptible d'études spéciales et exclusives ; mais son enseignement n'est réellement fécond et profitable qu'à la condition de faire intervenir les notions physiologiques et pathologiques afférentes à l'objet particulier dont elle s'occupe. C'est dans cette sage direction que sont conçues et réalisées les leçons anatomiques de cette École.

---

(1) Nous ne voulons pas dire, dans ce passage, qu'on ne puisse étudier le mode d'une fonction sans démontrer les instruments matériels qui l'exécutent ; mais il est certain qu'elle ne saurait être comprise *à priori* sans la connaissance de l'instrument. D'ailleurs, en étudiant la fonction dans ses rapports avec l'instrument, on évite deux écueils également dangereux. Les considérations que l'une fournit élèvent l'esprit au-dessus de la matière, et l'autre le limite dans ses conceptions trop spéculatives.

Ainsi les anatomistes verront que nous donnons à la science qu'ils cultivent le rang qu'elle mérite. On n'a pas connu la vérité, ou on n'a pas été juste envers Montpellier, lorsqu'on lui a prêté des intentions contraires. Quoique de plus éloquents que nous l'aient défendu contre cette imputation, et que les ouvrages nombreux et importants qui se sont publiés dans cette École, sur les sciences anatomiques (1), aient rétabli l'évidence, nous ne pouvons passer cette question sous silence, parce qu'elle se rattache à notre sujet, et nous servira à montrer quelques-uns des rapports naturels entre l'anatomie et la physiologie.

Parce que nous étudions dans l'homme autre chose que le cadavre, on nous a accusé de perdre celui-ci de vue, de tout rapporter à un principe vital, de faire de celui-ci un être abstrait, agissant par lui-même et d'une manière indépendante des organes. Ceux qui ont lu les *Éléments de la science de l'homme* savent que Barthez a non-seulement prévu, mais combattu cette assertion. On n'a, pour s'en convaincre, qu'à parcourir le deuxième chapitre de ce livre, surtout sa première section. On peut lire aussi le passage qui a trait à cette question, dans l'*Exposition de la doctrine médicale de Barthez*, par

_____

(1) Pour ne pas parler des auteurs anciens, bornons-nous à mentionner les ouvrages de MM. Lallemand, Ribes, Lordat, Estor, d'Amador, Dubrueil, etc. Outre ceux que l'on connaît de ce dernier Professeur, nous devons signaler les *Recherches sur la pathologie du tissu osseux*, auxquelles il se livre dans ce moment, et qui, nous l'espérons, viendront bientôt faire une digne suite au *Traité des anévrysmes de l'aorte*, et à celui des *Anomalies artérielles*.

M. Lordat. On verra là la raison des contrariétés à l'adresse
de Barthez, et la vraie manière de penser de ce médecin
célèbre sur la question.

Avons-nous besoin de citer Dumas? Tout le monde
sait la polémique quelque peu *scandaleuse* (1) qu'il eut à
ce sujet avec Barthez. C'est lui qui soutenait les droits
de la matière. On peut voir comment M. Lordat concilie
les opinions de ces deux savants (2).

Si, au dehors, on a pu penser différemment, c'est à
cause de la facilité que la doctrine de l'École de Montpellier a toujours montrée dans l'acceptation de tout fait
frappé au coin de la vérité. On n'a pas vu qu'il y a plus
de mérite et d'indépendance à recueillir tout ce qui se
présente en observations de ce genre, qu'à s'envelopper
dans un dédain absolu que le temps peut convertir en
regret. Ici, lorsqu'on a constaté un fait, qu'il est reconnu
authentique, on l'enregistre dans la collection à laquelle
il se rattache, même lorsqu'il paraît inexplicable avec la
théorie actuelle. Infatigable dans ses investigations, la
science attend, pour le classer définitivement et l'expliquer, que des faits semblables ou d'un ordre différent
viennent compléter ses recherches. Quelquefois elle attend
long-temps ; mais au moins elle évite le reproche de
partialité et d'exclusivisme ; et lorsqu'elle a le bonheur
d'arriver à une découverte, celle-ci rejaillit sur tout le
corps de la science. « Et alors, dit Bérard, que les faits
sont ainsi rassemblés par leurs analogies les plus légitimes, une découverte que l'on fait sur l'un d'eux se

---

(1) Biographie méd. de l'Encyclop., art. Dumas.
(2) *Exposition de la doctrine médicale de Barthez*, etc.

réfléchit à l'instant sur tous les autres. La lumière allumée sur un point se répand sans obstacle sur tous ceux qui l'environnent, et s'étend aussi loin que possible. Le but n'est-il pas rempli? Peut-on vouloir autre chose lorsqu'on ne veut que la vérité? » Cette manière de faire n'est point passible de la critique. Comme nous n'avons pas ici le temps de la défendre, nous conseillons de lire la réponse de M. Lordat à une lettre qui lui avait été écrite par M. le docteur Cazaintre (1).

Nous ne faisons donc point parade d'un scepticisme outré ; mais, d'un autre côté, nous n'acceptons pas les faits sans contrôle ; et même, lorsqu'ils sont vérifiés, nous ne remanions pas la science pour les y comprendre ; ils viennent naturellement remplir les vides de notre édifice scientifique : s'ils contredisent des dogmes reconnus vrais jusque-là, et obligent à reconstruire cet édifice, il faut qu'ils aient d'autant plus de valeur. Aussi, pour rentrer plus spécialement dans notre sujet, sommes-nous encore sur la réserve pour ce qui concerne l'appréciation des faits qui sembleraient affranchir la force vitale de la dépendance des organes, si la transposition des sens était prouvée. Comme, jusqu'à ce jour, cette théorie n'a pas été assez clairement démontrée pour être érigée en dogme, nous observons ; et, en attendant, nous croyons à la nécessité d'un *substratum* qui puisse manifester l'action des forces.

III. Cette manière de voir nous oblige à étudier les rapports entre la force et l'instrument. Nous sommes ainsi naturellement conduit à traiter de la seconde classe de

---

(1) Éphémérides médicales de Montpellier, tom. V.

rapports que nous avons admis entre l'anatomie et la physiologie. Ces considérations, qui pourraient paraître hors de notre sujet si elles se bornaient à des généralités, s'y rattacheront parfaitement par les exemples que nous prendrons à mesure dans la science de l'homme.

Il est inutile de prouver l'influence de la force sur l'instrument : elle est évidente ; dans l'économie humaine, les divers actes de la vie la manifestent d'une manière constante. Mais nous ne devons pas perdre de vue que l'instrument peut répondre plus ou moins à l'impulsion que la force lui imprime suivant le mode de relations établies entre eux, et l'état de perfection et d'intégrité du premier. De là une espèce de réciprocité d'influence. Quoique le mot influence ne convienne peut-être pas complètement pour indiquer les relations qui existent entre l'instrument et la force, on nous permettra de l'employer, parce qu'il rend notre pensée.

En appliquant ces données à notre sujet, nous voyons que si les deux agents, dynamisme et matière, sont à l'état normal tant l'un que l'autre, et si leurs relations s'exécutent d'une manière régulière, tout se passe bien, l'individu est dans un état de santé parfaite. Si le contraire a lieu, c'est-à-dire si la force est viciée et que l'instrument soit dégradé, les conditions de santé n'existeront plus. C'est ce qui arrive dans les maladies qui sont en même temps vitales et organiques ; les diathèses avec lésion locale qui les révèlent en sont de fâcheux exemples. Enfin le trouble des relations peut être rapporté, tantôt à l'instrument, tantôt aux forces, et alors la maladie sera purement organique ou vitale.

Nous devrions peut-être faire voir ici le rôle que peut jouer chacun des deux facteurs dans les diverses maladies, soit dans leur production, soit dans leur développement, leur marche et leur terminaison; mais nous entrerions dans des détails qui ne se rapportent pas directement à notre sujet. Qu'il nous suffise de savoir qu'il faut qu'il existe un accord parfait entre l'agrégat et le dynamisme : nouvelle preuve du lien qui unit l'anatomie à la physiologie.

L'accord que nous signalons entre les deux parties constituantes de l'agrégat vivant ne peut exister, dans certains cas, qu'à la condition de sacrifices mutuels. Ainsi, il n'est pas rare de voir un organe très-important à la vie présenter des altérations très-graves sans qu'elle en souffre. Les livres d'anatomie pathologique nous fourniraient une foule d'exemples de ce genre. Nous en avons vu nous-même un grand nombre. Chez une femme âgée qui mourut d'une pneumonie aiguë, et qui, quelques jours avant, jouissait d'une brillante santé, nous trouvâmes le foie presque complètement désorganisé par des masses hydatiques énormes. Que d'individus chez lesquels nous observons une conformation vicieuse de la poitrine qui paraît ne pas pouvoir s'accorder long-temps avec la vie, et qui cependant permet une carrière très-longue ! Nous avons vu, à l'Hôpital-Général, une infirme dont le squelette était vicié d'une manière extraordinaire, et qui est arrivée à un âge très-avancé. Mais la lésion peut même siéger dans un organe dont l'importance est immédiate pour la vie, et cependant celle-ci se continuer sans inconvénient. Est-il besoin de rappeler l'exemple d'un des Professeurs que cette École regrette le plus vivement? Delpech, qui menait la vie la plus active et la plus laborieuse, portait cependant des tubercules pulmonaires.

Ces faits, et une foule d'autres qui leur ressemblent,
ne peuvent s'expliquer qu'en admettant une *tolérance*
particulière de la part de l'organisme, et une activité
supplémentaire de la force vitale qui remédie à ce que
l'organisation a de défectueux.

IV. Nous avons encore d'autres rapports à noter entre
l'anatomie et la physiologie, surtout si nous observons
les fonctions en particulier. Dans l'étude de ce que Galien
a désigné sous le nom d'*usage des parties*, nous voyons
toujours deux choses qui sont en présence, l'instrument
et la puissance dont il est le *substratum*.

Mais on se tromperait bien si l'on croyait que, dans
chaque fonction, ces deux facteurs jouent le même rôle.
Tandis que la force est toujours la même, qu'elle se
rattache toujours au système dynamique dont ce rallie-
ment constitue l'unité, les conditions matérielles chan-
gent énormément. Elles présentent de nombreuses variétés de volume, d'étendue, de simplicité et de complication.

A ce point de vue, on pourrait parfaitement classer
les fonctions en simples et complexes. Les fonctions
simples seraient celles dans lesquelles un rouage suffit
(qu'on nous passe cette expression peut-être trop matérielle). Les fonctions complexes nous présenteraient, au
contraire, une multiplication de rouages, des systèmes
de différents ordres, la complication enfin.

La locomotion nous offre un exemple frappant de cette
complication. Des organes nombreux dont le volume est
en rapport avec l'importance de la fonction, adaptés par
des modes différents aux divers usages qu'ils doivent
remplir ; des parties osseuses disposées en leviers de

divers genres, unies entre elles par des articulations qui offrent en même temps toutes les conditions de solidité et de facilité dans le mouvement ; des muscles dans l'arrangement desquels on admire la manière dont les exigences de la forme sont combinées avec celles de l'utilité; des appareils de protection qui augmentent en même temps la force d'action de ces muscles ; des bourses muqueuses placées partout où le glissement doit être favorisé ; des membranes synoviales protégeant les surfaces osseuses des articulations, en même temps qu'elles aident le mouvement : telles sont les conditions matérielles nombreuses qui sont créées dans le but d'une fonction unique. On trouvera, du reste, dans la *Nouvelle mécanique de l'homme et des animaux*, par Barthez, d'utiles développements sur ce sujet.

Si nous étudions la voix au même point de vue, nous trouverons que l'appareil est encore plus complexe. Nous voyons là l'action de plusieurs appareils réunis pour concourir à un même but. Le jeu des diverses parties du larynx, du pharynx, celui des poumons, celui des muscles inspirateurs et expirateurs, celui de la muqueuse et la lubréfaction de celle-ci par la sécrétion qui lui est propre, voilà une foule de conditions nécessaires à la production de la voix, et nous ne les énumérons pas toutes.

Si, au contraire, nous recherchons les fonctions dans lesquelles les conditions matérielles sont simples, et dont le jeu est loin de présenter la complication que nous avons trouvée dans les précédentes, nous avons l'innervation, qui se fait au moyen d'un simple cordon nerveux dont la ténuité le rend quelquefois à peine appréciable ; et cependant c'est une fonction importante, générale.

L'assimilation est encore plus simple : la molécule dans laquelle cet acte s'accomplit en est le seul organe. Bien entendu que nous ne voulons parler ici que du terme de cette fonction, et que nous négligeons les divers phénomènes préparatoires qui constituent autant de fonctions particulières.

Enfin la calorification présente encore plus de simplicité. Nous ne saurions trouver un organe spécial où elle s'accomplit (1); tout l'organisme y contribue, chaque partie y est pour sa part, chaque molécule a sa chaleur propre; mais celle-ci est un effet de la vie et non d'un système d'organes.

La revue que nous venons de faire de certaines fonctions, et la division qui s'en est suivie, nous conduisent à un résultat remarquable en physiologie, et qui est encore propre à démontrer les rapports de cette science avec l'anatomie.

Si on jette un coup d'œil sur la vaste échelle des animaux, on voit aisément que, plus une fonction est élémentaire, plus les conditions matérielles qui servent à son accomplissement sont simplifiées. Il nous suffirait de nommer l'absorption, et de rappeler qu'aucun appareil organique particulier n'est employé à son exercice; partout où on rencontre une molécule vivante, se retrouve également la force d'absorption qui est une des premières conditions du maintien de la vitalité. Ce principe est encore démontré par les résultats inverses auxquels on arrive si on considère les fonctions plus

(1) Personne n'admet aujourd'hui que le poumon soit l'agent exclusif de la calorification. On sait comment l'expérience et les notions chimiques ont fait justice de cette erreur.

élevées. Ainsi, moins une fonction est nécessaire à la vie en général, plus sa répartition est restreinte dans l'échelle des êtres ; plus elle spécialise et caractérise l'homme, et plus elle est complexe, plus l'appareil qui y préside est compliqué.

Telle est la parole, privilége exclusif de l'homme, qui, sous ce point de vue, doit être placée à une si grande distance de l'absorption.

V. Jusqu'ici nous avons étudié l'influence directe de la force sur l'instrument ; mais elle peut être indirecte, c'est-à-dire qu'elle peut se manifester sur un autre point de l'organisme que celui sur lequel elle agit.

Ici vient se ranger la question si vaste des sympathies. Quoique toutes ne puissent pas être rattachées à cette cause, celles qui sont réveillées par une action physio-logique portant sur un point éloigné de celui où elles se manifestent, rentrent parfaitement dans notre question. Ainsi, un repas trop copieux fatiguant l'estomac, déter-mine une céphalalgie sympathique, et celle-ci peut aussi bien être déterminée par le besoin de nourriture qui se manifestera d'abord dans ce viscère. Mais cette influence peut encore être démontrée par une foule d'autres actes physiologico-pathologiques ; l'immersion des pieds dans l'eau froide peut arrêter une digestion commencée ou une hémorrhagie menstruelle. L'action ici ne se produit pas directement sur l'organe dont la fonction est troublée, et cependant l'effet est le même. Ces faits s'expliquent par la *distraction* des forces.

VI. Pour être fidèle à notre plan, nous avons à étudier l'influence réciproque de l'anatomie et de la physiologie comme sciences.

Dans une science, on peut considérer son objet, les notions qui la constituent, et les moyens dont elle se sert pour compléter ou agrandir ces notions.

1º Nous savons que l'anatomie et la physiologie ont un objet différent ; nous nous sommes longuement étendu sur ce sujet, et nous ne pourrions que revenir sur ce que nous avons dit. Aussi nous bornerons-nous à constater ici des rapports de différence.

2º Les notions qui constituent l'anatomie doivent avoir une influence marquée sur les progrès de la physiologie, et *vice versâ*. Puisque ces deux sciences concourent au même but, qui est la connaissance de l'homme, elles doivent naturellement s'éclairer l'une l'autre. Quand même la raison ne nous ferait pas prévoir ce résultat, l'histoire des découvertes anatomiques et physiologiques viendrait nous le démontrer d'une manière péremptoire. La découverte de la circulation, par Harvey, ne fut-elle pas préparée par les recherches anatomiques de l'École de Padoue, où ce médecin avait fait ses études ? C'est là qu'il avait appris de Columbus l'usage des valvules du cœur ; de Cesalpin, les observations que celui-ci avait faites sur les animaux vivants, et qui l'avaient induit à soupçonner ce qui devait illustrer le médecin de Charles Ier ; enfin Fabrice d'Aquapendente, son maître, lui avait fait connaître la description des valvules des veines qu'il venait de publier. Toutes ces notions anatomiques mirent Harvey sur la voie, et, plus tard, donnèrent à ses conjectures la force de notions positives (1).

D'un autre côté, la découverte de la circulation rendit

---

(1) Voyez A. Bourdel : *De la découverte de la circulation.* Montpellier, 1851.

à l'anatomie ce qu'elle en avait reçu, en précisant la structure du cœur et des vaisseaux.

Vers la même époque, Gaspard Aselli découvrit les vaisseaux chylifères ; mais cette découverte resta inutile jusqu'à ce que Pecquet eût trouvé le réservoir auquel il a donné son nom, et eût démontré que les vaisseaux lactés se rendaient dans ce réservoir, au lieu de se terminer au foie, comme Aselli l'avait cru. Enfin la découverte des autres lymphatiques dont Rudbeck, Thomas Bartholin et Jolyff se disputent la gloire, vint éclairer en partie le mécanisme de l'absorption. C'est encore par les recherches anatomiques sur la structure de l'œil et des autres organes, que Fabrice d'Aquapendente précisa le mécanisme de la vision et d'autres fonctions. C'est en partie parce qu'on négligea l'anatomie pour se jeter dans des spéculations iatrochimiques, que, vers la fin de ce même siècle (XVIIe), on se perdit dans des théories sans fondement, qui retardèrent les progrès de la science.

Les belles injections de Ruysch et de Riolan, en faisant connaître les anastomoses artérielles, jetèrent un grand jour sur la circulation capillaire, et éclairèrent à fond la circulation générale. Un peu plus tard vint Haller, dont les connaissances anatomiques furent d'une si grande utilité à la physiologie.

Quelque temps après lui vint Bichat dont il faudrait citer tous les ouvrages pour établir l'influence des connaissances anatomiques sur les progrès de la physiologie. Nous devons surtout signaler son beau *Traité des membranes*, et son *Anatomie générale.* Dans le premier, il donne, sur les fonctions du tissu membraneux, des considérations qui ne pouvaient lui être fournies que par l'anatomie : c'est ainsi qu'il établit les fonctions des membranes synoviales après en avoir démontré l'existence, etc. Mais c'est surtout dans son *Anatomie générale* qu'il a déduit un grand nombre de conclusions heureuses, en faveur de la physiologie, des découvertes qu'il a faites dans la structure des tissus.

Nous bornons là ces considérations que nous pourrions étendre encore en compulsant l'histoire de tous les progrès réalisés jusqu'à nos jours dans les sciences anatomiques et physiologiques.

3° Enfin si nous considérons ces deux sciences dans les moyens d'investigation qu'elles emploient, nous voyons qu'elles ont de nombreux rapports de dissemblance. Nous l'avons dit dans nos préliminaires : tandis que l'une est en grande partie du ressort des sens, l'autre s'adresse surtout à l'intelligence. Cependant elles ont quelque chose de commun, même ici : c'est l'observation dont elles se servent toutes deux. Nous devons remarquer que, tandis qu'elle est limitée à l'inspection dans l'anatomie, elle prend, en physiologie, toute l'extension dont elle est susceptible.

VII. Enfin vient un moment plus ou moins prochain où les rapports entre le dynamisme et la matière cessent; et alors aussi finissent ceux qu'on observe entre l'anatomie et la physiologie. Alors cette dernière scicence ne peut plus poursuivre ses investigations : reste tout simplement l'objet de l'anatomie, ou les *dépouilles*, comme on dit. C'est alors que l'anatomiste peut étudier d'une manière isolée. C'est ainsi, nous l'avons énoncé, qu'on comprend l'anatomie sans physiologie. De sorte qu'on peut dire, en retournant le mot de Sthahl : *Incipit physicus ubi desinit physiologicus.*

Avant de passer à la seconde partie de la question, nous devons reconnaître qu'il resterait encore bien des choses à dire sur celle-ci. Mais qui pourrait tout dire sur un tel sujet, surtout en le traitant à la hâte? Nous sommes loin d'avoir ces prétentions, et nous nous estimerons très-heureux si nous en avons dit assez pour faire comprendre comment nous avons envisagé la question.

CHAPITRE II.

CES SCIENCES SONT-ELLES ACCESSOIRES A LA MÉDECINE, OU EN SONT-ELLES DES PARTIES INTÉGRANTES ?

Notre précédent chapitre contient déjà les éléments de la réponse que nous pouvons faire à cette question; mais il est évident que nous ne devons pas nous borner là ; il est nécessaire que nous entrions dans le nouveau sujet qui se présente, que nous l'analysions, pour arriver à une conclusion démontrée qui sera notre réponse.

§ Ier.

DÉFINITION DES TERMES.

Il nous semble convenable de dire en commençant ce que nous entendons par partie *accessoire*, par partie *intégrante* de la médecine.

Une partie intégrante est celle qui existe nécessairement dans la composition d'un *tout*, et sans laquelle ce *tout* resterait à l'état d'imperfection, serait incomplet. Une partie accessoire n'est pas liée nécessairement à une chose ; on comprend l'existence intégrale et indépendante de celle-ci en l'absence de celle-là. Les parties accessoires servent d'aide, d'accompagnement ou de suite. Elles sont, pour le fond principal, semblables aux objets que l'on fait entrer dans un dessin, et qui, sans être absolument nécessaires, contribuent pourtant à l'embellir et à en mettre les points principaux en relief. La science qui s'occupe de ces parties , qui les étudie comme son objet , est une science *accessoire* par rapport à celle qui étudie le fait lui-même.

Dans tout fait vital, deux choses sont indispensables : la force qui agit et la matière sur laquelle elle s'exerce ; de telle sorte que l'étude de ce fait suppose la connaissance du dynamisme et de son *substratum*. Cette connaissance est indispensable pour comprendre le fait qui n'est autre chose que le résultat de l'action combinée de l'agent et de l'instrument. Ainsi, dans l'épilepsie, maladie qui le plus souvent n'est déterminée par aucune lésion locale, la modification vitale reste pour nous à l'état latent jusqu'à ce que le trouble dans le jeu des organes soit venu nous la manifester.

D'après cela, tout ce qui nous apprend à connaître les forces et l'instrument est indispensable , tout ce qui, sans être d'une absolue nécessité, nous aide néanmoins à perfectionner cette étude, peut être dit accessoire. Si nous poursuivons ce raisonnement, nous arriverons à cette conclusion que l'anatomie et la physiologie, qui nous conduisent à la connaissance des parties intégrantes du fait vital pathologique, sont intégrantes par rapport à la médecine qui étudie ce fait en lui-même. Les sciences qui viendront porter un concours éloigné quoique utile, seront regardées comme *accessoires*. C'est ainsi que nous comprenons l'application de la chimie, de la physique et de la botanique à la médecine.

On a défini la médecine la science qui a pour objet la conservation de la santé et la guérison des maladies. Cette large acception, qui lui convient parfaitement, indique qu'elle comprend l'hygiène, la pathologie et la thérapeutique. Voyons, dès lors, quelles sont les relations que ces diverses sciences ont avec l'anatomie et la physiologie.

§ II.

L'ANATOMIE ET LA PHYSIOLOGIE SONT INDISPENSABLES DANS L'ÉTUDE DE L'HYGIÈNE ET L'APPLICATION DE SES LOIS.

Comment connaître l'état de santé, comment le distinguer de la maladie sans la physiologie? C'est une chose logiquement impossible et qu'il serait presque inutile de démontrer. Nous savons bien que certains ont prétendu que la santé et la maladie ne sont que la continuation d'un même état, et que la dernière n'est autre chose que l'exagération de la première. Il est des cas dans lesquels le passage entre les deux est tellement gradué, qu'il est bien difficile de saisir l'instant où l'une finit et où l'autre commence; mais on est toujours obligé d'admettre entre les deux un quelque chose de spécial qui les différencie. Ainsi, entre le tempérament lymphatique prononcé et l'affection scrofuleuse au début, la différence est très-peu de chose; cependant elle existe, et ces deux états ne sont confondus par personne. N'est-ce pas la physiologie qui vient nous éclairer sur les caractères des divers tempéraments, sur les prédispositions, les idiosyncrasies, sur les diverses constitutions? Et toutes ces données ne sont-elles pas d'une importance majeure pour la détermination des relations sociales, le choix d'un état, la manière de vivre, etc.? Mais comment comprendre sans cela et sans la connaissance entière de l'homme, comment comprendre l'action, sur l'économie, des choses dont il use ou jouit? Comment prévoir d'avance leurs effets? Comment deviner que tel exercice maintiendra telle personne en santé, préviendra la maladie chez celle-ci, et la combattra efficacement chez celle-là? Sans la physiologie, comment appliquer les lois de l'hygiène relatives à l'individu? Nous ne nous étendrons pas sur ce sujet; mais il serait facile de démontrer que l'hygiène n'est applicable à l'homme qu'en tant qu'elle suppose la connaissance de celui-ci : or, nous tenons à démontrer seulement l'utilité de cette connaissance.

§ III.

L'ANATOMIE ET LA PHYSIOLOGIE SONT INDISPENSABLES A L'ÉTUDE DE LA PATHOLOGIE.

La nécessité de la connaissance de la nature de l'homme est bien plus évidente encore en pathologie. Ici on ne peut faire un pas sans trouver des preuves de cette assertion.

Étiologie, symptomatologie, pronostic des maladies, tout ce qui est du ressort de la pathologie, demande à chaque instant des lumières à la connaissance de la constitution de l'homme.

1o *Étiologie.* — L'étude des causes, de leur manière d'agir, joue un rôle important en pathologie. La nature de la maladie est souvent élucidée par la connaissance des causes : heureux lorsqu'on peut arriver à cette notion! Le praticien consciencieux et éclairé sait très-bien que la

première chose qui doit l'occuper en face d'un malade,
c'est le phénomène initial de la maladie. Dans la majeure
partie des cas, comment arrivera-t-il à découvrir ce fait
initial sans le secours de la physiologie? Chaque fois que
la cause sera interne, chaque fois que l'un des éléments
constitutifs de l'homme sera modifié par l'autre; ou,
comme le dit M. Lordat, que l'une des parties constituantes aura joué, par rapport aux autres, le rôle de non
moi(1), comment, sans physiologie, pourrait-on remonter
à cette première modification morbide? Il est évident que
c'est une chose complètement impossible. Nous sommes
obligés de connaître l'âme et tout ce qui s'y rattache pour
pouvoir comprendre ses affections : il en est de même
pour la force vitale.

Mais, lors même que la cause est externe, l'anatomie
et la physiologie sont encore indispensables pour le
pathologiste : la première, dans le cas où la cause agit
localement sur l'agrégat, et la seconde lorsque les forces
sont attaquées, soit primitivement, soit secondairement.
Ce n'est pas tout; l'observation nous démontre que nous
ne sommes pas tous impressionnés de la même manière
par la même cause; que, tandis que l'un est gravement
malade, l'autre est à peine indisposé, quoiqu'ils aient
été tous deux dans les mêmes conditions extérieures :
c'est ce qu'on observe souvent dans les grandes épidémies.
On ne peut se rendre raison de pareils faits que par la
connaissance de la force de résistance vitale qui, énergique chez les uns, n'existe pas ou est très-affaiblie chez
d'autres. Nous voyons souvent l'extinction de cette force,
après des maladies graves, exposer les convalescents à

---

(1) Voyez *Ébauche du plan*, etc.

des rechutes provoquées par des causes excessivement légères, et qui n'auraient produit aucun effet sur les mêmes personnes dans d'autres temps.

Ainsi, pour nous résumer, la physiologie nous enseigne le mode d'agir d'un grand nombre de causes ; c'est elle qui nous fait découvrir celles qui sont internes, et qui nous aide à mieux déterminer la nature de la maladie que, sans elle, nous serions trop souvent portés à regarder comme purement locale et organique ; enfin cette partie de notre science se montre à chaque instant, pour l'étiologie et la pathogénie, une source de précieuses lumières.

Si le temps nous le permettait, nous trouverions, dans l'histoire de la science, des preuves nombreuses de l'influence de la physiologie sur les progrès de la médecine. Nous n'en citerons que deux exemples qui suffiront à cause de leur évidence.

Qui ne connaît les fausses idées que se faisaient de la maladie les Paracelse, les Sylvius de Le Boë et les autres chimiâtres de leur temps, qui, au lieu d'étudier la constitution de l'homme, faisaient des théories sur les éléments qu'ils combinaient selon leur imagination ! Et, conséquence nécessaire, « l'art de guérir n'était pour eux qu'une suite de spéculations vagues et sans fondement, qui n'étaient appuyées sur aucun fait positif. Les plus sages se bornaient à observer, à décrire et à comparer les effets des divers traitements, et ils parvenaient à une pratique heureuse après avoir long-temps tâtonné : mais aucune règle fixe ne pouvait les diriger; ils n'avaient aucun point de départ, et la route qu'ils suivaient était trop périlleuse pour qu'ils ne l'abandonnassent pas quelquefois (1). »

---

(1) P.-A. Piorry. *Dictionn. des scienc. méd.*, art. *physiologie*.

N'a-t-on pas vu pareille chose plus récemment, alors que la doctrine prétendue physiologique, oubliant à dessein les droits et l'influence du dynamisme, a fondé une médecine organique? Quelle durée ont des systèmes pareils? Ils passent avec les hommes qui les ont fondés, si ceux-ci ont assez de mérite pour les faire durer jusqu'à leur mort.

Il ne saurait en être de même d'une pathogénie assise sur la connaissance complète de la constitution de l'homme; aussi voyons-nous les bons médecins de tous les temps tenir grand compte des données que fournissent l'anatomie et la physiologie.

2º *Symptomatologie.* — Mais ces sciences sont encore nécessaires pour comprendre l'étude des symptômes, pour donner à ceux-ci une valeur réelle. Les symptômes sont des phénomènes qui traduisent les modifications de l'agrégat ou des forces. Il faut donc connaître l'homme pour que ces phénomènes aient une explication, pour qu'ils puissent représenter quelque chose à nos yeux. Pour concevoir la signification de ces manifestations pathologiques, ne faut-il pas avoir la notion des phénomènes qui se passent dans l'état de santé? Si la face se colore en rouge, comment saurons-nous si cette coloration est naturelle ou non, si elle traduit une expression passionnelle, ou si elle indique l'apparition d'un érysipèle? Ce n'est que par les connaissances anatomiques et physiologiques. « La connaissance physiologique d'une fonction peut être assez parfaite, et ses rapports sympathiques avec les autres fonctions assez bien connus, pour que les circonstances qui ont précédé ou qui accompagnent les lésions nous fassent connaître la cause des symptômes qui frappent nos sens (1). »

Les lésions locales nous démontrent surtout la nécessité des connaissances anatomiques au point de vue de leur symptomatologie. Pour pouvoir distinguer l'état pathologique, il faut connaître non-seulement la couleur, mais encore la consistance, la forme, la longueur, le volume, etc., des organes à l'état normal, afin de pouvoir apprécier les changements qui surviennent, et juger s'ils sont des signes de maladie. Ainsi la couleur du mamelon, chez la vierge, est à peine rosée; si elle devient enceinte, il prend une teinte noirâtre, et enfin l'inflammation lui donne une couleur lie de vin. La consistance du sein augmente ou diminue dans diverses conditions physiologiques et pathologiques qu'il est inutile d'énumérer. La forme du testicule change dans un grand nombre de maladies; le fémur fracturé diminue de longueur; il s'allonge, au contraire, dans certaines luxations traumatiques, et à une période de la luxation spontanée. Enfin les membres et bien d'autres parties du corps acquièrent un volume considérable dans l'anasarque, l'érysipèle et le phlegmon.

Mais nous aurions à passer en revue toute la symptomatologie, si nous voulions indiquer, avec tous les détails que le sujet comporte, l'utilité ou même la nécessité des connaissances anatomiques et physiologiques pour le diagnostic des maladies. Concluons, avec P.-A. Piorry (2), qu'elles sont indispensables au médecin pour

---

(1) Caillot. *Éléments de pathologie générale*, tom. II.
(2) *Article cité.*

parvenir à reconnaître les diverses lésions dont l'homme peut être atteint, quel que soit le caractère des symptômes par lesquels elles se manifestent.

3° *Pronostic*. — Les sources du pronostic sont très-souvent prises dans les sciences dont nous cherchons à prouver l'utilité. Ainsi, dans les maladies générales, pour en prévoir l'issue, il faut tenir compte de l'état des forces du sujet, de son âge, de son tempérament, etc., de la gravité de l'impression qu'il a ressentie, et de la force de tolérance ou de résistance qu'il possède. On devra aussi ne pas oublier de peser la valeur des forces médicatrices dont il est doué.

Dans les lésions locales, l'importance physiologique de l'organe, le siége, l'étendue et la gravité du traumatisme, le retentissement que celui-ci a produit sur l'économie, telles sont les circonstances qu'on doit chercher à apprécier avant de se prononcer sur la terminaison probable d'une maladie.

Or, comment arriver à se faire des notions justes sur tous ces points, sans avoir approfondi la science de l'homme ? Ce serait complètement impossible. « Ce n'est que par une exacte connaissance *des phénomènes de la vie en santé et en maladie*, acquise par une expérience longue et bien raisonnée, que le praticien peut prévoir ce qui arrivera, d'après ce qui est ou ce qui a été (1). »

---

(1) Reydellet. *Diction. des scienc. méd.*, art. *pronostic*.

§ IV.

L'ANATOMIE ET LA PHYSIOLOGIE SONT INDISPENSABLES A
L'ÉTUDE DE LA THÉRAPEUTIQUE ET A SON APPLICATION.

Le phénomène initial de la maladie peut être une modification de la force vitale, du sens intime ou de
l'agrégat; dans d'autres cas, il porte en même temps sur
la combinaison de deux ou des trois éléments constitutifs
de l'homme. Comme c'est lui qui joue le rôle le plus important dans la production de la maladie, que le plus
souvent il en constitue la nature, c'est lui qu'il faut
connaître pour établir une bonne thérapeutique. Or,
l'anatomie et la physiologie seules peuvent fournir les
lumières nécessaires. « Si vous voulez agir médicalement
sur moi, connaissez-moi tout entier. Si vous n'avez
étudié que l'anatomie, votre médecine pourra convenir
à mon cadavre; mais elle ne sera point applicable à moi
tant que je serai vivant. J'ai à la fois un corps et un
dynamisme vivant qui ne se séparent pas; et si vous
voulez exercer votre empire sur moi, arrangez-vous de
manière qu'*en servant* un de mes éléments, vous ne nuisiez
pas aux autres, et si je souffre dans tout mon être, que
vous les soulagiez tous (1). » Mais à ce sujet se rattachent encore bien d'autres questions importantes que
ces sciences peuvent éclairer.

C'est seulement par la considération attentive de
l'homme en santé et en maladie qu'on a pu découvrir les

(1) Lordat. *Journal de la Sociét. de méd. prat. de Montp.*,
t. II, p. 173.

forces médicatrices ; c'est par cette étude qu'on peut
en régler convenablement l'action. Mais il faut une observation minutieuse, prolongée, pour pouvoir en faire
un corps de doctrine profitable. C'est d'après cette observation qu'on peut dire, avec F. Bérard (1) : « La doctrine de la *nature médicatrice* est aussi solidement
établie par les faits, aussi simple dans ses applications,
aussi féconde dans ses résultats, qu'aucun axiome de
l'empirisme. Elle crée, à proprement parler, une médecine entière, et c'est celle des hommes qui ont le plus
illustré notre art. »

Il est superflu de prouver ici l'importance de la force
médicatrice, ses nombreuses applications, l'utilité qui
en résulte pour le malade et pour le médecin, lorsque
tous les deux savent la connaître, la respecter, la favoriser. Mais nous devons dire qu'elle agit de différentes
manières; que quelquefois elle est très-lente, tandis
que, dans certains cas, elle prend le chemin le plus
court, et arrive rapidement à son but. Il faut que le
médecin connaisse, non-seulement ses moyens, mais
encore ses excès et ses écarts. Il est des cas dans lesquels
il est imprudent de la contrarier dans ses effets, tandis
qu'il en est d'autres où l'on serait coupable de s'en rapporter complètement à elle.

Nous devons encore mentionner une loi thérapeutique
dont l'application exige les connaissances physiologiques
les plus profondes : nous voulons parler de la conduite que
le médecin doit tenir dans certaines maladies. Il en est
beaucoup en face desquelles il a tout d'abord à résoudre

---

(1) *Doctrine médicale de Montpellier* , p. 450.

cette question : n'est-il pas dangereux pour l'individu de
supprimer la manifestation morbide qu'il nous présente?
Pour ces cas, il ne trouvera les éléments de la réponse
que dans la physiologie. La constitution, le tempérament,
les habitudes particulières du malade, devront être mis
en balance avec le trouble qui suivra la suppression de
la maladie. Que de médecins qui auraient prolongé la
vie de leurs malades, s'ils avaient réfléchi à cela, et si,
par suite de leurs réflexions, ils avaient su se tenir dans
une sage réserve (1)!

Mais supposons qu'il ne faille pas laisser à la nature
seule le soin de la guérison ; le médecin doit intervenir.
Cette intervention devra-t-elle être locale ou générale ?
Les notions physiologiques complétant les données de la
pathologie aideront à faire cette détermination.

Dans certains cas, c'est à la chirurgie qu'il faudra
avoir recours. Cette dernière ressource ne trouve que de
trop nombreuses applications. Dans cette circonstance,
elle se met aux ordres de la thérapeutique, et n'est plus
qu'un art qui, pour être utile, exige les connaissances
anatomiques et physiologiques les plus étendues. Sans
les premières, l'opérateur agira au hasard ; il ira couper
des parties nécessaires à la vie, intéresser celles qu'il
doit respecter, en laissera intactes d'autres qu'il aurait
dû enlever ; sans elles, il prendra des chemins dé-
tournés pour arriver au point qu'il aurait dû atteindre
tout d'abord. « Si l'opérateur ne connaît pas la disposition physique des organes, dit P.-A. Piorry (2), sa main

---

(1) Voir, à ce sujet, D. Raymond, *Traité des maladies qu'il est
dangereux de guérir.*
(2) *Loco cit.*

maladroite et meurtrière divisera au hasard les parties les plus importantes et celles qui le sont le moins ; l'artère sera blessée comme le muscle, le nerf comme la peau. C'est la physiologie qui lui a dévoilé les fonctions des différents tissus qui nous constituent : si elle ne lui avait pas appris que le nerf est le conducteur du sentiment et du mouvement, que les artères contiennent un sang éminemment réparateur, etc., les ménagerait-il, emploierait-il toute son adresse pour conduire l'instrument sur des parties dont la lésion est peu dangereuse , et pour l'éloigner de celles dont la blessure peut entraîner les plus graves désordres ? La chirurgie, comme les autres branches de la thérapeutique, a pour but de rendre nos organes à l'exercice naturel de nos fonctions ; plus le mécanisme de celles-ci sera éclairci, plus elle agira avec sûreté. »

Mais l'anatomie et la physiologie lui sont encore très-nécessaires dans la ligature des artères, pour les anévrysmes, par exemple. Il sait que le fil doit être posé sur tel endroit et non sur tel autre pour empêcher le sang d'arriver à la tumeur, ou, dans d'autres circonstances, pour faciliter le rétablissement de la circulation, ou laisser au caillot la possibilité de se former. C'est par les données que la physiologie pathologique lui avait fournies que Brasdor a proposé un moyen de traitement différent de celui d'Anel. C'est encore cette dernière science qui, ayant indiqué les moyens que la nature emploie pour la régénération des os et le temps nécessaire à ce travail, a tracé à la chirurgie les règles à suivre pour provoquer la consolidation des fractures. Mais n'est-ce pas la physiologie qui, faisant connaître au chirurgien le degré d'importance de nos organes, lui apprend quels sont ceux auxquels il ne doit pas toucher, et ceux qu'il peut sacrifier sans inconvénient?

Cette science est tout aussi utile à celui qui se livre au traitement des maladies internes ou de celles qui ont leur phénomène initial dans les forces. Le médecin ne peut pas agir directement sur elles; il faut qu'il s'adresse à l'agrégat matériel ou au sens intime; mais nous savons que les remèdes n'ont d'action que par la modification qu'ils impriment aux forces; nous savons qu'ils ne vont pas se déposer sur tel ou tel point de l'économie pour remplacer des éléments naturels dont la chimie prétend nous avoir démontré l'absence ou la diminution; mais que, par l'intermédiaire de l'agrégat, ils déterminent sur les forces une impression qui est la cause du travail curateur. Ce qui le prouve d'une manière péremptoire, c'est le mode d'agir d'une foule de remèdes dans certains cas donnés. Quel est le médecin observateur qui n'a pas vu tel remède, dont l'action est établie depuis long-temps et d'une manière certaine par l'expérience, en produire une toute différente chez tel malade? Un vomitif détermine des évacuations alvines; un narcotique provoque une excitation imprévue. Sans les connaissances suffisantes du dynamisme, sans une appréciation exacte de l'état actuel de l'individu, ces faits restent inexplicables. C'est ce qui arrive pour les empiriques, qui se contentent de les regarder comme tels. Mais, pour le véritable observateur, ces faits groupés et étudiés sont des preuves du rôle que jouent les forces réveillées par l'impression du remède. Pour lui qui sait déjà que la contingence est le caractère spécial de la vie, c'est une raison de croire que le dynamisme se trouvait alors dans un état tel que l'impression a été différente de ce qu'elle est ordinairement, et s'est traduite par une manifestation anormale. De là cette conclusion légitime, qu'il faut connaître les conditions vitales dans lesquelles se trouve le malade, afin de leur accommoder autant que possible le remède, et de prévoir son mode d'agir. Ce qui, exprimé en d'autres termes, voudra dire que la physiologie et l'anatomie sont indispensables au médecin qui veut employer une thérapeutique rationnelle.

§ V.

CONCLUSION.

Dans la première partie de notre travail, nous avons établi que l'anatomie et la physiologie avaient pour objet la connaissance entière de l'homme ; que, différant sur quelque point, elles étaient, comme sciences, attachées l'une à l'autre par des liens indissolubles ; l'étude de leurs rapports nous a prouvé qu'elles ne sauraient exister isolément sans perdre de leur valeur ; enfin nous avons vu que la physiologie embrassait l'étude des faits pathologiques. Tout cela nous avait déjà fait pressentir l'importance de ces deux sciences dans les études médicales.

Mais, poursuivant notre étude, nous avons prouvé, dans le second chapitre, que la physiologie et l'anatomie se rattachent d'une manière nécessaire à l'hygiène, à la pathologie et à la thérapeutique, qu'on peut regarder comme les trois parties constituantes de la médecine. Donc elles sont des parties *intégrantes* de cette dernière science, et non des parties *accessoires*.

Ce raisonnement, étayé des preuves que nous avons

fournies en grand nombre sur notre route, suffirait pour démontrer cette assertion ; mais nous allons exposer encore quelques considérations qui ne feront qu'ajouter à l'évidence du sujet.

Invoquons d'abord l'autorité des auteurs compétents en pareille matière. Hippocrate disait : *Natura corporis est in medicinâ principium studii* (1). M. le Professeur Ribes a traduit cette phrase par celle-ci : « La *physiologie* est la base de la médecine (2). » On comprend la valeur du mot *natura corporis* parfaitement rendu, à notre avis, par celui de *physiologie*, et s'accordant parfaitement avec la définition que nous avons donnée de celle-ci. Au dire de Grimaud, Henri Meibon regrettait beaucoup que l'anatomie fût regardée depuis si long-temps comme une partie exclusive de la médecine (3). Si nous n'avions peur qu'on nous fît le reproche d'introduire aux débats des témoins intéressés, nous pourrions citer tous les physiologistes qui ont toujours considéré la science dont ils s'occupaient comme partie intégrante de la médecine. « La physiologie forme la base de toute donnée médicale ; sans elle, la médecine n'est qu'une science de mots, ses moyens des armes dirigées au hasard, ses ministres des empiriques, ses succès des hasards heureux (4). »

Cette phrase fait justice d'un préjugé que nous sommes obligé de signaler ici. On pense généralement que l'anatomie et la physiologie étant ignorées par certains médecins dont la pratique n'est pas très-malheureuse, on

---

(1) Hippocrate, *de locis in homine.*
(2) *Anat. path.*, tom. Ier, pag. 1.
(3) Grimaud, *loco cit.*, pag. 22.
(4) P.-A. Piorry, *art. cit.*

pourrait bien se passer de ces sciences d'une manière
générale. On peut répondre à cette objection, que les
médecins qui exercent sans connaissances anatomiques
et physiologiques n'ont jamais une pratique raisonnée ni
fructueuse ; ils se bornent à traiter, dans un cercle étroit,
des maladies simples se présentant toujours avec beaucoup d'analogies. Quant à ceux qui en sont complètement
dépourvus, s'il en existe, on peut considérer le peu de
succès qu'ils obtiennent comme des hasards heureux, et
leurs nombreux revers comme de justes conséquences de
leur ignorance.

On ne manquera pas de nous opposer la perfection de
la médecine d'Hippocrate dont les connaissances anatomiques et physiologiques n'étaient pas, dit-on, très-
étendues. Quoique la médecine ait brillé d'un vif éclat
par le génie de ce grand homme, pouvons-nous dire
qu'elle ne serait pas arrivée à un degré supérieur de perfection, si les connaissances médicales du Père de la médecine n'avaient pas péché par la base ? Mais sur quoi
fonder contre ce grand génie une accusation d'ignorance
à ce sujet ? Lisez les différents écrits où il a occasion de
parler de ces sciences, tels que ceux *de naturâ hominis,*
de carnibus, de locis in homine, de glandulis, etc., et
vous verrez qu'au milieu d'erreurs incontestables brillent
de saines notions. Une chose qui frappe encore et qui
ressort évidemment de la lecture de ses ouvrages, c'est
qu'il était très-versé dans la physiologie générale. Aussi
ne doit-on pas s'étonner que les principes fondamentaux
de la médecine, ceux qui sont et seront *pérennes* dans la
science, remontent à lui, comme l'a parfaitement prouvé
M. le Professeur Lordat (1). Quant aux principes de dé-

_____

(1) *De la perpétuité de la médecine.*

tail, il est évident qu'ils ont été établis par les découvertes successives qui ont été faites après lui dans les fonctions en particulier.

En conclusion définitive, *l'anatomie et la physiologie sont des parties intégrantes de la médecine.*

Nous ne croyons même pas trop nous avancer en disant, avec M. Lordat, qu'elles en sont le vrai fondement.

Dans la première leçon du cours de physiologie que ce Professeur fit en 1840, il réfuta d'une manière péremptoire l'assertion émise par des médecins peu versés dans la science, que *l'anatomie est la base ou le fondement exclusif de la médecine.* Il fut naturellement conduit à y substituer celle-ci : *Le vrai fondement de la médecine est la réunion de l'anatomie et de la métaphysique de l'homme.* Cette dernière affirmation, qui depuis long-temps sert de base aux enseignements de notre École, y constitue aujourd'hui un de ses dogmes essentiels. Elle sert, dans bien des circonstances, de règle de conduite, et entraîne cette conclusion, que tout acte médical doit être fondé sur les connaissances associées de l'anatomie et de la physiologie.

DES NOUVELLES FONTAINES

DE LA VILLE DE MONTPELLIER,

AU POINT DE VUE

DE L'HYGIÈNE PUBLIQUE.

DES

NOUVELLES FONTAINES

DE LA VILLE DE MONTPELLIER,

AU POINT DE VUE

DE L'HYGIÈNE PUBLIQUE.

———∘∘⦂⊙⦂∘∘———

La Médecine est une science si vaste qu'elle touche à tout. Elle n'a pas seulement pour but, comme le pensent bien des personnes qui lui sont étrangères, de ramener à la santé ceux qui souffrent; elle se propose encore, et surtout, de prévenir les maladies, et d'assurer le bien-être tant des masses que de l'individu. Garantir la santé publique est, à mon avis, la plus belle partie de sa mission. Mais que peut-elle, si elle reste dans cet isolement dans lequel on la confine. Le médecin ne peut être utile à son pays que tout autant qu'on tiendra compte de son expérience, qu'on prendra ses conseils, qu'on étudiera et appliquera ses vues. Dans notre société actuelle, le Médecin n'est pas à sa place. Jouissant d'une estime circonscrite au cercle de ses rapports de profession ; considéré par son client comme un de ses employés, et pis encore quelquefois, il n'est rien dans l'Administration ; sa vie, sa profession sont tout-à-fait individuelles. Si, porté par la confiance publique à l'honneur d'administrer ses concitoyens, il veut, dans l'occasion, utiliser son expérience et ses connaissances médicales dans l'intérêt de la santé publique, ses collègues l'écoutent en souriant, et le plaignent de ne pas savoir oublier son état en traitant les affaires administratives. Ceci est l'exception, car il est rare que, dans les petites localités, le médecin fasse partie des conseils, soit qu'une rivalité envieuse l'en éloigne, soit que, comme cela arrive le plus souvent, sa modestie et l'amour de son état l'éloignent bénévolement de fonctions qui seraient pour lui une charge de plus.

Dans cet état, l'autorité ne se met jamais en demeure de s'éclairer des conseils de la science lorsqu'elle se propose un travail quelconque. L'architecte, l'ingénieur, le budget sont consultés, on n'y manque pas ; quelquefois les intéressés sont censés répondre à une enquête de *commodo et incommodo* ; puis le tout est soumis au Préfet, ou porté sous les yeux du Conseil de Préfecture ou du Conseil d'État, et le projet est adopté. On a eu grand soin de s'occuper de la convenance au point de vue de l'intérêt pécuniaire de la commune, de celui de l'art, etc., mais jamais au point de vue de la salubrité publique. C'est une question jugée tellement secondaire, qu'on ne croit pas devoir s'en occuper. Et pourtant elle est fondamentale, non-seulement aujourd'hui, mais quelquefois aussi pour l'avenir. Que d'enfants dont la prédisposition scrofuleuse est changée en maladie de cette nature par l'influence de l'habitation dans une salle d'asile dans la construction de laquelle l'architecte n'a rien négligé de ce qui est de son ressort, mais que le médecin aurait dirigée de toute autre manière dans l'intérêt des pauvres jeunes êtres qui y puisent la maladie et la mort! Qu'on ne nous taxe pas d'exagération. Ce que nous disons ici des salles d'asile peut s'appliquer à la plupart des édifices publics, prisons, colléges, placés, promenades, marchés, ateliers, etc. Sans doute les préoccupations administratives et le défaut de connaissances spéciales empêchent souvent les membres de l'autorité de donner à garantir la santé publique tout le soin que ce sujet mérite. Mais ne devraient-ils pas s'éclairer des conseils des gens compétents?

Pour moi, je voudrais que, dans les grands centres de population, il existât une Commission spéciale de médecins chargée de donner son avis motivé sur chaque projet de travail public. Une Commission pareille pourrait être appelée au besoin dans les endroits où il serait impossible de la constituer. Mais d'ailleurs, chaque fois qu'on entreprendrait, dans une commune, un ouvrage important, le médecin devrait faire un rapport à la Commission de laquelle il dépendrait. Celle-ci l'approuverait s'il y avait lieu, ou aviserait s'il convient de s'y transporter. De cette manière, on ne construirait pas une salle d'école, comme j'en connais une près d'ici, où l'air est vicié en quelques moments, et qui, en outre, est une étuve en été.

Ce que je propose est, du reste, ce qui a été fait par plusieurs grands administrateurs qui n'ont eu qu'à se louer de cette mesure.

Dans les sociétés anciennes, le médecin était entouré d'une considération telle qu'on lui donnait quelques-uns des caractères de la divinité. L'on ne me reprochera pas de demander quelque chose de pareil aujourd'hui ; mais si les lumières sont plus généralement répandues, ne doit-on pas accorder à la médecine la part qu'elle mérite? Ne doit-on pas profiter de ses services, dans l'intérêt de chacun, pour ce qui a trait à l'administration des masses, de même que les individus le font pour eux-mêmes? Pourquoi l'économie politique, pourquoi l'administration négligent-elles de la consulter? Qu'on ne me reproche pas de faire une part trop grande à la profession de laquelle je m'estime honoré, et d'être mû par l'attachement que je lui ai voué. C'est l'intérêt général qui a seul inspiré ces lignes.

Mais me voilà bien éloigné du sujet de cet article ; c'est que précisément je viens réclamer la part du médecin dans une entreprise louable à tous égards et très-importante qui s'exécute actuellement dans la ville de Montpellier : je veux parler de la nouvelle distribution des eaux, ou mieux du placement des nouvelles fontaines. Loin de moi l'intention de blâmer ces travaux au point de vue artistique ! Je ne serais nullement compétent, et les hommes de l'art s'accordent à les trouver irréprochables dans ce sens. Mais comme rien n'est parfait dans ce monde, comme on ne s'approche de la perfection que peu à peu, par des efforts successifs, il n'est pas étonnant qu'il en soit ainsi dans ce cas. Je laisse à d'autres le soin d'étudier la distribution des eaux, leur nivellement, etc. Pour moi, ce qui me touche, c'est de voir si, dans cette distribution, on a réuni toutes les conditions avantageuses au maintien de la santé publique.

A cet égard, je crois qu'on en a négligé une des plus importantes qui n'aurait pas échappé à un conseil d'hygiène publique formé par un choix de médecins.

La ville de Montpellier doit son antique renom de salubrité, renom qu'elle mérite à tous égards, autant à sa propreté qu'à sa position et à son climat. Une pente inclinée dans tous les sens, rapide sur quelques points, empêche les eaux pluviales et autres de stagner dans les rues; l'existence dans *toutes* les rues d'égouts parfaitement creusés favorise cet écoulement. N'est-il pas de la dernière importance de maintenir à la ville cette propreté qui fait un de ses principaux agréments, une des conditions majeures de salubrité? Or, dans l'établissement des nouvelles fontaines, on a tout fait contre ce but. Certainement la borne actuelle en fonte présente l'avantage de l'économie; mais est-ce dans ce cas qu'on doit considérer surtout le prix de revient? N'aurait-on pas dû faire une cuvette plus large?

En supposant qu'une foule de considérations qui nous échappent aient forcé à restreindre la surface des cuvettes, ne devraient-on pas prendre les précautions convenables pour que l'ouverture d'écoulement fût plus large?

Une autre observation, la plus sérieuse, c'est qu'on a tort de négliger de faire à une petite distance (un à deux mètres) de la cuvette et dans un point déclive, un conduit d'évidement allant aboutir à l'égout le plus prochain. L'oubli de cette précaution entraîne une série d'inconvénients. Je vais en citer quelques-uns.

L'insuffisance du trou de sortie de la cuvette fait que le moindre obstacle qui se place à son embouchure fait déverser celle-ci; mais ce n'est pas toujours cette insuffisance, ou du moins la plupart du temps ce n'est pas elle seule qui met de l'eau dans les rues. Si le vase placé sous le robinet ne correspond pas exactement à la direction du filet d'eau qui s'échappe, si ce vase n'est pas

retiré juste au moment où il est plein, il rejette une
certaine quantité d'eau qui tombe hors de la cuvette.
Ajoutez à cela que les enfants et plusieurs grandes personnes
qui sont souvent des enfants, s'amusent de temps en
temps (je l'ai vu plusieurs fois) à faire jaillir l'eau aussi
loin que possible (un ou deux mètres), en plaçant une
main sous le robinet, tandis que l'autre presse le piston;
tenez compte de toutes ces causes, dis-je, et vous aurez
une certaine quantité d'eau qui est répandue sur le pavé
aux alentours de la fontaine. Cette quantité est trop
considérable pour disparaître par le seul fait de l'évaporation, ce qui ne serait pas sans danger au point de vue
hygiénique. Elle prend son courant en suivant la pente
des rues : de là un trajet plus ou moins long avant qu'elle
arrive à un égout. Notez que cette quantité d'eau n'est
pas assez grande pour donner lieu à un filet courant qui
laverait la rigole et n'aurait pas de grands inconvénients.
Tel qu'il est, ce minime filet d'eau, qui ne fait que suinter
de proche en proche, a pour effet de rendre les rues
humides, de détremper les immondices et de former des
cloaques, sources d'émanations malfaisantes, et cela sur
une longueur considérable.

Ainsi l'eau qui s'écoule de la fontaine placée dans la
rue *Terral* parcourt une partie de la *Valfère*, toute la
rue du *Sépulcre* et une bonne partie de celles de *La Ro-
chelle* et *St-Guilhem*, avant d'arriver à l'égout qui est sur
le boulevard; celle qui provient de la fontaine située dans
la rue *Gagne-Petit* mouille cette rue, celles du *Petit-
St-Jean* et de *La Fontaine*, avant d'arriver à l'égout qui
est dans la rue *Palais-Royal ;* celle de la fontaine posée
au coin de la place des *Capucins* parcourt toute la rue
Marché aux Fleurs, toute la *Carbonnerie*, une partie de

l'*Aiguillerie*, et les rues de l'*Alouette* et *Henri IV* dans toute leur longueur, jusqu'à ce qu'elle arrive à l'égout placé près de l'Esplanade. J'ai signálé ces fontaines parce qu'elles sont dans des quartiers parfaitement secs et parfaitement sains avant leur placement. Nous pourrions en dire autant de celles du boulevard de l'Esplanade où l'eau n'a pas de courant, de celle qui est à la porte du Jardin des Plantes (1), de celles de la rue de la *Merci*, de la *Blanquerie*, etc., etc. Dans certains endroits même on a fait à la partie antérieure de la cuvette une échancrure qui, étant sur le même niveau que le conduit d'évidement, rejette au dehors presque toute l'eau de celle-ci.

Il est inutile d'insister sur le fait de la malpropreté de certaines rues, déterminée par les causes que je signale; chacun peut s'en convaincre.

Je ne m'étendrai pas davantage sur les effets de cette malpropreté. Ils sont assez prouvés par l'observation de ce qui se passe dans certaines villes où cette malpropreté est un état habituel; je ne citerai que les vieux quartiers de Marseille, une partie de Toulon, et, dans notre département, Agde, Lodève, etc. Ce n'est pas dans un journal comme celui-ci qu'une pareille question doit être traitée. Je me bornerai à dire que, dans les mois d'Août, Septembre et Octobre de cette année (1851), les *fièvres intermittentes*, qui ne sont pas ordinairement très-communes dans Montpellier, ont été très-nombreuses; qu'au dire de bon nombre de mes confrères et d'après ma propre pratique, le génie intermittent a souvent compliqué les maladies et les a souvent rendues graves. Pour ma part,

---

(1) Pour celle-ci, il peut se faire qu'on ait eu pour but d'arroser les arbres plantés le long du trottoir.

j'ai observé des fièvres là où il n'en existe pas ordinairement et sur des personnes qui n'avaient pas quitté le
quartier; ainsi à la *Valfère*, *Grand'Rue*, etc. On a été
généralement ému d'une complication fâcheuse qui a
emporté une jeune dame dans les environs de la fontaine
des *Capucins*.

Tous ces faits ne sont-ils que des coïncidences? Se
rattachent-ils à l'influence des miasmes développés par
l'évaporation de la petite quantité d'eau séjournant mal
à propos dans les rues? C'est ce que je ne me permettrai
pas de décider. Mais ne suffit-il pas qu'il y ait soupçon
pour qu'on avise? Laissera-t-on une ville comme Montpellier perdre ce renom de salubrité qui y attire tant
d'étrangers? En éloignera-t-on ceux qui y viennent pour
se mettre entre les mains des praticiens célèbres dont
les noms honorent la ville autant que la Faculté? Je ne
le pense pas. Il est certain que de tout temps on a observé quelques fièvres intermittentes du côté de la Cita-
delle où arrivent les émanations du Lez, et que là il
serait bien difficile de prévenir le mal; il est certain
qu'on a toujours eu des fièvres dans le quartier des Ca-
sernes à cause de la malpropreté des ruelles qui y
aboutissent, et qu'on ne fera cesser qu'avec le temps.
Mais, dans la ville proprement dite, les fièvres sont rares.
Si elles ont été plus nombreuses cette année, quoique
les pluies n'aient pas encore été abondantes, il est juste
qu'on avise.

Un autre inconvénient qu'on n'a pas encore pu apprécier deviendra évident lorsque la saison sera rigoureuse.
L'eau stagnante dans les rigoles se gèlera et déterminera
des chutes qui rendront plus nombreuses les fractures
des membres. C'est un fait signalé par tous les chirur-

giens, que ce genre de lésions s'observe plus fréquemment pendant l'hiver dans les pays froids, surtout si les rues sont arrosées. Dans ce cas, les vieillards, les enfants glissent, et ces chutes ont souvent des suites fâcheuses (1).

Que conviendrait-il de faire? Peu de chose. Je l'ai dit : creuser à une distance convenable de la fontaine et dans le point le plus déclive, faisant godet autant que possible, un canal d'évidement conduisant à l'égout le plus voisin. Les eaux échappées de la cuvette se rendraient là, et les rues actuellement mouillées reviendraient à leur état de siccité ordinaire. L'évaporation miasmatique qui se fait actuellement sur une longue étendue serait infiniment restreinte et d'autant plus difficile qu'autour de la fontaine l'eau se renouvelle toujours sur le pavé et est plus abondante. Or, on sait que lorsque l'eau court elle emporte les détritus qui la corrompraient, et assainit au lieu d'être malfaisante. C'est sur ce principe qu'on a introduit à Marseille de grands courants qu'on se propose de multiplier. La nécessité de ce conduit supplémentaire d'évidement est démontrée par son existence en avant des fontaines tant grandes que petites posées à une époque bien antérieure à celles d'aujourd'hui. C'est ainsi qu'on le voit en avant de celle de la *Place Petit-Scel*, de celle qui est au bout des rues de la *Monnaie* et *Fabre*, près de la Miséricorde; on en voit

---

(1) Lorsque j'écrivris ces lignes (en 1851), je ne croyais pas prévoir aussi sûrement des événements aussi tristes. J'ai vu mourir depuis à la suite d'un avortement, une femme qui était tombée sur sa cruche qu'elle venait de remplir à la fontaine de la rue d'Aigrefeuille, et qu'on a aujourd'hui portée plus loin dans cette dernière rue.

plusieurs autour de celles de la *Préfecture*, des *Chevaux-Marins* et de la *Comédie*, et cependant toutes ces fontaines ont une cuvette bien plus large que celles que l'on pose actuellement.

Une seule de celles-ci présente le conduit que je demande : c'est celle qu'on a placée dans la rue *Rebuffi*. Espérons qu'il suffira de signaler ceci à M. l'ingénieur chargé de la distribution des eaux de la ville, pour qu'il le prenne en considération.

Depuis la nouvelle prise d'eau à la source du Lez et la jonction de celle-ci aux eaux de St-Clément, on a paré un peu à l'inconvénient que je signalais en 1851, en faisant couler une plus grande quantité d'eau dans les rues. Mais celle-ci est encore insuffisante pour la longueur du parcours ; et mieux vaudrait, pour la salubrité publique, conserver aux rues leur ancien état de sécheresse.

(Décembre 1857.)

ÉTUDES

SUR LA

FIÈVRE INTERMITTENTE PERNICIEUSE

DANS LES CONTRÉES MÉRIDIONALES.

ÉTUDES

SUR LA

FIÈVRE INTERMITTENTE PERNICIEUSE

DANS LES CONTRÉES MÉRIDIONALES.

La médecine doit ses progrès à l'expérience; tout le monde le dit, même ceux qui ne la connaissent pas, et les médecins de l'époque l'ont bien compris : de là, cet élan de la presse médicale, qui, osons le dire, va trop loin. Chaque médecin, en effet, se croit obligé de concourir au perfectionnement de la science qu'il professe : de là, ces mémoires inutiles, ces livres nombreux sur de vieilles nouveautés (1). Ce reproche n'est pas applicable à M. Gouraud, ancien médecin en chef de la succursale des Invalides d'Avignon, qui vient de doter la science d'un livre intitulé : Études sur la fièvre intermittente pernicieuse dans les contrées méridionales. Bien loin de là ;

---

(1) Journal de la Société de médecine pratique de Montpellier ; Octobre 1843.

en nous donnant *ses études*, comme il appelle son ouvrage,
il a publié quarante-trois observations très-intéressantes
et en général bien appliquées au sujet. La plupart lui
sont propres ; les autres sont empruntées à des auteurs
tant anciens que modernes, que M. Gouraud ne manque
pas de citer. Ces observations, bien interprétées, lui permettent d'établir, sur la fièvre intermittente pernicieuse
dans les contrées méridionales, une doctrine saine qui
est celle de Torti, et, en remontant plus haut, d'Hippocrate, que l'on retrouve chaque fois qu'il s'agit de citer
une *vérité médicale*.

Dans son livre, M. Gouraud trace, pour le traitement
de la fièvre intermittente pernicieuse des pays chauds,
trois règles fondamentales et qui reposent sur la différence qui existe entre les fièvres de ces pays et celles
des contrées plus froides :

1o Le quinquina est nécessaire dans ces fièvres, et,
donné à temps, il les guérit seul, malgré les symptômes
les plus dangereux qui peuvent les accompagner;

2o Il faut donner le quinquina à plus forte dose dans
la période de décroissance de l'accès et d'après un mode
d'administration approprié;

3o L'accès connu, il n'y a pas de temps à perdre; il
ne s'agit pas d'en attendre un second pour reconnaître
le type : il faut tout de suite employer le remède indiqué
si l'on ne veut voir périr le malade.

Ces trois principes fondamentaux, suggérés par la lecture du livre dont nous parlons, sont d'une nécessité
absolue pour traiter la fièvre pernicieuse dans les pays
chauds, comme M. Gouraud le démontre par les revers
de ceux qui n'ont pas pu ou voulu les appliquer. C'est
une question vitale pour nos régiments envoyés en Corse

ou en Algérie, et l'auteur, chirurgien militaire, a voulu
servir encore l'État par son ouvrage en le dédiant au
Conseil de santé des armées. Nous ne saurions croire,
avec M. Gouraud, que la ville d'Avignon, où il a terminé
et fait imprimer son ouvrage, soit à l'abri des fièvres intermittentes pernicieuses par l'influence des vents, si fréquents dans ces contrées. Pendant le séjour que nous
avons fait dans cette ville en qualité de chirurgien chef-
interne de son hôpital, nous avons pu remarquer que les
fièvres intermittentes y sont plus fréquentes, et ont souvent les caractères de celles des pays chauds, surtout
depuis les inondations. Nous pourrions citer bon nombre
d'observations dont les sujets ne doivent la vie qu'à l'application des règles tracées par M. Gouraud. Quelques
autres n'ont pu en profiter, parce qu'ils ont trop tard
réclamé les secours de la médecine. Cette observation sur
un point de pure théorie n'attaque en rien le livre que
nous recommandons aujourd'hui aux médecins qui exercent dans des pays chauds où les fièvres intermittentes
sont endémiques. Il est remarquable d'ailleurs par un esprit
médical qui ne peut être que le fruit d'une expérience
profonde, de méditations sérieuses et d'une connaissance
approfondie des anciens.

M. Gouraud n'a pas voulu s'égarer dans des théories
pour expliquer la nature des fièvres intermittentes pernicieuses, l'action des causes qui les produisent et du quinquina qui les guérit, parce qu'il a voulu faire un livre
essentiellement pratique ; parce que pour lui, *médecin*, les
théories qui ne sont pas appuyées par l'expérience ont peu
d'importance au lit du malade, ou lorsqu'il s'agit d'établir
des mesures hygiéniques pour prévenir le mal. Ne croyez
cependant pas que l'auteur aborde tout directement le

traitement de la pernicieuse des pays chauds : ce n'est qu'après nous avoir exposé les particularités des fièvres dans les contrées méridionales, qu'après nous avoir donné la topographie médicale de ces contrées qu'il vient à son sujet. Il nous fait, s'il est permis de s'exprimer ainsi, faire connaissance avec les lieux et les choses; et les médecins et même les gens du monde ne liront pas sans plaisir la description de la Corse et des mœurs de ses habitants, qui précède ce que l'auteur va dire de la fièvre pernicieuse d'Ajaccio. Du reste, c'est, à notre avis, le meilleur moyen de rechercher les causes de cette maladie.

Nous avons dit que le traitement des fièvres pernicieuses, d'après M. Gouraud, indiqué dans le corps de l'ouvrage qui, soit dit en passant, laisse peut-être quelque chose à désirer pour ce qui a trait à l'ordre dans l'exposition, pouvait se réduire à trois théorèmes principaux que nous avons énoncés. Nous sommes certainement loin d'aller contre les conclusions que l'auteur tire de ses observations; mais il nous semble qu'entraîné peut-être par la conscience de sa force, il a étendu un peu trop la seconde partie du premier de ces théorèmes. C'est ainsi qu'il laisse entendre que cette seconde partie est applicable à toutes les fièvres intermittentes : « attaquez le tronc, et toutes les branches tomberont, » dit-il, en comparant, par une métaphore heureuse, la fièvre intermittente à un arbre dont les branches représentent les complications. Mais M. Gouraud va évidemment trop loin. En effet, il part d'un principe qui est loin d'être établi : il suppose que la fièvre intermittente est toujours compliquée, tandis que d'autres lui diraient qu'elle complique toujours les maladies avec lesquelles on l'observe. Pour nous, qui croyons que la vérité est entre ces deux propositions absolues, et qui n'aurions pas de peine à démontrer, par des observations, que les deux cas peuvent se présenter, nous croyons aussi que, dans certaines circonstances, la saignée, un émétique ou un purgatif doivent précéder l'administration du quinquina , qui, après ces moyens préparatoires, fera merveille. Nous nous fondons, du reste , en cela sur les opinions de Pierre Frank et de Joseph, son fils, qui divisent les fièvres intermittentes en inflammatoire, bilieuse, gastrique, etc., et basent leur traitement sur cette division. Je ne m'arrête pas davantage sur cette observation, parce que je pense que M. Gouraud, en allant d'une manière si franche contre la méthode qui consiste à éloigner les symptômes compliquant la fièvre intermittente avant de la combattre par le quinquina , oubliait que ses observations étaient fondées sur un genre de fièvres qui ne souffrent pas de retard dans l'application du moyen curateur, comme il le dit dans le troisième théorème ; et je suis persuadé que, dans les pays où les fièvres intermittentes ne s'accompagnent par ordinairement de gravité, il appliquerait cette méthode, quoiqu'il ne l'ait pas fait en Corse.

Nous croyons qu'il établit d'une manière assez pérempttoire la seconde règle thérapeutique. Quant à la troisième, personne ne pensera à la combattre lorsqu'on sera convaincu de la rapidité avec laquelle l'intermittente pernicieuse devient mortelle, surtout dans les pays chauds. Du reste, le peuple même sait qu'elle n'atteint pas impunément le troisième accès.

On peut encore reprocher à M. Gouraud de soulever quelquefois, dans le cours de son ouvrage, des questions qui ne devraient pas s'y trouver, comme lorsqu'il déter-

mine l'endroit convenable pour l'amputation d'un membre
atteint de pourriture d'hôpital ; mais on lui pardonne facilement ces écarts en raison de leur utilité et des vues
propres à l'auteur. Nous ne saurions pourtant pas être
aussi indulgent pour la définition qu'il donne de la vie,
qui est, dit-il (pag. 139), « l'union de l'âme avec le
corps. » Il est certain que, dans l'homme vivant, il y a union
de l'âme et du corps ; mais M. Gouraud, qui ne refusera
pas la vie aux végétaux, ne leur accordera pas non plus
une âme. On sent que cette question ne peut pas même
être effleurée dans une analyse. La définition qu'il donne
de la fièvre pourrait aussi prêter à la critique. Toutes ces
observations, comme on le voit, n'attaquent pas le corps
de l'ouvrage dont l'utilité pratique est incontestable. C'est
je crois, le plus bel éloge qu'on puisse faire d'un livre
de médecine.

En exposant son mode de traitement, M. Gouraud n'a
pas oublié les auteurs qui l'ont précédé. Je sortirais des
bornes que doit avoir cet article, si j'appréciais les bonnes
critiques qu'il en a faites ; quoique toujours réservées,
elles portent l'empreinte du caractère un peu attique de
l'auteur, ce qui fait qu'on les lit avec plaisir. Il n'a pas
dû surtout négliger l'appréciation de l'*acide arsénieux* dans
le traitement des fièvres intermittentes, et nous croyons
qu'il a envisagé la question comme elle méritait de l'être.
Après avoir cité, en commençant, ce vers plein de vérité,
multa renascentur quæ jam cecidére cadentque, il expose
l'opinion des anciens qui, presque tous, s'accordent à dire
que cet agent thérapeutique prédispose à la phthisie. L'acide
arsénieux n'est pas remis en vogue depuis assez long-temps
pour que ces opinions puissent être confirmées par des
observations récentes. Nous l'avons vu employer assez

souvent, et, parmi quelques guérisons, nous pourrions citer des faits qui prouvent que son administration n'est pas sans inconvénient (1). M. Gouraud finit en accordant à ce médicament la propriété de guérir certaines fièvres erratiques, et il réserve pour le quinquina celle reconnue et constante de guérir les périodiques.

En résumé, l'ouvrage de M. Gouraud sur les fièvres intermittentes pernicieuses des contrées méridionales, imprimé avec goût, est du nombre de ceux qui sont lus avec fruit, et qui aident le praticien dans l'exercice de l'art le plus cher à l'humanité, celui de guérir.

---

(1) Voir plus haut le mémoire sur l'emploi de l'acide arsénieux contre les fièvres intermittentes.

MÉMOIRES

DE

CHIRURGIE PRATIQUE,

COMPRENANT

LA CATARACTE, L'IRITIS ET LES FRACTURES DU COL DU FÉMUR.

385

MÉMOIRES

DE

CHIRURGIE PRATIQUE,

COMPRENANT

LA CATARACTE, L'IRITIS ET LES FRACTURES DU COL DU FÉMUR.

———

Le volume que nous avons sous les yeux a été analysé par plusieurs journaux; l'un des mémoires qui le composent a été reproduit en entier par les *Annales d'oculistique*. Un second a été couronné, en 1835, par la Société médico-pratique de Paris. Ce serait déjà une garantie bien suffisante de sa valeur, quand même le nom de l'auteur ne serait pas recommandé par une célébrité déjà ancienne dans sa famille, et par des ouvrages antérieurs. Dirigé dès son bas âge par un père déjà célèbre, chirurgien en chef d'un hôpital important, praticien répandu dans une grande ville, adonné par goût à l'ophthalmologie qu'il exerce avec succès, non-seulement dans Avignon, mais dans les départements voisins,

M. Pamard èst à même de publier , sur les maladies des yeux, des idées qui peuvent avoir du poids. Aussi la plus grande partie de ses *Mémoires de chirurgie pratique* est-elle consacrée à cette partie de l'art de guérir. Cet ouvrage comprend trois Mémoires que nous allons tâcher d'analyser succinctement.

Le premier a pour titre : *De la cataracte et de son extraction par un procédé particulier.*

Le second : *De l'iritis.*

Le troisième : *Description d'un nouvel appareil pour les fractures du col du fémur.*

M. Pamard est convaincu que les insuccès de l'extraction de la cataracte sont dus le plus souvent aux accidents qui suivent l'incision de la cornée, et que ces accidents doivent être attribués, eux-mêmes, à l'impossibilité de fixer le globe oculaire par la manière ordinaire d'opérer. On conçoit, à ce point de vue, l'importance d'un procédé qui, en permettant de fixer le globe de l'œil, prévient tous les accidents qui rendraient l'opération douteuse. Ce procédé, mis en pratique depuis 1755 par Pierre Pamard, l'aïeul de l'auteur, n'est pas généralement employé, et n'est même que peu répandu dans la science, faute d'écrits qui le fassent connaître.

Après ce court préambule, qui donne les motifs de la publication de ce mémoire, M. Pamard consacre quelques pages à la description des instruments qui lui servent dans l'extraction de la cataracte, et qui sont :

1o Le trèfle ou pique présenté, en 1765, à l'Académie royale de chirurgie par Pierre Pamard ;

2o Le couteau d'Antoine Pamard ;

3o La petite serpette de Boyer ;

4o Le crochet de Daviel ;

5º Enfin , dans certains cas, le *speculum oculi* d'Antoine Pamard.

Nous disons dans certains cas, car ce dernier instrument devient le plus souvent inutile, le soin d'écarter les paupières étant confié à un aide intelligent. Les instruments ont tous été modifiés par l'auteur, surtout le crochet de Daviel, qui est devenu presque un instrument nouveau entre ses mains. Il faut consulter le mémoire pour connaître ces instruments, parfaitement représentés dans de belles planches.

Vient ensuite l'indication de la position à donner au malade, qui devra se tenir couché sous un jour particulier. Elle est suivie de la description du procédé opératoire.

Le premier temps de ce procédé consiste à fixer l'œil en l'attaquant à la fois par le trèfle et le couteau qui doit faire l'incision, et en opposant ces deux instruments l'un à l'autre pendant les quelques secondes que nécessite cette dernière partie de l'opération. M. Pamard assure que la compression que l'on redoute tant ne peut être dangereuse, et que la fixité communiquée à l'œil rend facile l'incision de la cornée et permet de mesurer exactement la largeur qu'il convient de lui donner.

Les autres temps de l'opération se rapprochent beaucoup de la méthode ordinaire. Seulement M. Pamard se sert avec avantage de son crochet dans les cas peu nombreux où le cristallin ne saurait être amené à l'extérieur par une légère pression.

Le chirurgien en chef de l'hôpital d'Avignon passe ensuite aux soins à donner au malade avant et après l'opération. Avant d'opérer, il se borne à combattre les maladies du globe de l'œil, s'il en existe en même temps que

24

la cataracte, et à instiller, la veille, une solution de belladone entre les paupières. Ces seules précautions lui ont
toujours réussi.

L'opération pratiquée, on devra entourer le malade
d'une foule de soins qui, pour être minutieux, n'en sont
pas moins raisonnés et dictés par une expérience approfondie que la saine pratique peut seule donner. Les principaux soins consistent à prévenir les accidents inflammatoires. Pour cela, M. Pamard couvre les deux yeux de
charpie fine, et les fait arroser toutes les dix minutes
avec de l'eau froide ; une abondante saignée est toujours
pratiquée après l'opération et souvent renouvelée le soir
ou les jours suivants. Nous avons assisté aux opérations
faites par M. Pamard, pendant dix-huit mois, tant en
ville qu'à l'hôpital où nous étions chirurgien interne (1),
et nous avons pu voir qu'il usait largement des émissions
sanguines pour prévenir et combattre les accidents inflammatoires. Cette pratique lui réussit le plus souvent ;
mais aussi avec quelle vigueur ne sévit pas l'inflammation du globe oculaire lorsqu'elle domine les antiphlogistiques de toute sorte employés pour la prévenir ! Nous
nous rappellerons toujours le nommé Lazarre Joseph, âgé

---

(1) Qu'il nous soit permis de profiter de cette occasion pour
témoigner publiquement notre reconnaissance à M. Pamard et à
MM. les chirurgiens et médecins en chef de l'hôpital d'Avignon,
pour la complaisance avec laquelle ils nous ont toujours fait part
des cas intéressants qui se présentaient dans leur pratique, et pour
les bontés de toute sorte dont il nous ont honoré pendant le temps
où nous avons pu profiter de leurs conseils et de leurs savantes
leçons. Nous n'oublierons surtout jamais la bienveillance toute
paternelle de M. Martin, qui a daigné se reposer quelquefois sur
nous, quoique jeune encore dans la carrière médicale, d'une partie
des soins que réclamait de lui une clientèle trop nombreuse.

de 45 ans, opéré à l'hôpital., dans le mois de Mars 1843,
chez lequel, après deux larges saignées préventives, il se
manifesta une ophthalmie intense qui ne put être combattue avec avantage par les révulsifs et les petites saignées, le sujet étant tellement affaibli qu'il ne pouvait supporter l'emploi de moyens plus énergiques. En présence
de tels faits, on se demande si la méthode par extraction,
qui amène de tels accidents, doit être exclusivement employée. Or, M. Pamard, qui, du reste, la pratique avec
une habileté que tous ceux qui le voient opérer ne peuvent
s'empêcher d'admirer, dit (p. 18) : « Nous opérons
toujours par extraction et jamais que par extraction. »
Nous avons suivi la clinique de M. le Professeur Serre,
qui n'opère que par abaissement, et nous pouvons dire
que les succès sont au moins aussi nombreux. Jamais
nous n'avons vu d'inflammation pareille à celle que détermine souvent l'extraction, malgré les soins dont on
peut entourer le malade. Nous ne disons pas ceci pour
faire le procès de l'extraction : ce n'est pas à nous de
décider laquelle de ces deux méthodes est préférable ;
mais nous désirerions trouver, dans le mémoire d'ailleurs
si éminemment pratique de M. Pamard, les raisons sur
lesquelles il s'appuie pour se prononcer d'une manière si
exclusive dans la question, depuis si long-temps pendante, de savoir laquelle des méthodes est préférable dans
l'opération de la cataracte, si tant est qu'il en est une.
Ceux qui ont un choix à faire y puiseraient des données
d'autant plus importantes qu'elles seraient basées sur une
pratique brillante. Ce mémoire est suivi d'un recueil
d'observations sur lesquelles il est basé. On peut y voir
que les succès répondent à la réputation de l'auteur et
aux soins qu'il prend de ses malades. Sur quatre-vingt-
dix opérés, soixante-dix-neuf ont recouvré une vue par-

faite , neuf une vue imparfaite, deux ont perdu la vue
entièrement , sept d'entre eux ont été opérés des deux
yeux à quelques jours d'intervalle. En présence de tels
faits, que peut-on demander de plus à l'homme de l'art?
Nous devons nous abstenir de tout éloge.

Le mémoire sur l'*iritis* est un travail consciencieux
sur cette matière. Après des considérations anatomiques
minutieuses et pleines d'intérêt, M. Pamard, qui les
expose avec clarté , se croit autorisé à conclure que
l'iris est composé d'une membrane musculeuse renfermée
entre deux séreuses. Il est confirmé dans cette manière
de voir par des considérations physiologiques et pathologiques, heureusement rattachées au sujet, et qui viennent à l'appui des données anatomiques.

Cela posé, l'auteur étudie les phlegmasies de l'iris en
tant qu'elles ont leur siége dans la membrane séreuse ,
dans la membrane musculeuse et dans les deux à la fois.

Il les passe ensuite en revue , et donne les caractères
propres : 1o de l'*inflammation de la membrane séreuse qui
tapisse les chambres de l'œil;* 2o de *l'inflammation du tissu
propre de l'iris ;* celle-ci doit être très-rare , soit à cause
des rapports intimes de la séreuse et de la musculeuse ,
soit à cause de la tendance qu'ont les séreuses à s'enflammer : cette espèce embrasse plus particulièrement
l'iritis arthritique ou rhumatismale ; 3o de *l'inflammation
de la membrane de l'humeur aqueuse compliquée de celle de la
membrane musculeuse,* qui se divise naturellement en deux
ordres, l'inflammation pouvant débuter ou par la séreuse
ou par la musculeuse. A celle qui débute par le tissu
propre de l'iris se rapporte plus spécialement l'iritis syphilitique.

Vient enfin l'*iritis traumatique*, qui attaque en même temps les deux membranes qui en sont le siége.

La troisième partie de ce mémoire est consacrée au traitement dans lequel l'auteur envisage la maladie, d'abord d'une manière générale, et indique en second lieu les modifications qu'il doit subir d'après les diverses formes que présente la maladie.

Les saignées générales, les saignées locales loin du siége du mal, le calomel à haute dose, la belladone, les antisyphilitiques, tels sont les moyens dont la combinaison méthodique est conseillée par M. Pamard, qui proscrit les applications locales (belladone, etc.) comme inutiles et même nuisibles.

Il faut voir, dans le travail que nous analysons et dans les observations qui l'accompagnent, les règles à suivre pour l'application de ce traitement, dont nous avons souvent vu les bons effets.

Le nouvel appareil pour le traitement des fractures du col du fémur, indiqué par M. Pamard, ne peut être décrit ici. On consultera avec avantage les planches qui en suivent l'explication. Qu'il nous suffise de dire qu'il repose sur le principe de l'extension permanente, qu'il a l'immense avantage de ne pas gêner le malade dont tout le membre est à découvert, et de ne pas être en contact avec les muscles, dont le relâchement est ainsi plus facile à obtenir. Nous avons été à même d'en faire souvent l'application dans l'hôpital d'Avignon, et nous pouvons dire qu'elle est facile, et qu'elle n'entraîne pas, comme le plus grand nombre d'appareils à extension permanente, la formation de larges escarres qui ont porté certains praticiens à rejeter cette méthode pour lui substituer la demi-flexion.

Le nouvel appareil de M. Pamard, qui est une modification heureuse de celui de Desault, a, comme la plupart des appareils pour les fractures du col du fémur, l'inconvénient de reporter le point d'appui supérieur de l'atelle interne sur le côté externe du membre; mais n'est-il pas moins grave que celui de comprimer la tubérosité ischiatique, où l'atelle ne saurait être fixée sans danger? D'ailleurs, la solidité qui lui est communiquée par l'arc en fer de M. Pamard diminue de beaucoup cet inconvénient.

Les trois mémoires, dont nous avons pu donner à peine une idée, et qui composent le volume que nous annonçons avec confiance, ont trait à des questions qui se recommandent par leur intérêt. L'auteur a su l'augmenter en y joignant toujours des observations cliniques. Aussi osons-nous dire, sans crainte d'être démenti, que les médecins trouveront beaucoup à glaner dans ce champ fertile en applications pratiques toujours inspirées par une saine théorie.

MÉTAMORPHOSES DE LA SYPHILIS.

DES

MÉTAMORPHOSES DE LA SYPHILIS.

RECHERCHES

SUR LE

DIAGNOSTIC DES MALADIES QUE LA SYPHILIS PEUT SIMULER,

SUR LA SYPHILIS A L'ÉTAT LATENT.

Il est des missions qu'on n'accepte qu'avec certaines réserves et qu'on ne remplit pas toujours avec plaisir. Celle de présenter au public un ouvrage nouveau est ordinairement de ce genre. L'embarras qu'on éprouve à faire accepter de l'intéressé et de ses adhérents des observations critiques, quelque bienveillantes et quelque méritées qu'elles soient, le peu de confiance que les lecteurs croient devoir aux éloges qu'on donne et qui sont toujours imputés à l'esprit de coterie, la crainte de ne pas distribuer la louange et le blâme avec justice et mesure, le désir de faire bien connaître l'œuvre, et le peu d'espace que le directeur du journal laisse à votre disposition, toutes ces préoccupations et bien d'autres encore vous poursuivent

et vous font regarder votre tâche comme un *pensum* dont
ni auteur ni lecteur ne vous garderont la moindre reconnaissance.

Eh bien ! je commence par dire qu'il n'en est pas ainsi
pour moi cette fois. Je connais trop et le caractère élevé
et l'excellent jugement de l'auteur, j'ai trop souvent pu
admirer chez lui la modestie du vrai savoir, apanage des
hommes d'esprit, pour douter le moins du monde que ,
s'il arrivait que nous n'eussions pas les mêmes opinions
sur quelques points, il n'accueillît avec bienveillance et de
bonne part les observations que je pourrais lui soumettre.
Je ne saurais craindre davantage le public : la valeur in-
trinsèque de l'ouvrage justifierait suffisamment le bien que
je pourrais en dire, si cela était nécessaire après le témoignage flatteur que lui a décerné, dans deux séances, l'Académie impériale de médecine, et les éloges qu'en a faits
avant moi la presse médicale. L'une et l'autre me rendent
la tâche facile. En me devançant elles ont déjà prévenu
le lecteur qui se trouve instruit sur l'importance du livre
de M. Yvaren, et qui me pardonnera mon analyse sèche
et rapide. Enfin elles m'assurent que la bonne opinion
que je me suis formée de l'ouvrage n'est pas toute due à
mes sympathies pour l'auteur, mais qu'elle a pris sa
source dans la valeur hautement proclamée de son œuvre.

Entrons franchement en matière.

Le travail de M. Yvaren a un caractère éminemment
pratique. C'est en vue des malades qu'il a été écrit ; c'est
pour éclairer leurs maux, c'est pour guider leur médecin
dans la recherche quelquefois si difficile des causes et par
suite du traitement. Hâtons-nous de le dire, sans crainte
d'être démenti ; l'auteur a parfaitement réussi dans cette
tâche entreprise dans un but si noble, dans cette tâche à

laquelle il s'est voué avec un zèle infatigable et qu'on ne saurait trop louer. S'il lui a fallu du temps et de la patience, de l'intelligence et du jugement, des recherches nombreuses et une ardeur infatigable dans cette entreprise aride et ingrate comme il le dit quelque part, il doit éprouver une vive satisfaction en voyant les services qu'il a rendus à l'humanité en arrachant nombre de malades à la mort, au désespoir, au suicide; en voyant combien son œuvre portera de fruits; en jugeant du nombre de malheureux qui lui voueront reconnaissance.

Les ouvrages de médecine qui s'impriment aujourd'hui sont trop rarement tournés vers le but principal de l'*art salutaire*, pour que l'on ne doive pas signaler ceux qui présentent ce caractère, ceux qui sont écrits au chevet du malade, ceux que le vrai praticien recherche, qu'il aime à méditer parce qu'il y trouve de bons exemples à suivre, de bons conseils à mettre en pratique.

La syphilis est devenue si commune, elle complique un si grand nombre de maladies, qu'on comprend bien que ceux qui se vouent à la pratique en fassent le sujet de leurs recherches. Notre confrère d'Avignon y était préparé par les exigences d'une clientèle étendue, par des études antérieures entreprises non-seulement dans un but d'agrément, mais aussi par dévouement à la profession. En Octobre 1833, il publia, dans le *Journal des connaissances médico-chirurgicales*, une série d'articles très-intéressants propres à éclairer l'histoire de l'origine de la maladie vénérienne; et tout le monde se rappelle l'élégante traduction en vers français qu'il nous donna, en 1847, du poëme de Fracastor sur la syphilis (1), et les nombreuses

(1) *La syphilis*, poëme en vers latins de Jérome Fracastor, traduit

notes scientifiques et pratiques dont il l'enrichit. Poursuivant ses études, il vient de publier son traité *des
Métamorphoses de la syphilis*, qui est le fruit de recherches
sans nombre parmi les auteurs anciens et modernes auxquels il a emprunté des faits nombreux qu'il a ajoutés à
ceux qui lui sont propres, pour en former la base de ses
méditations et de ses déductions pratiques. On le voit, le
point de départ est l'observation; c'est elle qui guide
l'auteur dans ses raisonnements, dans ses conclusions.
Pouvait-il arriver à un autre but que celui que j'ai signalé,
à une autre fin que celle vers laquelle l'attirait l'exercice
journalier d'une profession qu'il honore?

Un mot sur l'économie de l'ouvrage permettra de juger
jusqu'à un certain point si je me trompe.

Dans une courte introduction, il se plaint des maux
nombreux qu'engendre la syphilis, des conséquences de
toutes sortes auxquelles elle expose, de l'extension toujours croissante de son développement, et exprime le
regret de voir qu'aucun Gouvernement ne s'est encore mis
en peine d'en faire une *question d'hygiène publique*, *de
salut social*. Il est certain que si l'État envisageait les
suites du mal vénérien, son influence sur la santé générale
et le bien-être des masses, il ne tarderait pas à reconnaître qu'il lui importe de le combattre par les grands
moyens que l'Administration seule peut avoir en sa puissance. Ce n'est pas que j'accepte de tout point les vues
du docteur Yvaren, et que, par exemple, j'admette avec
lui que « depuis que la maladie vénérienne est venue

en vers français; précédé d'une étude historique et scientifique sur
Fracastor, et accompagné de notes par P. Yvaren; 1847. Beau volume
in-8º de 400 pages.

mêler au sang des peuples modernes son virus délétère, une tendance au *rabougrissement*, qu'on ne saurait nier, s'est manifestée chez eux. » En faisant remonter, avec lui, à la découverte du nouveau monde l'importation de la syphilis en Europe (1), on peut comparer ce que nous sommes à ce qu'étaient nos pères avant cette époque ; et la différence n'est pas si grande que nous puissions y trouver un motif d'accuser la syphilis. Mais d'ailleurs l'histoire des temps passés ne serait-elle pas là pour trancher la question, et la détérioration de l'espèce serait bien établie que la majeure part de ces effets fâcheux ne devrait pas être rapportée à la syphilis, mais reviendrait de droit à l'ensemble des causes délétères engendrées par la civilisation moderne.

Un autre regret de M. Yvaren, que tout médecin dévoué à l'humanité exprimera comme lui, c'est de voir les hospices fermés aux syphilitiques, ou du moins ne s'ouvrant pour eux qu'à la suite d'une série de formalités qui leur en rendent l'accès impossible. Inutile de dire les conséquences de cette manière d'agir. Et si, grâce aux grands revenus des hôpitaux de Paris, si, grâce à la munificence de l'Administration, il n'en est pas ainsi sous les yeux de M. Gibert (2), nous ne sommes pas encore assez heureux en province. J'ai vu créer à grand'peine, à Avignon, il n'y a que dix ans, quelques lits destinés aux syphilitiques civils; et Montpellier ne donne aucun secours aux malheureux qui

---

(1) Voir la traduction de Fracastor, et en particulier la note 6 du livre III.

(2) Voir le rapport fait à l'Académie impériale de médecine, par le docteur Gibert, sur l'ouvrage de M. Yvaren, et imprimé au commencement de cet ouvrage.

n'y ont pas leur domicile légal. Bien plus, il est défendu aux médecins du Bureau de bienfaisance de prescrire des médicaments propres à guérir la syphilis ; et si, leur conscience et leur philanthropie criant plus fort que leur devoir, ils oublient ces ordres peu humains, leurs prescriptions ne sont pas remplies par les Sœurs qui dirigent la pharmacie. La plupart des villes de province sont dans le même cas. Comment empêcher la syphilis de multiplier ses ravages ?

M. Yvaren divise son livre en deux parties. La première, qui est de beaucoup la plus considérable, envisage l'affection vénérienne dans ses liaisons avec les maladies qu'elle accompagne, engendre, ou auxquelles elle donne un cachet particulier : c'est ce qu'il appelle les *métamorphoses* de la syphilis, ou les maladies que la *syphilis* peut *simuler*. Dans la seconde, il étudie la *syphilis à l'état latent*.

Je ne saurais passer outre sans présenter à notre honorable confrère quelques observations à l'occasion de ces locutions qui ne seront pas acceptées par tous les lecteurs. On voit bien le sens que l'auteur a voulu leur donner ; on saisit bien l'idée cachée sous ce langage un peu trop figuré et qu'on pourrait presque appeler mythologique ; mais on n'arrive à accepter cette signification avec lui qu'après l'avoir suivi dans ses développements, je dirais presque dans ses commentaires, si les explications n'étaient afférentes à un tout autre sujet, à des questions bien autrement importantes.

La première idée qui se présente à l'esprit en lisant le titre de l'ouvrage, c'est que M. Yvaren s'est préoccupé des changements, des transformations de la syphilis, dégénérescences, améliorations, maladies nouvelles, etc., qui n'ont de la syphilis que l'origine, mais qui ont pris un aspect nouveau, un cachet spécial qui ne présentent aucun des caractères de leur mère. L'opinion, peut-être pas si absurde, de plusieurs sur l'origine des scrofules qu'ils considèrent comme la syphilis dégénérée sous l'influence de transformations causées par le croisement des races, le développement de l'enfance, etc, ; celle des prôneurs de la syphilisation, qui soutiennent que le principe syphilitique s'altère par des communications répétées et subséquentes : ces questions tout-à-fait à l'ordre du jour des études de la thérapeutique et de l'hygiène sont dignes des méditations du praticien; et on comprend qu'envisagée dans l'aspect qu'elle revêt sous l'influence des actes de la vie embryogénique, ou des modifications que la syphilisation lui imposerait, d'après ses adeptes, la vérole change tellement de forme qu'on puisse désigner son état nouveau sous le nom de métamorphose. On est donc tout affriandé en lisant le titre du livre, et il faut qu'il soit bien intéressant pour retenir un lecteur dépité. Heureusement que l'importance du sujet traité d'une manière si heureuse, et surtout le style charmant, concis, élégant sans afféterie, saisissant de clarté, vous portent nécessairement à tourner les feuillets, et qu'en entrant dans le cœur de la question telle que l'auteur l'a envisagée, on voit qu'il n'a reculé devant aucune difficulté, qu'il n'a point tourné l'obstacle quel qu'il ait été, quelque labeur qu'il ait réclamé. On a plaisir de le voir aux prises avec l'ennemi qu'il se fait, ou lutte avec lui, et c'est avec une pleine satisfaction qu'on adopte la conclusion toujours basée sur des preuves bien choisies, toujours étayée de réflexions très-justes, toujours légitimes enfin. Mais cela justifie-t-il le choix du titre ?

Que dire encore de ces locutions syphilis *larvée,* syphilis à l'*état latent,* qui sont employées dans les prolégomènes de la première partie et dans toute la seconde? N'y a-t-il pas ici non-seulement un vice de langage, mais une erreur de doctrine ? M. Yvaren a-t-il pu croire que la syphilis n'était bien elle-même que lorsqu'elle était accompagnée de tout le cortége de symptômes qui constituent son schématisme ? Je suis convaincu du contraire , et tous ceux qui liront dix pages de son livre penseront comme moi et pourront se convaincre que, pour lui comme pour tout médecin imbu de saines doctrines , la vérole est autre chose qu'un état local, que c'est un état morbide complexe qui , comme bien d'autres , se compose de deux choses bien distinctes , l'*affection* qui est l'impression vitale , effet de l'action morbifique du virus syphilitique, et la maladie ou le schématisme, c'est-à-dire les symptômes apparents qui sont sous la dépendance de l'affection. Que « sous l'empire de l'esprit de scepticisme et de dénégation qui a dominé la première partie de ce siècle » on ait , ailleurs, traité ces idées d'*illusions, d'hyperbole* ou *totalement rejetées et tombées en désuétude* , cela se peut, et nous en plaignons sincèrement les aberrations de l'esprit humain; mais, à Montpellier, ces idées ont constamment eu cours, elles ont toujours fait la base de la thérapeutique antivénérienne. Nous ne pouvons que féliciter M. Yvaren d'avoir échappé à la contagion dans l'atmosphère qui l'entourait lors de ses études médicales, ou d'avoir su se guérir depuis par sa pratique ; mais s'il prétend augmenter le nombre des convertis, qu'il les prenne dans un autre camp; la moderne Cos n'ayant jamais dévié de ces principes, ne saurait y être ramenée. Pour ne citer que ceux qui ne sont plus, les Vigaroux, les Chrestien, les Delpech, les Broussonnet, les Delmas, etc., etc., sont là pour confirmer le fait.

Il en est de même pour l'expression de maladie *simulée*. Elle est impropre pour deux raisons : la moins importante est que les maladies rapportées par l'auteur comme simulées par la syphilis existaient très-bien et n'étaient pas simulées, c'est-à-dire *studio acquisti*, *arte provocati*. Ainsi les amauroses, les iritis, les épilepsies et toutes les maladies mentionnées par l'auteur comme dépendant de la syphilis n'étaient pas révélées par des symptômes faux, provoqués et qui ne méritaient pas de confiance ; les maladies ont été trop bien décrites par les auteurs auxquels elles ont été empruntées, ou par les praticiens qui les ont rapportées, pour qu'on puisse s'y méprendre ; elles ne sauraient être fictives, *simulées*. Que donc M. Yvaren nous dise qu'elles se lient à l'affection syphilitique, qu'elles sont sous sa dépendance, qu'elles sont engendrées par elle, *à lue Venereâ*, comme il dit quelquefois, nous l'accepterons de grand cœur : ce sont des maladies concomitantes de la syphilis, compliquées ou engendrées par elle, mais elles existent bien. Bon nombre d'auteurs auxquels M. Yvaren a emprunté des faits ne les ont pas considérés comme lui : ainsi le fait cité de M. Baumès, et tous ceux qu'on a puisés dans les ouvrages des médecins de l'École de Montpellier, ne sont pas considérés comme des maladies *simulées*. La seconde raison, c'est que, dans tous les faits, la syphilis ne pourrait point *simuler* des maladies pareilles avec les symptômes qui lui sont propres. Il lui faut absolument ceux qui traduisent ces divers états morbides.

Je serais encore tenté de soumettre ici une autre observation à mon honoré confrère : j'en finirai ainsi avec les exigences de la critique. Envisageant la syphilis comme je l'ai dit plus haut, devait-il s'étonner que les exemples de maladies *à lue Venereâ* fussent rares? Devait-il croire que

personne n'avait essayé de les traiter comme dépendant
de la vérole? de les poursuivre derrière leur masque d'em-
prunt, pour employer son langage ? En feuilletant un peu
plus les ouvrages des médecins hippocratistes, il se serait
convaincu que personne n'a jamais douté ici que la plupart
des maladies qu'il a indiquées comme pouvant dépendre
de la syphilis méritaient, dans certains cas, un traitement antivénérien, qu'elles étaient parfaitement curables
par le mercure , alors qu'elles avaient résisté à tous les
autres agents thérapeutiques généralement employés. Les
consultations des médecins de Montpellier, leurs formules
devenues vulgaires contre bien des maladies rebelles, leurs
écrits sont là pour attester que, même lors de la plus
grande vogue de la doctrine prétendue physiologique ,
l'idée de spécificité de la syphilis n'a nullement été mise
en doute dans notre pays; que jamais on n'a douté qu'elle
ne pût donner un cachet syphilitique à l'amaurose , au
rhumatisme, aux lésions articulaires et à une foule de
lésions locales, etc. Que dans d'autres lieux on considère
« le livre de M. Yvaren comme un signe de réaction contre
cette tendance, *plus générale qu'on ne pense*, à restreindre
le cadre des symptômes de la syphilis (1), » libre à eux.
Quant à nous, nous ne pouvons le considérer que comme
une confirmation des principes immuables de la saine pratique, comme un retour ou plutôt une arrivée à des doctrines qui ont pu tout d'abord paraître neuves à l'auteur
à cause du milieu dans lequel il a été élevé, mais vers lesquelles un jugement des plus justes, une intelligence
supérieure secondés par une pratique des plus brillantes,
devaient nécessairement l'amener ; car la vérité est pour
tous , mais de préférence pour les hommes d'élite. Aussi

---

(1) M. Diday. Gazette hebdomadaire, p. 626.

a-t-il raison de dire que « quoique médecin de la Faculté de Paris, il est en pleine communion de doctrine avec l'École de Montpellier. »

Maintenant que nous nous sommes franchement exprimé sur les points qui semblent au premier abord être en dissidence avec des idées généralement admises dans le monde des médecins vraiment praticiens, ajoutons que ce ne sont que de bien faibles taches dans l'œuvre que nous analysons; taches superficielles qui s'effacent lorsqu'on ne s'arrête pas à l'écorce et qu'on creuse l'idée mère. Dégagée de ce transparent qui la masque mal à propos, elle luit de tout son éclat. Aussi n'aurais-je pas dû peut-être insister autant sur ces défectuosités apparentes, si j'étais moins l'ami de l'auteur, et si je n'avais voulu lui prouver tous le cas que je fais de son œuvre et de son talent.

Au point de vue où M. Yvaren s'est placé, son livre présente un intérêt pratique excessivement marqué. Ainsi il passe en revue toutes les maladies qui peuvent dépendre d'une influence syphilitique. Elles sont nombreuses, et, pour les exposer plus facilement et plus clairement, il les divise en quatre catégories qui sont traitées dans autant de chapitres consacrés aux affections syphilitiques du système nerveux, des appareils membraneux, des organes parenchymateux, et à celles qui sont diathésiques.

Un préambule et un résumé général complètent cette première partie, en indiquant les opinions des anciens sur l'alliance des maladies mentionnées avec la vérole et leur influence réciproque. Les premières pages viennent à l'appui de ce que je disais tout à l'heure. On voit que les idées de M. Yvaren sur l'influence de la syphilis ont été celles des médecins de tous les temps; et, nous l'avons dit, s'il y a eu, dans certain lieu, une interruption qui explique la nécessité d'y être ramené, nous sommes heureux de pouvoir renier une position qui nous ferait une pareille solidarité.

Ajoutons que la partie qui a rapport au diagnostic, partie principale à notre point de vue, est traitée par M. Yvaren comme on devait l'attendre de lui, c'est-à-dire en praticien consommé. On sait ce qu'il y a de difficile dans ces cas où l'origine syphilitique d'une maladie se cache derrière des symptômes morbides plus ou moins bien définis, derrière des antécédents plus ou moins obscurs. Tout ce qui peut aider au diagnostic, soit dans les recherches, soit dans les vues *à priori*, tout ce qui vient après le traitement confirmer une inspiration lumineuse, une première vue, si l'on peut ainsi dire, comme en ont certains médecins habiles, tout a été dit par l'auteur dans une exposition simple et concise autant que lumineuse.

Que dirai-je de la manière dont le médecin d'Avignon remplit la tâche qu'il s'est imposée dans les quatre autres chapitres? rien assurément qui n'ait été dit; et je ne serai qu'un faible écho de la presse médicale en répétant qu'il s'est acquis un immense mérite par le nombre infini de recherches auxquelles il a dû se livrer; par le choix heureux qu'il a fait de ses exemples dans les archives de la science; par la méthode avec laquelle il les a analysés, appréciés, jugés; par la justesse des déductions qu'il en a tirées; enfin par la manière dont il se les est appropriés dans l'intérêt de sa cause. Il faut ici lui rendre encore cette justice qu'il a été très-sobre d'observations à lui propres, parce qu'il a bien compris que, dans le procès qu'il a soulevé, il aurait pu être considéré comme juge et partie, et que, dès lors, le témoignage devait lui venir d'ailleurs. Je n'ai donc pas besoin de dire que je crois avec lui que les maladies qu'il a mentionnées peuvent avoir une origine syphilitique, être guéries par un traitement anti-vénérien; il en est bon nombre pour lesquelles je n'aurais pas essayé de donner des preuves, tant cette manière de voir est avérée. Quel est le praticien qui doute que la syphilis peut engendrer l'amaurose, la céphalée, le tic douloureux, l'ophthalmie, l'iritis, l'arthrite, la phthisie du larynx, l'œdème de la glotte, etc., etc.?

La seconde partie du livre est consacrée à l'étude de la syphilis à l'*état latent*. Nous savons que M. Yvaren entend par ces mots que l'*affection* syphilitique existe en principe, et que le schématisme manquant actuellement peut se produire, à un instant donné, par des formes qui sont autres que celles qu'il revêt ordinairement.

Ici encore on trouvera de belles pages, des passages marqués au coin de la pratique, des regrets partant de l'âme du vrai clinicien, et indiquant toujours des *desiderata* qu'on serait heureux de voir remplis. C'est ainsi qu'il peint merveilleusement ce sommeil du virus syphilitique, cette transmission par l'hérédité qui paraît physiologique. C'est ici surtout qu'on le voit arborer franchement la doctrine vitaliste, la seule qui puisse donner explication de ces faits qui font le désespoir de toutes les doctrines organiciennes.

Après ces vues générales auxquelles nous sommes heureux d'applaudir, trois articles sont consacrés à l'étude :

1o Des conditions qui favorisent le passage à l'état latent de la maladie vénérienne ;

2o Des indices qui font présumer son existence, et des signes qui peuvent le faire reconnaître;

3o Des moyens propres à le faire cesser lorsqu'il est soupçonné ou reconnu.

Le premier de ces articles fournit à M. Yvaren l'occasion
de se prononcer sur une question grave pour la syphilio-
graphie moderne, et nous ne comprenons pas que M. Diday
lui ait reproché de *louvoyer entre les deux doctrines opposées.*
Oui, sans nul doute, ici comme dans bien d'autres points
de l'ouvrage, l'auteur considère la blennorrhagie comme
capable de donner lieu à la production de symptômes constitutionnels. Dans cette appréciation, je suis d'autant moins
suspect que, s'il m'était permis d'exposer mon opinion,
je crois qu'elle serait opposée à celle de mon confrère
d'Avignon. En effet, depuis que mon attention a été
amenée sur ce point par M. Broussonnet et par la lecture
des ouvrages de M. Ricord et de M. Baumès, j'observe
attentivement, et je puis dire que mes observations
m'obligent jusqu'ici à me ranger à la manière de voir de
l'habile syphiliographe de l'hôpital du Midi. Comment
M. Yvaren a-t-il été entraîné dans un camp contraire? il
serait peut-être facile de l'expliquer par les sources où il
a puisé bon nombre de ses observations. Les auteurs qui
ont écrit avant ces derniers temps confondaient assez
facilement les symptômes vénériens, et les regardaient
tous comme pouvant produire l'affection constitutionnelle.
Il faut dire que M. Yvaren ne s'occupe de cette question
qu'en passant et pour rechercher un moyen qui empêche
la syphilis de passer à l'état latent. Il convient, avec
Hufeland et tous les praticiens, que le meilleur est un
traitement régulier bien dirigé et suivi avec exactitude,
et accompagné d'un régime approprié. « L'observance du
régime, dit-il, voilà pour moi la base commune de tous
les traitements, la condition essentielle d'une guérison
définitive. » Que n'est-il entendu de tous les syphilitiques?
L'article II, d'une originalité remarquable, présente

une série d'observations dont on ne saurait trop dire l'importance, et que tout praticien voudra se graver dans la mémoire afin de pouvoir au besoin reconnaître la syphilis *latente*. La plupart de ces remarques sont propres à l'auteur, ou, si elles ont été faites par des praticiens observateurs comme lui, elles n'avaient pas encore été réunies en faisceau propre à aider au diagnostic si difficile de l'affection syphilitique. Il en est plusieurs dont j'ai pu constater l'exactitude par moi-même : je n'en citerai qu'une sur laquelle on n'insiste pas assez généralement. Je veux parler de la fréquence des avortements à laquelle sont sujettes les femmes en proie au principe syphilitique en puissance, ou qui ont conçu d'un homme qui se trouve dans ce cas. Je pourrais citer plusieurs observations dans lesquelles j'ai conduit à bonne fin des grossesses qui eussent été malheureuses sans le traitement antisyphilitique qui éloignait la cause qui avait rendu les précédentes infructueuses. J'ai même, par ce moyen, fait cesser une stérilité qui dépendait du mari encore sous l'influence du principe vénérien.

L'article III, dont le titre pourra surprendre au premier abord, est plein de vues pratiques, d'observations de la plus haute portée morale, de conseils sérieux, de demandes sages et pleines de philanthropie adressées aux Gouvernements dans le but de faire poursuivre le fléau destructeur, d'établir une hygiène publique prophylactique de la vérole. Mais le but que s'est proposé M. Yvaren, c'est de rechercher les moyens propres à forcer le principe morbifique latent à se mettre en évidence. Pour cela, il a scrupuleusement recherché les circonstances qui ont favorisé l'éclosion du virus syphilitique dans le plus grand nombre de cas où il a pu constater une relation entre la cause et l'effet. Partant de ces données, il est arrivé à classer ces circonstances en celles dont l'homme de l'art consciencieux peut convenablement se servir, et celles dont la médecine et la morale lui défendent d'user. Parmi les premières, nous avons remarqué avec plaisir une large part faite aux eaux minérales qui tendent à prendre tous les jours plus d'importance, soit comme moyen thérapeutique, soit comme moyen prophylactique. Nous avons observé nous-même, à la Malou, des faits qui confirment ceux que l'auteur a empruntés à MM. Doux, Boirot, Desserviers, Chevalier, Patissier, etc., etc. Nous avons regretté qu'il n'eût pas connaissance d'un travail de notre confrère et ami Bordes-Pagès, sur *les bains d'Aulus*, qui paraissent avoir une action spéciale sur le virus syphilitique. Il aurait trouvé là des faits et des vues à l'appui de sa thèse. Un autre regret que les lecteurs éprouveront comme nous, c'est qu'il ne se soit pas posé franchement la question de savoir s'il convient de réveiller un ennemi inoffensif. Il eût été bon de poser des jalons sur la route à suivre en pareil cas; avec d'autant plus de raison qu'elle n'a pas encore été frayée, et qu'elle ne sera pas battue de longtemps. On trouve bien par-ci par-là quelques conseils, mais ils sont exprimés et trop brièvement et d'une manière trop timide.

Mais nous voilà encore devenu exigeant. N'est-ce pas à cause du mérite du livre et du talent de l'auteur? Oui, sans doute; et c'est parce que nous pouvons tout attendre que nous demandons tant.

Je n'ajouterai rien sur l'économie générale de l'œuvre. Le plan est aussi parfait que le sujet pouvait le comporter; il est rempli aussi heureusement que peuvent le désirer les plus difficiles. Je ne dirai qu'une chose, c'est que ce livre fournira à tous ceux qui le liront et science et agrément. Les publications antérieures de l'auteur peuvent faire pressentir les qualités de celle-ci. Les nombreux lecteurs se convaincront sans peine qu'elle n'est nullement indigne de la traduction de Fracastor et de recherches qui la complètent.

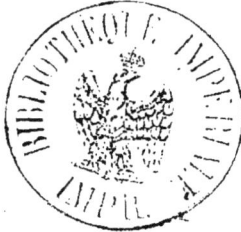

FIN.

TABLE DES MATIÈRES.

418

26

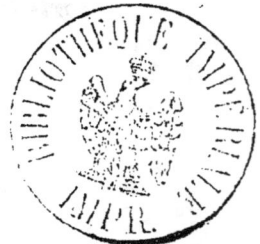

OUVRAGES DU MÊME AUTEUR.

———◦❦◦———

De la découverte de la circulation. (*Cours de physiologie fait à la Faculté de médecine comme suppléant du Professeur* LORDAT)................................ 1851.

Des relations qui existent entre l'anatomie et la physiologie. (*Cours de physiologie fait à la Faculté de médecine comme suppléant du Professeur* LORDAT)...... 1853.

De la manière d'envisager la physiologie. (*Cours de physiologie fait à la Faculté de médecine comme suppléant du Professeur* LORDAT).................... 1855.

De la version et de l'évolution spontanées. (Mémoire qui a remporté le prix d'accouchements de 1854 à la Société médico-chirurgicale de Bruges)............ 1855.

De la rupture de la matrice pendant l'accouchement.................................. 1857.

Des accouchements multiples, avec 4 planches. 1857.

SOUS PRESSE :

Ma pratique en accouchements. 1 vol. de 500 à 600 pages.

www.ingramcontent.com/pod-product-compliance
Lightning Source LLC
Chambersburg PA
CBHW060947220326
41599CB00023B/3617